实用ICU重症监测与治疗学

文刚　谯明　雷达◎主编

吉林科学技术出版社

图书在版编目（CIP）数据

实用ICU重症监测与治疗学 / 文刚，谯明，雷达主编
. -- 长春：吉林科学技术出版社，2022.9
ISBN 978-7-5578-9639-3

Ⅰ．①实… Ⅱ．①文… ②谯… ③雷… Ⅲ．①险症－
护理②险症－治疗 Ⅳ．①R459.7

中国版本图书馆CIP数据核字(2022)第179546号

实用ICU重症监测与治疗学

主　　编	文　刚　谯　明　雷　达
出 版 人	宛　霞
责任编辑	刘建民
封面设计	梁　晶
幅面尺寸	170mm×240mm
字　　数	300千字
印　　张	19.25
版　　次	2022年9月第1版
印　　次	2023年3月第1次印刷

出　　版	吉林科学技术出版社
发　　行	吉林科学技术出版社
地　　址	长春市福祉大路5788号
邮　　编	130118
发行部电话/传真	0431-81629529　81629530　81629531
	91629532　81629533　81629534
储运部电话	0431-86059116
编辑部电话	0431-86037574
印　　刷	三河市嵩川印刷有限公司

书　　号	ISBN 978-7-5578-9639-3
定　　价	90.00元

编委会

主　编　文　刚　谯　明　雷达（医务部）

副主编　刘　刚（骨科）　吴　强（泌尿外科）
　　　　严　婷　　　　　刘　捷

编　委　王俊英
　　　　彭雪刚
　　　　岳金芳
　　　　朱　晴
　　　　左自立（泌尿外科）
　　　　余宗泽（泌尿外科）
　　　　范　勇（骨科）
　　　　刘建文（骨科）
　　　　杨　敏（骨科）
　　　　伍　群
　　　　何　芳
　　　　张春梅
　　　　万　融

前　言

ICU是医院对危重患者实施抢救、治疗及护理的重要场所，是现代急救医学发展的一门逐渐完善的医学专业；是应用先进的医疗技术对疾病进行集中监测和强化治疗的一种特殊组织形式.目前，ICU已成为现代化治疗性医院成功抢救危重患者生命的一个关键性科室。因此，加强ICU建设，提高ICU医护人员素质水平，是医院不容忽视的重要课题。

全书重点介绍了ICU的建制与管理、ICU监护技术、ICU治疗技术以及各系统危重病的诊疗思路，并兼顾实用性、前沿性、可读性。本书结构严谨，专业度高，是一本极具参考价值的医学书籍。

本书由文刚担任第一主编，参与编写8万字，谯明担任第二主编，参与编写6万字，雷达担任第三主编，参与编写5万字；由刘刚、吴强、严婷、刘婕担任副主编，参与本书的编写工作，每人参与编写2万字。其余编委也参与了本书的编写工作，在此不一一阐述，本书的出版，离不开所有人的辛苦努力，希望我们的努力能给大家带来良好的借鉴和参考。

尽管在本书编撰过程中，作者做出了巨大的努力，对稿件进行了多次认真的修改，但由于篇幅所限，加之编写经验不足，书中难免存在片面或不足之处，敬请广大读者不吝赐教，以期再版时完善。

目　录

1

第一章 ICU的建制与管理

一、概念

ICU意为加强监护病房或加强医疗科。我国规范其名称为重症监护治疗病房。它是医护人员应用现代医学理论和现代化医疗设备，以及复杂的临床监测技术，将人力、物力和重症与大手术后的患者集中一处，进行集中监测和强化治疗的一种特殊组织形式。它是现代科学技术在医疗中的体现，是各种先进技术在治疗中的交汇。

二、分类

ICU划分为综合性ICU和专科ICU两种类型。

1.综合性ICU（GICU）

是医院内唯一跨学科集中人力、物力对各种危重患者集中监测、治疗和护理的场所。

2.专科性ICU

即为各专科设置的ICU，主要承担本专科危重患者监测、治疗和护理的任务。

（1）按重症监护对象所属科分为：内科ICU（MICU）、外科ICU

（SICU）、神经内科ICU（NMICU）、神经外科ICU（NSICU）、儿科ICU（PICU）、新生儿ICU（NICU）、胃肠科ICU（GICU）等。

（2）按重症患者主要病变部位和性质分为：呼吸ICU（RICU）、冠心病ICU（CCU）、血液病ICU、代谢病ICU、烧伤ICU、中毒ICU、创伤ICU等。

三、基本设置

1.病床设置

（1）规模：一般综合性医院ICU的床位应占全院总床位数的1%～2%。

一个医院究竟要设多少张床位，主要取决于患者的来源，包括患者的总数和需要接受加强医疗的危重患者的比例。用Bridgeman公式比较方便地估计某个医院所需的ICU床位数。

$$ICU床位 = \frac{ICU每年收治的患者 \times ICU内患者平均住院天数}{365 \times 预计的床位占有率}$$

目前多数认为ICU的床位数设置应＞6张、＜15张较为经济，一般设置8～12张为宜，因为＜6张会造成人力、物质资源的浪费，＞15张会增加管理难度，影响医护质量。

（2）使用率：在国外ICU床位的使用率在60%～70%，一般不＞75%。这样既能使监护资源得到充分利用，又能保证监护室设备有充分的维护和保养时间，并能在病员高峰时仍保持一定的收治能力。若＞75%的平均使用率，就意味着可供接纳急症病例的备用床位过少，不符合监护室的功能要求。国内目前存在着监护室床位使用率偏高的现象，需要加以注意。

2.病房设置

ICU应分为多张床位的大房间和单人房间两种。

（1）面积：大房间每张床位占用面积至少15m^2；单人房间面积至少20m^2。

（2）病床要求：应以前、中、后可摇起、高度可调的床为宜；床头离墙0.5m。

（3）空气净化：目前国外多安装新风装置，该装置可以将温度、湿度已调节好，并将经过过滤的空气以合理的气压分布和气体流向送进病房，每小时更换空气10～15次。

要求：室内粉尘颗粒数：＜10万个/m³；

恒温：通常在22～24℃；

恒湿：一般在55%～65%为宜。

（4）床旁治疗带：为ICU内的重要功能区，在治疗带上需要有能够充分满足患者治疗需要的电源配置，要有10～15个以上不同制式的电源插座及足够的配电负荷，并且备有专用的保险系统，一旦发生线路短路不影响其他电源工作，其中一个电源插座要专为床旁X线机设置。ICU的中心供氧源、负压吸引及空气压缩系统的管道接口颜色及口径应有区别，以免误接。

（5）洗手池：ICU要设置洗手池，以便于床旁操作，并防止交叉感染，最好使用一次性消毒纸巾擦手或者使用毛巾（2h更换一次。据国外报道，院内感染80%是由手引起的）。

（6）心肺复苏（CPCR）呼叫系统：ICU内应有CPCR呼叫系统，当患者发生心跳或呼吸骤停时，可立即求援而不中断抢救工作。另外应备有折叠伸缩式照明灯，以便行静脉穿刺或气管切开术。

（7）附属用房：治疗室、仪器室、临床实验室、计算机室、库房、污物处理室、卫生间、配膳室、更衣室、医师办公室、医护值班室、教室、访视接待室等。附属用房对于ICU功能的协调和完善具有重要作用，在建设ICU中不应随意压缩。

四、仪器配置

1.床旁监护系统

（1）最好配置计算机化的组合式可扩展型的监护系统。

（2）气体代谢分析系统。

（3）呼吸力学指标监测系统。

（4）酸碱度（pH）的测定系统。

2.治疗仪器

（1）呼吸机数量宜为床位数+2。

（2）简易呼吸器（最好要求每张病床前备一个）。

（3）除颤仪、起搏器、主动脉内球囊反搏（IABCP）。

（4）床旁血液净化装置。

（5）注射器式和容量式输液泵。

（6）纤维内镜。

（7）配备全套复苏用具的抢救车。

（8）各种氧疗器具、超声雾化吸入器、超净台等。

五、人员建制

综合ICU收治的病种多为跨专科患者，除要求医护人员具有多学科医疗护理基础知识外，还应掌握各种复杂监护仪器的使用、临床监测参数的纵横分析及熟练的抢救操作技术。ICU的工作人员应由经过ICU培训的医师、护士和其他相关人员组成。

1.医师

医师与床位之比一般为（1.5～2）∶1。综合ICU医师应有内科、外科及麻醉科主任医师/副主任医师、主治医师、住院医师组成，设主任一名。主任医师/副主任医师和主治医师应相对固定，住院医师可以轮转，但轮转周期不应短于半年。

2.护士

护士与床位之比一般为（3～4）：1，国内最少应为2.5：1，设护士长1～2名。

六、主要任务和收治范围

1.主要任务

是对因疾病、创伤、大手术后可能发生器官功能障碍的患者提供高质量、高技术的临床治疗和护理，为治疗原发病赢得时间和机会，从而降低并发症，降低死亡率。

2.收治范围

（1）总的原则：收治急性或慢性危重症，经加强治疗后有可能好转和痊愈者（它不是临终关怀病房）。

（2）具体病种：目前多采取病种结合病情并根据不同医院的条件制定收治标准。

（3）多器官功能不全或衰竭者。

（4）按病理生理功能紊乱程度分为4级。

Ⅰ级：无须经常观察病情，也不行有创监测的患者，此级不属ICU监护对象；

Ⅱ级：目前生理功能不稳定，为防止意外需进行某些项目监测，此级患者可考虑收住ICU；

Ⅲ级：生理功能虽稳定，但仍需进行有创性监测并需要加强护理者，此级为ICU收治对象；

Ⅳ级：生理功能显著紊乱，需经常监测和治疗者，此级为ICU的收治对象。

七、特点

1.人员特点

人员配备多，素质要求高，知识面要求广。

2.装备特点

技术新，可靠性强，投资大。

3.病人特点

病情重且变化快，医疗介入面广且程度深，医疗费用高。

4.工作特点

抢救工作频繁，收治患者不受时间限制，容易发生交叉感染，协调部门多。

5.护理特点

监护记录及护理项目多，操作技术难度大，使用仪器多，管理的线路及管道多。

6.ICU护士素质特点

专业知识渊博，工作态度严谨，护理技术熟练，行动敏捷，工作主动。

八、重点技术手段

1.监测技术

（1）临床症状体征监测。

（2）心电监测。

（3）血流动力学监测。

（4）呼吸力学监测。

（5）组织氧饱和度监测。

（6）肝、肾等其他脏器功能监测。

（7）凝血、抗凝、纤溶功能监测。

（8）床旁影像学监测。

（9）病原学监测。

（10）其他系列化验指标监测等。

2.治疗技术

（1）心肺复苏（CPCR）。

（2）氧气疗法鼻导管；简易开放面罩；文丘里面罩；非重复呼吸面罩。

（3）清除气道分泌物胸部物理疗法；吸痰技术；气道湿化与雾化疗法。

（4）人工气道的建立与管理。

（5）机械通气技术。

（6）电除颤/起搏术。

（7）床旁血液净化疗法。

（8）纤维内镜技术。

（9）静脉药物和液体治疗技术。

（10）营养支持技术：特殊治疗饮食；经胃肠要素饮食；经静脉高营养疗法。

九、管理

1.ICU提倡的工作作风

"天下大事，必做于细"广'反复抓，抓反复"；"诚实、勤勉、细致、人道"。

2.建立ICU质控指标常用指标有病死率、住ICU时间、再入ICU率、再插管率、院内感染率、介入操作并发症发生率、费用效益比、出ICU后的生活质量、远期生存率等。

3.制定严格的管理制度如操作规程、登记制度、交接班制度、查对制度、消毒隔离制度、贵重仪器保管和维修制度、工作制度和质量奖罚制度等。

4.利用现代化的管理手段

（1）疾病评分系统在ICU中的应用：目前常用的评分标准有格拉斯哥昏迷记分法，目的在于对疾病的严重程度和患者的预后进行评估，有利于对治疗效果进行对比和学术交流，从而不断提高监护治疗的水平。

（2）计算机在ICU工作中的应用：若在ICU内将血流动力学监测、呼吸机、气体代谢分析及临床观察、化验等信息连接，输入计算机相应的数据处理软件，则可以完成大量的数据采集、计算分析、资料保存、临床报表和帮助做出临床决策等工作。

第二章　ICU监护技术

第一节　心电图监护技术

【设备要求】

1.床边心电监护仪

设置在患者床边，通过导线直接从人体引入心电信号，可以独立地进行病情监测，显示心电波形并自动记录。

2.无线遥测心电监护仪

通过佩戴于患者身上的无线电发射器将患者的心电信号发射至遥测心电监测仪内的无线电接收器，遥测半径一般在30～100m。

3.中央心电监测系统

由一台中央监测仪和多台床边监测仪组成，床边监测仪的心电信号通过导线遥控输入中央监测台，中央台可有4～16个显示通道，可以同时监测多例患者的生命体征。

【监测方法】

1.准备工作

当患者进入ICU时，接通主机电源。有中央控制台的ICU则可依次输入患者的姓名、性别、年龄、民族、血型、身高、体重、诊断、工作单位及联系电话等资料，并校正日期，调整荧屏辉度及对比度，调整合适的脉冲、报警的音量等。

2.心电监测

（1）按导联线颜色连接患者身上的电极，红、黄、绿、黑和白色导联线分别连接右肩、左肩、左下腹、右下腹和剑突下部位的电极片。

（2）选择合适的导联：监测心率宜选择肢体导联，观察ST–T改变宜选择胸导联。应选择波形较典型的导联，因为高大的P或T波导联作为60～100/min的心率可能是实际心率的2倍。

（3）可将心率报警限设置在60～100/min，可及时发现心动过缓或过速。

（4）心律失常报警可分为以下三等。①威胁生命的报警，监护仪发出尖锐的低调声。②严重心律失常报警，监护仪发出持续的高频声。③劝告性报警，监护仪发出持续的低频声。停搏（ASY）、室性心动过速（VTA）和加速性室性自主节律（AVR）属威胁生命的心律失常，只要打开主机电源，报警即处于激活状态。其他心律失常报警贮存功能需临时设置。遇到安装起搏器的患者尚需激活下列功能键，如起搏心律未感知、未发现、未捕捉及起搏心律。

（5）心律失常的准确判断还需要做完整的心电图。

3.监测心电图时主要观察指标

（1）定时观察并记录心率和心律。

（2）观察是否有P波，P波的形态、高度和宽度。

（3）测量PR间期、QT间期。

（4）观察QRS波形是否正常。

（5）观察T波是否正常。

（6）注意有无异常波形出现。

4.影响心电监测的几种情况

（1）心电图导线或电极松动或连接不当。

（2）电极放置或粘贴不当，如毛发、烧伤组织、皮肤准备不足等。

（3）体动，如寒战、颤抖、外接操作或膈肌运动等。

（4）手术室设备，如电刀、体外循环机、激光设备、冲洗或吸引设备、诱发电位监测设备、电钻和电锯等。

（5）患者与外科医师、护士或麻醉医师接触。

【临床意义】

心电监护系统的优点在于它属于无创检查，可广泛应用，不仅对急性心脏病可持续监护，必要时予以记录，而且一旦出现心律失常，临床医护人员可予以准确、及时地处理。心电监护系统不仅用于重症患者的监护和指导处理，还用于麻醉手术期间的监护及判断处理，及各种内、外科患者的监护，以便医护人员了解患者的心搏情况并予以及时正确的诊治。

第二节 生命体征监护技术

一、体温监护

【设备要求】

目前体温监测中常用的有电子温度计、液晶温度计和红外传感器等。

【监测方法】

1.测温部位

包括皮肤、鼻咽、食管、膀胱、直肠、腋窝和鼓膜。

2.测温方法

（1）口腔温度：置舌下测，一般患者用。如张口呼吸、饮食可致误差；麻醉和昏迷患者及不合作者不适用。

（2）腋窝温度：上臂紧贴胸壁成人工体腔，探头置腋顶部，温度近中心体温。腋窝测温方便、无不适，较稳定，是体温监测常用。

（3）直肠温度：即肛温，置肛门深部，小儿插2~3cm，成人6~10cm。

（4）血液温度：通过Swan-Ganz导管法测血液温度。

（5）鼻咽温度和深部鼻腔温度：于鼻咽或鼻腔顶。可反映脑温。随血液温度改变迅速，是测定体内温度常用部位，缺点是受呼吸影响，操作要轻柔，防鼻出血。出血倾向及已肝素化不宜用。

（6）食管温度：置食管上段，受呼吸道影响；置食管下1/3，近心房，所测温度与血液温度相近。对血液温度改变反应迅速。

（7）鼓膜温度：血供丰富，近下丘脑。与脑温相关性良好，是测中心体温最准部位。

【临床意义】

1.判别患者末梢循环的状态。

2.评价体温对循环和血容量的影响。

3.评价麻醉对体温的影响。

4.评价小儿等体温不稳定患者的动态变化。

二、呼吸监护

【设备要求】

常用监护仪。

【监测方法】

1.一般监测：观察患者神志、自主呼吸频率、胸廓运动、心率、血压、口唇和甲床发绀、球结膜水肿以及双肺的呼吸音是否对等。

2.除一般观察外，主要是连续动态监测患者的肺容量、通气功能、换气功能、小气道功能，氧气、二氧化碳、气道反应性及呼吸动力学等指标。

3.监测异常呼吸型。

（1）哮喘性呼吸。

（2）紧促式呼吸。

（3）浮浅不规则呼吸。

（4）叹息式呼吸。

（5）蝉鸣性呼吸。

（6）鼻音性呼吸。

（7）点头式呼吸。

（8）潮式呼吸。

（9）深快呼吸。

【临床意义】

1.连续监测呼吸功能指标的变化有助于评估患者的病情，了解患者对治疗的反应和判断预后。

2.机械通气中连续测定呼吸功能指标，有助于了解基础病理生理学改变，指导各通气模式及通气策略的正确应用，预防和及时发现机械通气的并发症。

3.呼吸系统疾病各种并发症也可通过良好的监护来预防。

三、脉搏监护

【设备要求】

常用监护仪。

【监测方法】

1.常用部位桡动脉、股动脉、颈动脉等。

2.观察内容主要观察患者的脉搏频率、强弱及节律是否整齐。

3.异常脉搏

（1）生理性变化：脉搏可随年龄、性别、情绪、运动等因素而变动。一般女性比男性稍快。幼儿比成人快，运动和情绪变化时可暂时增快，休息和睡眠时较慢。

（2）脉搏的速率、节律、强度发生不规则的变化，如速脉、间歇脉、交替脉、奇脉等。

【临床意义】

脉搏反映心脏节律、血管张力及外周循环等状态。通过监测脉搏能了解心脏收缩、射血、动脉弹性及血液在大动脉前进的情况，是发现心律失常、血管容量及心脏瓣膜结构与功能异常的简便方法，但特异性不高，应结合其他监测方法，做出准确判断。

四、血压监护

【设备要求】

动脉血压监测可分为无创血压监测和创伤性测压法。

（1）无创血压监测常用的血压计有水银柱式、气压表式和电子血压计。

（2）创伤性测压通过周围动脉插管，通过溶有抗凝药的液体与检压计相连，通过换能器把机械性的压力波转变为电子信号，经放大由示波屏直接显示压力波形和数字标出压力数值，可连续记录、贮存。

【监测方法】

1.人工袖套测压法

（1）指针显示法：用弹簧血压表测压。袖套充气使弹簧血压表指压表指针上升，放气指针逐渐下降，当出现第一次指针摆动时为收缩压，但舒张压不易确定。

（2）听诊法：袖套充气后放气，听到第一声柯氏音即为收缩压，至柯氏音音调变低或消失为舒张压。

（3）触诊法：袖套充气使桡动脉或肱动脉搏动消失，再放气至搏动出现为收缩压，但舒张压不易确定。在低血压、休克或低温时，听诊法常不易测得血压，可用触诊法测量收缩压。

2.电子自动测压法

采用振荡技术，上臂缚上普通橡胶袖套，测压仪内装有压力换能器、充气泵和微机等，能定时的使袖套内自动充气和排气，当袖套充气压迫肱动脉时，动脉搏动消失，接着逐渐排气，由于动脉搏动的大小就形成袖套内压力的变化。通过压力换能器又形成振荡电信号，经放大器将信号放大，振荡幅度最大时为平均动脉压。收缩压通常取自压力振荡由最大的25%升高至50%时，舒张压取自压力振荡下降达80%时。

3.创伤性动脉压监测

桡动脉常为首选。也可采用肱、股、足背和腋动脉。动脉内插管成功后，用导管连接到弹簧血压计进行直接测压或通过换能器使机械能变换为电信号，经放大后显示和记录。

【临床意义】

动脉血压与心排血量和总外周血管阻力有直接关系，反映心脏后负荷，心肌耗氧和做功及周围组织、器官的血流灌注，是判断循环功能的有用指标。

第三节 有创血流动力学监护技术

【设备要求】

带血流动力学监测功能的监护仪一台；带体外起搏功能的除颤仪一台；

敷料包与器械包；常规药与急救药；一副外鞘管；Swan-Ganz导管一根。

【监测方法】

1.导管置入

（1）预热校正：将连接各种传感器终端的插件放入监护仪的插件屋或插孔，预热并校正规定的时间（一般为数分钟到30min）。

（2）患者体位：清醒患者置管前做一些简单的说明，解除患者的顾虑以求得患者的配合。给患者吸氧或呼吸机支持。仰卧位，必要时右肩背部垫高，头偏向左侧暴露右颈内静脉，用甲紫标记胸锁乳突肌两个分叉。

（3）消毒铺单：助手递给手术者消毒纱布，手术者用碘氟消毒右颈部皮肤2遍（上至下颌缘、下抵上胸部、对侧到颈前正中线、内侧到颈后正中线），铺单（先铺治疗巾、后铺中单）。

（4）局部麻醉：手术者用带7号针头的5ml注射器，抽取2%的利多卡因3~4ml，在右侧胸锁乳突肌锁骨头的内侧缘与甲状软骨水平线的交点处进针麻醉皮肤、皮下组织。

（5）检查气囊：助手在导管置入前先冲洗导管，然后缓慢使气囊充气1~1.5ml，在水杯中检查气囊完整性。

（6）穿刺放鞘（采用经导引钢丝置管的Seldinger方法）：临床医师首选右颈内静脉，因为进路弯曲度最少，不影响患者手动，不影响胸部手术。穿刺针在上述麻醉进针点与皮肤成30°，沿右侧乳头方向进针，见到回血后从穿刺针或注射器的后孔置入导引钢丝，退出穿刺针；用手术刀切开穿刺点的皮肤、皮下组织，将扩张管套上8~8.5F（小儿用4~5F）的外鞘管，经导引钢丝扩张皮肤、皮下组织，边进外鞘管边退扩张管，从外鞘管侧管抽到回血后完全退出扩张管，置入外鞘管并与皮肤固定。

（7）导管入鞘：把Swan-Ganz导管消毒保护套的头端套入外鞘管的末端并旋紧，将Swan-Ganz导管成J形的前20cm顺着心脏的血流方向，然后把导管头对准外鞘管末端的单向孔轻轻推入以免损伤气囊。

（8）推进导管：导管进入15cm左右出现右心房波形，将气囊缓慢充气1~1.5ml，继续推进导管。

（9）导管定位：导管一旦进入右心室流出道后出现肺动脉波形，放气囊后再推进导管1~2cm，再充气囊观察是否出现肺动脉嵌顿波形；反之，再放气囊后推进导管1~2cm，再充气囊直至出现肺动脉嵌顿波形。

（10）术后检查：用手术贴膜或消毒纱布包扎穿刺点，清点和擦洗手术器械。术后X线胸片检查导管位置，气囊嵌顿时导管尖端位于右下肺野最理想。

2.导管维护

连接冲洗装置每2h冲洗导管一次（冲洗液250ml含肝素500U），波形出现衰减随时冲洗；怀疑血凝块堵塞导管时，宜先回抽，不应高压冲洗导管腔。手术切口定期换药。

3.导管拔除

原则上导管放置不超过4~7d，反之，感染机会增加；拔管前揭掉贴膜、消毒皮肤、拆掉缝线，确认气囊处于放气状态，将导管头退到鞘管内，然后连同鞘管一起拔出体外，纱布压迫包扎；拔除导管后冲洗检查导管是否有血栓形成，必要时做导管内血液微生物培养。

【临床意义】

1.体、肺循环各部位压力测量

压力换能器置于右心房水平，打开三通开关与大气相通，归零校正；测量中心静脉压（CVP）、肺动脉压（PAP）、平均动脉压（MAP）。

2.热稀释法心排血量测定

用10ml玻璃空针抽取4℃以下无菌冰盐水10ml，在呼吸周期的同一时间点，均匀而快速地从中心静脉孔注入导管，等待数秒钟后监护仪计算出第一次测量值。再重复以上操作2次，取3次的均值输入计算机（正常值：4~6L/min）。

3.血流动力学计算

将身高、体重等一般指标、各部位压力指标以及心排血量指标依次输入计算机，得出血流动力学参数的结果。

第四节　PICCO plus容量检测技术

【设备要求】

1.PICCO plus监护系统，由德国PUISION公司生产。

2.呼吸机及配套设备。

3.人工气道（气管插管或气管切开套管）。

4.深静脉导管。

5.静脉穿刺包。

6.PICCO导管。

【监测方法】

自颈内静脉置入中心静脉导管、自股动脉置入PICCO导管（PV2014L16，德国PUISION公司）接PICCO监护仪（德国PUISION公司）。测量开始，从中心静脉注入一定量的冰盐水（<8℃），经上腔静脉→右心房→右心室→肺动脉→血管外肺水→肺静脉→左心房→左心室→升主动脉→腹主动脉→股动脉→PICCO导管接收端，计算机可以将整个热稀释过程画出热稀释曲线，并自动对该曲线波形进行分析，得出一些基本参数，然后结合PICCO导管测得的股动脉压力波形，得出一系列具有特殊意义的重要临床参数。

【临床意义】

PICCO监测技术，即脉搏指数连续心排血量监测，是一种微创血流动力学监测技术。采用热稀释法，可测量心排血量、心功能指数、心脏前负荷、血管外肺水、肺血管通透性和全心射血分数。通过热稀释法对动脉脉搏轮廓法进行初次校正后，可连续进行心排血量、心率、每搏量、容量反应、全身血管阻力、动脉压和左心室收缩力等指标的监测。血管外肺水（EVLW）是指分布于肺血管外的液体，由细胞内液、肺泡内液和肺间质液组成，由于细胞内液变化不大，肺泡内液和肺间质液的变化反映了EVLW的改变。EVLW增多是急性呼吸窘迫综合征（ARDS）的重要病理生理特点之一，是导致ARDS患者顽固性低氧血症的重要原因。正常值在3.0 ~ 7.0ml/kg， ＞7.0ml/kg提示有肺水肿。肺血管通透性（PVP，正常值是1.0 ~ 3.0）作为反映肺病理生理的指标，是ARDS一个比较敏感的指标。PVP还可以用来判断肺水肿的类型：高压性水肿、通透性水肿。单纯由于渗透压过高引起的肺水肿为高压性水肿，如由低蛋白血症和继发于左侧心力衰竭的肺水肿等。单纯因肺血管通透性增高引起的水肿为通透性水肿。如患有ARDS，PVP可以反映肺损伤的程度，并且能评价危重病患者的预后状况。

　　PICCO监测技术适用于需要监测循环、心脏功能和肺功能的危重患者，其优点是不需要置管到肺动脉及肺小动脉，减轻了对人体的损伤；PICCO监测技术引入了胸腔内血容量及血管外肺水的概念，连续监测可更准确、及时地反映体内液体的变化；PICCO监测技术整合了直接动脉压监测，使用方便，可减少患者的医疗费用；PICCO监测技术能连续监测一些变异度高但临床价值大的指标，及时反映患者的病情变化；血管外肺水监测是床旁定量监测肺部状态和肺通透性损害的唯一参数，对于严重创伤、休克、ARDS或MODS的治疗提供帮助；PICCO监测导管留置时间可达10d左右。禁忌证为置管部位感染者或接受主动脉内球囊反搏治疗者。并发症主要是中心静脉置管和动脉置管的并发症，如出血、导管感染等，防范措施主要是严格无菌操作，规范操作流程。

第五节　NICO心肺功能监测系统

【设备要求】

NICO心肺功能监测系统包括NICO监护仪一台，配套的主要传感器有

Novametrix脉氧探头及其延长导线，CAP–NOSTAT CO2/Flow传感器及其延长导线。

【监测方法】

NICO心肺功能监测系统主要监测相关心肺功能参数42个：无创心排血量、肺血流量、体循环血管阻力、肺内分流、呼吸力学。主要监测内容如下。

（1）连续监测心功能：心排血量（CO）、心脏指数（CI）、每搏输出指数（SVI）、体循环血管阻力（SVR）、肺毛细血管流量（PCBF）等。适用于危重症患者长时间持续无创呼吸与循环整体功能监测。

（2）连续监测呼吸力学监测功能：解剖死腔量（Vdaw）、肺泡死腔容量（Vd–alv）、肺泡潮气量（Vtalv）、分钟肺泡通气量（MValv）、解剖死腔/潮气量（Vd/Vt）、吸气峰流速（PIF））、呼气峰流速（PEF）、平均气道压（MAP）、最大吸气负压（NIP）、浅快呼吸指数（RSBI）、动态顺应性（Cdyn）等数据。可显示机械通气的三个波形及两个环，连续监测保存各种数据的趋势图，了解患者病情变化及指导机械通气个体化设置，指导撤机。

（3）连续监测二氧化碳血氧饱和度：呼气末CO_2分压（PET-CO2）、分钟CO_2排出量（VCO2）、呼出气中混合CO_2的分压/浓度（PeCO2/FeCO2），脉搏氧饱和度（SpO2）可显示其趋势图，具备数据存储功能。

【临床意义】

1.心脏移植等各类重大手术麻醉的心肺功能监测。

2.无创测量心排血量，结合体循环阻力，指导液体治疗及药物的使用。

3.快速指导最佳通气设置，减少血气分析，进行及时有效的处理。

4.提高撤机成功率，避免再次插管。

第六节　氧代动力学监测

【设备要求】

氧代动力学监测技术主要由血流动力学监测技术加上血气分析技术组成，尽管血流动力学监测技术包括：有创的Swan-Ganz导管技术、微创的PICCO技术，无创的NICO、经食管多普勒超声和生物电阻抗技术，但是目前临床采用的氧代动力学监测技术多采用有创血流动力学监测，所以设备要求主要分为以下两个方面。

1.有创血流动力学监测设备

（1）仪器设备：带血流动力学监测功能的监护仪（或持续心排血量监护仪）一台，带体外起搏功能的除颤仪一台。

（2）器械敷料：带手术刀、针线、剪刀、止血钳、镊子等的器械包一个；带中单、治疗巾、纱布、手术衣等的敷料包一个。

（3）急救药物：常规止血药、麻醉药、镇静药，急救用血管活性药、抗心律失常药、抗过敏药。

（4）导管材料：外鞘管一副；Swan-Ganz导管一根。

2.血气分析设备

【监测方法】

1.氧代动力学监测的指征

氧代动力学监测主要用于以下几方面。

（1）各种类型的休克。

（2）急性呼吸窘迫综合征（ARDS）。

（3）多发伤。

（4）急性心肌梗死。

（5）严重感染。

（6）严重的急性中毒。

（7）心跳、呼吸骤停行心肺脑复苏。

（8）多器官功能不全综合征（MODS）。

（9）心血管等大手术后的监护。

（10）危重患者的营养监测。

2.操作步骤

（1）静脉穿刺置管（导管外鞘）：选取颈内静脉或锁骨下静脉的穿刺点，常规消毒、铺单、麻醉，采用经导引钢丝置管的Seldinger方法放入导管外鞘。

（2）Swan-Ganz导管置入：把Swan-Ganz导管消毒保护套的头端套入外鞘管的末端并旋紧，将Swan-Ganz导管弯成J形，顺着心脏的血流方向，然后把导管头对准外鞘管末端的单向孔轻轻推入以免损伤气囊；导管进入出现右心房波形，将气囊缓慢充气1～1.5ml，继续推进导管，直至出现肺动脉嵌顿波形；术后X线胸片检查导管位置，如果气囊嵌顿时导管尖端位于右下肺野最理想。

（3）血流动力学参数测量

1）体、肺循环各部位压力测量：压力换能器置于右心房水平，打开三通开关与大气相通，归零校正；测量中心静脉压（CVP）、肺动脉压（PAP）、平均动脉压（MAP）。

2）热稀释法心排血量测定（持续法血流动力学测定可免去该步手工操作）：调整监护仪进入心排血量稀释曲线待显状态；用10ml玻璃空针抽取4℃以下无菌冰盐水10ml，在呼吸周期的同一时间点，均匀而快速地从中心静脉孔注入导管，等待数秒钟后监护仪计算出第一次测量值。再重复以上操作2次，取3次的均值输入计算机（正常值：4～6L/min）。

3）血流动力学计算：将身高、体重等一般指标、各部位压力指标以及心排血量指标依次输入计算机，得出血流动力学参数的结果。

3.氧代动力学指标的计算

氧代动力学监测方法由血流动力学监测结合血气分析计算完成，主要监测指标如下。

（1）氧输送指数（DO2I）

计算公式：$DO_2=CO \times CaO_2 \times 10$（ml/min）

$DO2I=CI \times CaO_2 \times 10[ml/（min \cdot m^2）]$

其中：心脏指数（CI）由热稀释法心排血量测定技术获得；动脉血氧含量（CaO2）由血气分析获得或由公式$CaO_2=1.39 \times Hb \times SaO_2A+0.0031 \times PaO_2$得到，其中Hb代表有效血红蛋白含量，$SaO_2A$和$PaO_2$分别为动脉血氧饱和度及氧分压。

正常值：$520 \sim 720[ml/（min \cdot m^2）][23.2 \sim 32.1mmol/（min \cdot m^2）]$

（2）氧消耗指数（VO2I）

1）计算公式：$VO_2=CO \times Ca-vO_2 \times 10$（ml/min）

$VO_2I=CI \times Ca-vO_2 \times 10[ml/（min \cdot m^2））]$

其中：$Ca-vO_2=CaO_2-CvO_2$，而$CvO_2=1.39 \times Hb \times SvO_2+0.0031 \times PVO_2$，$SvO_2$与$PvO_2$分别代表混合静脉血氧饱和度和及氧分压

2）正常值：$100 \sim 180[ml/（min \cdot m^2）][4.5 \sim 8.0mmol/（min \cdot m^2）]$

（3）氧摄取率（EROO2）

1）计算公式：$ERO_2=VO_2I/VO_2I=Ca-vO_2/CaO_2$

2）正常值：22%～30%。

【临床意义】

1.氧冲击试验

通过氧冲击试验（如补液、强心、吸氧和输血等治疗）观察DO_2与VO_2的协变类型，可以评价组织潜在的氧代动力学异常状态。

（1）DO_2增加的同时，VO_2也增加，见于：

（2）冲击或治疗本身刺激了机体的代谢。

（3）患者自主改善与治疗恰好同步。

3）治疗改善了组织灌注并部分缓解了氧债。

（2）VO_2增加，但DO_2不增加，见于：

1）组织灌注自主改善与治疗巧合。

2）治疗对微循环有直接效应，但并不影响全身血流。

3）由于感染或其他原因引起体温升高或代谢增加。

（3）DO_2增加的同时，VO_2并不增加，见于：

1）由于不存在组织灌注缺陷或氧债，治疗只改善心功能，并不影响组织灌注。

2）治疗对微循环缺陷不可逆。

3）缺氧组织变得不能利用氧。

（4）DO_2与VO_2均无变化，见于：

1）心脏无代偿能力。

2）治疗本身无效。

3）患者处于顽固或不可逆休克状态。

2.混合静脉血氧饱和度（SvO_2）的监测

（1）SVO_2的影响因素及其价值

$$SvO_2=SaO_2AVO_2O \times 1.39 \times Hb$$

从上式可以看出SvO_2涉及循环、呼吸、血液和代谢四个系统。SvO_2与混合静脉血氧分压（PvO_2）处在氧离曲线的线性相关部分，1mmHg的PvO_2产生2%的SvO_2变化。

（2）SvO_2的参考值及其临床意义：如果SvO_2在73%～85%，表示基本正常；$SvO_2 > 60\%$，心肺功能不稳定的情况比较少见；$SvO_2 < 50\%$，常常表示存在厌氧代谢。

3.SvO_2变化的常见原因

（1）$SvO_2\downarrow$

$CO\downarrow$：心力衰竭。

$SaO_2A\downarrow$：肺疾患。

Hb↓：贫血。

VO_2↑：抽搐、发热、寒战。

（2）SvO_2↑

1）DO_2↑到组织：心排血量增加，吸氧浓度增加。

2）VO_2↓：低温，神经肌肉阻滞。

3）氧摄取率（O_2ER）↓：脓毒症，发绀，硝普钠药物。

4）左向右心内分流。

5）严重二尖瓣反流。

6）人为肺动脉导管嵌顿。

第七节　机械通气、呼吸力学监测

【设备要求】

1.呼吸机：现场急救、转运途中及急诊抢救选用便携式呼吸机。临床应用宜选用功能较齐全、性能良好的呼吸机。通气时间超过24h者，应配湿化器。

2.简易呼吸球囊：每间ICU病房应备1~2个。

3.气道护理盘：粗细适宜的吸痰管数根，纱布数块，气道湿化用无菌生理盐水1瓶，注射器2个（分别用于注射湿化水和气管内导管气囊充气、放气），无菌镊2个和盛有冷开水的治疗杯2套（分别用于气道内吸引和口腔内吸引）。

4.人工气道（气管插管或气管切开套管）。

5.吸引器。

【监测方法及意义】

1.机械通气监测及意义

（1）人工气道的监测

1）口腔卫生情况，防止误吸及吸入性肺炎。

2）导管的固定牢固，防止脱落。

3）气管切开创面清洁，防止感染。

4）气囊的充足情况，防止通气不足。

（2）气道湿化监测

1）呼吸机加温湿化，防止气道干燥。

2）雾化吸入，湿化痰液，促进排痰。

（3）分泌物吸引监测

1）吸引部位如口腔、鼻咽腔、气道情况，利于病情判断。

2）吸引方法的合理性，防止继发性损害。

（4）呼吸机管路监测

1）压缩泵空气过滤网。

2）连接管道：24～36h更换清洁、消毒，84消毒液浸泡30min，清水洗冲。

3）加温湿化器：塑料部分清洗消毒同管道。有与管路连接的金属部分可用碘尔康棉球擦拭后清水冲洗，晾干备用。

2.呼吸力学监测及意义

（1）气道阻力监测：由于正常气道阻力大部分来自于大气道，而吸入80%氦和20%氧的氦氧混合气可降低气道阻力，临床上可用于上呼吸道阻塞患者。

（2）胸和肺顺应性监测：顺应性与压力和容量之间的关系可以用公式表示：顺应性（C）=容量改变ΔV/压力改变（ΔP）。肺、胸廓顺应性也可按以下公式表示：肺顺应性（CL）=肺容量改变（ΔV）/经肺压，胸廓顺应性（CT）=肺容量改变（ΔV）/经胸壁压。又可分为静态顺应性和动态顺应性两种。静态顺应性系指在呼吸周期中，气流暂时阻断测得的顺应性；动态顺应性指在呼吸周期中，气流未阻断时测得的肺顺应性。前者相当于肺组织的弹力，不受时间的限制，主要影响因素是肺组织的应变性或弹性；后者受时间的限制，主要影响因素是气道阻力。不同呼吸频率肺动态顺应性常以实际测定值与相同潮气量是静态顺应性比值表示。正常人即使呼吸频率 > 60/min，能保持在0.8以上。动态顺应性：使用呼吸机的患者，若记录各不同送气量及其相应的气道内压，则可获得一系列顺应性表值，称为动态顺应性。若将这一系列数值绘成曲线，即为压力–容量变化曲线。因气道压峰值中包括使用压力的组抗成分（呼吸道非弹性阻力），故动态顺应性可因气道、肺实质及（或）胸壁异常而降低。由此。若动态顺应性下降幅度超过肺、胸廓顺应性下降幅度，则提示存在气道阻力增大，如支气管痉挛、痰液阻塞、气管内插管扭曲或气流流速过快等。正常值：50~100ml/cmH$_2$O。

（3）顺应性环与阻力环监测：即压力–容量环（PV环），或压力–容量曲线，主要用于测定呼吸系统压力和容量之间的关系，亦反映肺动态顺应性的变化。可采用定标注射器和测压计来测定压力–容量曲线，患者预先吸入纯氧，注射管中也预充氧气，患者呼气至静息状态下呼气末容量（功能残气量），注射器与气道相连，用注射器阶段变化50~100ml容量时测量压力变化，可测定充气和放气时压力–容量曲线。下拐点和上拐点可由压力–容量曲线测得，它表明PEEP水平设定应高于下拐点以防止肺泡萎陷，平台压设定应低于上拐点，以避免肺泡过度膨胀。压力–容量环的临床应用时要注意，准确测量需深度镇静，且经常需肌松药，精确测量拐点十分困难，还受肺及胸壁的影响。

3.机械通气呼吸力学监测意义

从力学的观点对呼吸运动进行分析，它有助于更全面了解呼吸的生理、病理生理和发病机制。呼吸的力学机制包括呼吸动力、胸和肺的顺应性、气道阻力、呼吸功等。呼吸运动时，由于胸腔体积的变化，影响胸腔内和肺内压力的变化，并由此产生动力，驱使气体自空气吸入肺或由肺呼出。呼吸动力主要来自呼吸中枢支配下的胸腔体积变化和肺组织的弹性回缩，这些构成了肺泡与大气压之间的压力差，使得气体在吸气时进入肺内，呼气时排出。呼吸功是指空气进出呼吸道时，用以克服肺、胸壁和腹腔内脏器官阻力而消耗的能量。在平静呼吸时，呼吸肌收缩所做的功基本均用于吸气时，而肺的弹性回缩力足以克服呼气时空气与组织的非弹性阻力。呼吸力学监测对了解肺功能状况，尤其是肺力学改变，有相当重要的价值，有些呼吸机附有这些监测装置。通过对呼吸力学的监测，可全面了解肺功能状况，有利于合理掌握呼吸机治疗的指征，并有助于判断和分析病情或肺功能障碍的严重程度及类型。通过对呼吸力学的监测，还可指导调节呼吸机各参数和模式，临床上常根据肺功能测定所得的数据对患者肺功能障碍严重程度、类型进行判断和分析，指导机械通气各参数和模式的设置及调节，有的放矢地应用不同的通气模式和功能，最大限度地降低各种通气模式的不良反应。通过对呼吸力学的监测，帮助合理掌握脱机的标准，在全面了解患者的肺功能状况的基础上，合理掌握脱机、拔管的肺功能指标，尽可能地改变单凭主观分析和判断、缺乏客观指标的脱机、拔管法，减少或消除脱机、拔管过程中的盲目性，提高脱机和拔管的成功率。

第八节　微循环功能监测

目前临床上多使用胃肠黏膜pH监测来代替微循环功能监测。

【设备要求】

胃肠黏膜张力计可测定胃肠黏膜内pH，通过测定不仅早期直接地反映胃肠道血液灌注和组织氧合情况，也可间接反映全身组织灌注的氧合情况。目前测定的方法主要有盐水张力计测定方法和连续气态张力计测定方法

【监测方法】

在应用H_2受体阻断药抑制胃酸分泌后,胃黏膜内的HCO_3浓度可以认为等于动脉血中的HCO_3浓度。氧代谢障碍时由于H产生增多,反应向CO_2生成的方向进行。而张力计可以被置入胃腔,它含有一个聚硅酮膜球囊,聚硅酮膜对CO_2等分子有良好的通透性,但H+不能通过。该球囊可注入一定量的生理盐水,这时,胃壁内生成的CO_2可以通过聚硅酮膜球囊进入盐水中,放置一段时间后,球囊中的PCO_2和胃壁的PCO_2平衡。

【临床意义】

胃肠黏膜缺血性损害在胃肠屏障功能障碍发生、发展过程中起关键作用,故监测胃肠黏膜有无缺血是了解胃肠屏障功能状况的重要手段,而胃肠黏膜pH是反映胃肠黏膜氧合情况的可靠指标。

第九节 床旁血液净化监测技术

【设备要求】

1.基本要求

高通量滤器或低通量透析器,连接管,穿刺导管或双腔导管,血泵,输液泵,注射泵,置换液和透析液;集液器。

2.连续性肾替代治疗CRRT机器

可行连续性静脉–静脉血液滤过(CVVH)、连续性静脉–静脉血液透析(CV–VHD)、连续性静脉–静脉血液透析滤过(CVVHDF)。同时具有液体平衡控制系统和安全报警系统。

【监测方法】

1.血管通路的建立

首选双腔中心静脉导管。动脉孔在远心端，静脉孔在近心端，相距 2～3mm，血液再循环量＜10%。常用穿刺部位有股静脉、颈内静脉、锁骨下静脉。一般流量50～150ml/min。其他通路还包括内瘘、人工血管、肘正中静脉等。

2.管道连接和预充

根据病情需要选择血滤器或透析器。

3.抗凝方法

（1）全身肝素抗凝法：首次剂量15～30U/kg，维持剂量5～15U/（kg·h），过量以鱼精蛋白中和。

（2）局部肝素化法：动脉端肝素600～800U/h，静脉端鱼精蛋白5～8mg/h，滤器部分血PTT维持130s。

（3）低分子肝素法：法安明首剂量15～20U/kg，维持剂量7.5～10U/（kg·h）。

（4）无肝素抗凝法：主要针对高危患者及凝血机制障碍者。

（5）局部枸橼酸盐抗凝法：静脉端以氯化钙中和，易发生碱中毒。仅适用于连续性动-静脉血液透析（CAVHD）、CVVHD、连续性动-静脉血液透析滤过（CAVH-DF）、CVVHDF。

4.技术模式

包括连续性动-静脉血液滤过（CAVH），CVVH，CAVHD，CV-VHD，CAVHDF，CVVHDF，缓慢连续性超滤（SCUF），高容量血液滤过（HVHF），持续高通量透析（CHFD），血浆置换（PE）和连续性血浆滤过吸附（CP-FA）。

【临床意义】

1.急性肾衰竭

对于急性肾衰竭（ARF）患者，传统的血液透析可加重脏器的损害，特别是重症患者。当需要清除体内大量水分时，对于ARF合并心血管系统不稳定、严重容量负荷过多、脑水肿、高分解代谢以及需要大量补充液体时应选用CBP治疗。特别是CAVHDF或CVVHDF大大提高了慢性肾衰竭患者的生活质量。

2.SIRS和MODS

由感染或非感染因素刺激宿主而触发的全身炎症反应，期间产生大量炎症介质，最终导致机体对炎症过度反应和失控而引起的临床综合征。SIRS使全身内皮细胞和实质细胞受损，发展至不可逆休克和MODS。目前认为没有哪一种炎症介质起决定性作用，早期发现和干预SIRS是治疗的关键。MODS是SIRS的发展结果，也是大量炎性介质和细胞因子对机体损伤的结果。连续性血液净化（CBP）可通过体外循环对流和吸附作用清除炎症介质，改善SIRS的反应过程和预后，也使SIRS和代偿性抗炎反应综合征（CARS）处于新的平衡，稳定机体内环境，对防治MODS有重要意义。

3.ARDS

ARDS也是常见的一种危重病，SIRS患者中25%发生ARDS，而ARDS又是MODS中常见的受累器官。CBP治疗均可改善ARDS的预后。其不但清除炎性介质，同时对于肺水的清除也有益，能使肺内分流下降，改善了氧合功能。

4.重症胰腺炎

一种非感染性SIRS，其发病机制是胰蛋白酶的活化，消化自身胰腺组织，同时胰蛋白酶进入血液，作用于不同的细胞，释放出大量血管活性物质和炎性介质，导致胰腺坏死、炎性反应、血管弥漫性损伤和血管张力改变，引起多器官功能不全。应用CBP治疗重症胰腺炎，同时辅以腹腔灌洗或外科引流，可取得良好疗效。

5.严重水、电解质紊乱

（1）高钠血症：高钠血症致血晶体渗透压增高，从而导致细胞内脱水。对此患者如采用CBP治疗，效果更佳且安全。可根据患者的原发病情况和血液生化检查决定其净化方式和透析液或置换液的内容。

（2）低钠血症：低钠血症其晶体渗透压低，从而导致细胞内水肿，根据患者的病因及合并症情况选择净化方式，如合并水中毒则以血滤为主，合并酸碱失衡可做血液透析或血液透析滤过。

（3）高钾血症：血液净化特别是血液透析是纠正高钾血症的有效方法。一般内科常规方法是促使钾离子从细胞外向细胞内转移，这些均是临时性应急办法，不如血液净化方便迅速。

（4）低钾血症：应用血液透析或血液透析滤过将透析液中钾离子浓度调至510mmol/L，做净化2~4h血钾即可达到315mmo/L左右，然后根据血钾水平再决定透析液中钾的含量或者决定从静脉补钾的速度及量。血液净化纠正低钾血症既迅速又安全。

（5）水中毒：对任何原因所致的全身严重水潴留，凡一般常规方法治疗疗效不佳者，可采用CAVH或CVVH。

6.肝衰竭

治疗范围为暴发性肝衰竭、慢性重型肝炎、慢性肝炎重度黄疸、胆汁淤积性肝病以及肝极量切除术和肝移植前后的肝支持替代治疗。对并发严重感染、肝肾综合征、肝性脑病的终末期肝病患者也可起到辅助治疗作用。血液净化的方式有血浆置换、血液灌流、血液吸附、体外肝辅助治疗（原代肝细胞培养、单克隆细胞株滤器）、体外肝灌流等。

7.药物或毒物中毒

当内科治疗效果不佳或伴有严重脏器损害时，应及时应用CBP。CBP的超滤液中含血浆中的所有药物，其含量取决于血浆药物浓度和与蛋白的结合力，只有游离的药物才能被滤出。

血液净化在中毒治疗中的目的如下。

（1）在毒物动力学上有效，即能显著增加毒物的排出。

（2）在临床上有效，即能缩短中毒患者的病程和（或）减轻病重程度。

（3）相比于其他治疗方法，如对症和解毒拮抗药治疗，具有良好的效价比和较小的风险。

第十节　血气分析监测技术

【设备要求】

全自动血气分析仪一般都包括pH电极、恒温装置、放大器、数字显示器、打印机和CO_2混合气体等。仪器应昼夜开机有利于机器的稳定，并应配备两套电极以避免一套电极老化时出现较大结果误差。

【监测方法】

1.标本的采集和保存

尽量使用动脉血标本，针头进入血管后不要用力回抽，应让动脉血液自动流入注射器，作为判断所抽的血为动脉血的依据。血标本采集后应立即将针头部封死，并立即送检，最好在20min内测定完毕；特殊情况下可将标本放在冰水中，并置于冰箱中，但保存一般不应超过2h。

2.血气分析仪测定

按不同仪器操作规范向仪器注入适量血标本，分析仪自动处理标本并屏显和打印结果。血气分析中的项目和指标很多，除了pH、PO_2、PCO_2是由相应的电极直接测得以外，其余指标均是由Siggaard–Andersen列线图表通过血气分析仪附有的电脑装置间接得到。

【临床意义】

1.酸碱平衡指标

（1）pH：由血气分析仪中的pH电极直接测得，主要反映酸碱内稳状态总的情况，是主要的酸碱平衡失调诊断指标。动脉血pH正常值为7.35～7.45（7.40），人体赖以生存的极限pH为6.80～7.80。pH直接代表机体的酸碱状况，pH＞7.45为碱血症，＜7.35为酸血症，pH值正常也不能表明机体没有酸碱平衡失调，需要结合其他指标综合分析。

（2）$PaCO_2$：动脉血CO_2分压，指以物理状态溶解在血浆中的CO_2分子所产生的分压，由血气分析仪中的CO_2电极直接测得。正常值35～45mmHg。

$PaCO_2$是主要的呼吸性酸碱平衡失调的指标，并可反映肺泡通气情况，一般情况下，＞45mmHg提示呼吸性酸中毒，＜35mmHg提示呼吸性碱中毒。

（3）碳酸氢根（HCO_3^-）：有标准碳酸氢根（SB）和实际碳酸氢根（AB）之分，正常情况下两者是相等的，即SB=AB。正常值22~27mmo/L，平均24mmo/L。SB与AB均代表体内HCO_3^-含量，因此也是主要的碱性指标，酸中毒时减少，碱中毒时增加。两者的区别在于SB仅反映代谢因素，不能反映体内HCO_3^-的真实含量，而AB反映体内HCO_3的真实含量。AB与SB的差值，反映呼吸对酸碱平衡影响的程度，有助于对酸碱失衡类型的诊断与鉴别诊断。

1）当AB＞SB时，提示呼吸性酸中毒，AB＜SB时，提示呼吸性碱中毒。

2）当AB=SB，但均低于正常值时，提示失代偿性代谢性酸中毒。

3）当AB=SB，但均高于正常值时，提示失代偿性代谢性碱中毒。

（4）碱剩余或碱储备（BE）：表示体内碱储备的增加与减少，是判断代谢性酸碱失衡的重要指标。正常值±3mmol/L。正值为碱储备，负值为碱缺失，碱中毒时增加，并呈正值；酸中毒时减少，并呈负值。

2.氧合状况的指标

（1）PaO_2：指动脉血液中物理溶解的氧分子所产生的分压。正常值一般为80~100mmHgoPaO_2是判断缺氧和低氧血症的客观指标，一般只有当＜60mmHg时，临床才可诊断低氧血症。

（2）SaO_2A：指动脉血液中血红蛋白在一定氧分压和氧结合的百分比，即氧合血红蛋白占血红蛋白的百分比。正常值95%~97%。SaO_2A仅仅表示血液内氧与血红蛋白结合的比例，与PaO_2不同的是它在某些情况下并不能完全反映机体缺氧的情况，尤其是当合并贫血或血红蛋白减低时，此时虽然SaO_2A正常，但却可能存在着一定程度的缺氧。

第十一节 腹腔内压监测技术

【设备要求】

1.腹腔内导管法：无菌导管、压力传感器。

2.腹腔镜手术中测压：气腹机。

3.下腔静脉压：下腔静脉置管。

4.胃内压：鼻胃管或胃造口置管。

5.膀胱内压（囊内压）：Foley导管、三通接头导管、测压器。

【测定方法】

测压的方法有2种。

（1）直接测压法是直接置管于腹腔内，然后连接压力传感器，或在腹腔镜手术中通过气腹机对腹压连续监测。

（2）间接测压法是通过测量下腔静脉压力、胃内压力及膀胱内压来间接反映腹腔内压力。

1）膀胱测压法向膀胱置一根Foley导管，排空膀胱内尿液，注入50～100ml生理盐水，通过T形连接或三通接头导管与测压器连接。患者仰卧，以耻骨联合为"0"点，水柱高度即为腹内压。膀胱内压可客观地反映腹内压，用于ACS诊断，又可评估腹内压上升时对循环、呼吸和肾功能的影响程度。通过Foley尿管接测压管的方法测量腹内压，简便易行，已被广泛接受。

2）胃内测压法通过胃内放置的胃管或胃造口管注入50～100ml盐水，将胃管与测压器连接。胃内压的"0"点位于腋中线。

3）下腔静脉压测定可通过股静脉插管测量下腔静脉压，临床上少用。

其中通过膀胱测压法简单准确，作为测定腹腔内压力的客观指标已被大家接受。

【临床意义】

肠道是最易发生缺血、缺氧的器官之一，一旦受累，往往导致MODS迅速发生或恶化。胃肠道缺血、缺氧引起胃肠蠕动减弱，胃肠道胀气扩张；同时由于大量液体复苏、血管通透性增高、炎症介质释放等原因，往往导致组织脏器水肿、腹水，均可致IAP升高，成为急性胃肠功能不全的早期表现之一。因此IAP升高既是腹腔间隔室综合征（ACS）的临床特征性表现之一，又是其他危重病患者胃肠功能不全以及MODS的早期信号之一。IAP增高（IAH）和MODS之间形成恶性循环可进一步加重病情，监测IAP可以早期发现IAH，及早采取各种措施降低IAP，对于MODS的防治具有重要作用。ACS时有全身的生理紊乱，一般在腹内压 < 1.3kPa时心排血量和血压仍正常，但肝动脉血流明显减少；腹内压达2.10kPa时，则出现不良的心血管反应；腹内压达2.7kPa和5.14kPa则分别出现少尿和无尿。根据Cullen等报道，将腹内压增高分为轻度（1.3 ~ 2.7kPa），生理反应代偿良好；中度（2.18 ~ 5.4kPa），可见失代偿；重度（ > 5.4kPa），出现严重的生理紊乱。中度以上的腹内压增高患者必须及时给予缓解，否则危及生命，病死率可在50% ~ 70%，及时诊断ACS，并采取积极有效的措施及开腹减压，采用人造腹膜临床关闭腹腔，3 ~ 7d后患者全身情况改善，腹膜张力下降后，再关闭腹腔。诊断ACS主要依据病史、腹内压的测量及并发呼吸、循环、肾、肝、胃肠和中枢神经系统等器官功能障碍的一系列临床表现，其中腹内压的监测是至关重要的一个因素。对于减压治疗的IAP阈值仍没有统一认识，Meldrum等提倡根据膀胱压的检测对腹内压进行分级。当膀胱压 < 25mmHg时（1级和2级），应维持足够的血容量或高血容量状态，以保持器官的血液灌注；当膀胱压为20 ~ 25mmHg时（3级），应进行某种形式的减压以挽救患者；当膀胱压力 > 25mmHg时（4级），必须进行减压。研究发现，IAP为20mmHg为外科减压阈值的ACS生存率最高，剖腹减压手术能使受损的器官功能很快恢复正常。

第十二节 X线监护技术

【设备要求】

移动式医用X线机、通用型X线机，配备心血管，胃肠道、儿科、手术室等专用X线机，常规配备影像增强电视系统。

【监测方法】

一般仅采用常规检查，即透视和X线摄片。

（1）透视：简便实用，可转动患者体位进行多方位实时观察器官的活动及形态变化。如胸部透视观察心脏、大血管搏动、膈肌运动；术中透视观察骨折复位情况等。

（2）X线摄片：基本手段，适用于人体任何部位，对比度和清晰度均较好，一般需互相垂直的两个方位摄片，例如正位及侧位，或根据病情需要采取特殊体位和投照方式。

【临床意义】

1.严重创伤、多发伤

（2）头颅外伤：X线平片是诊断颅骨骨折和颅缝分离的有效方法。在观察骨折时应注意以下几点。

1）若骨折线跨过血管沟槽迹影，如脑膜中动脉迹影、静脉窦压迹、板障静脉迹影，很可能撕破血管导致出血而形成脑外血肿。

2）若骨折线通过鼻旁窦、中耳及乳突，可能因开放性骨折导致颅内感染。

3）若骨折线通过脑神经管和孔，可能造成相应脑神经和伴行血管损伤。

4）凹陷性骨折如凹陷深度超过1cm者，常提示压迫脑组织较重而需复位处理。

（2）脊柱外伤

1）上颈椎损伤与延髓生命中枢关系密切，常产生严重后果。寰枢椎骨折/脱位患者，除可见寰椎、枢椎齿状突骨折、移位外，张口位显示两侧块与齿状突间距不对称，侧位见寰椎前弓后缘与齿状突前缘间距增大，寰椎与枢椎棘突不在一条线上。

2）胸腰椎骨折对躯体的稳定性影响较大。椎体单纯压缩骨折，表现为单发或多发的椎体前半部压缩楔状变形，椎体密度正常或增高，常见于下胸椎或上腰椎，椎间隙一般无改变；严重者为椎体爆裂骨折，除椎体高度降低外，椎体向四周裂开，可伴发椎弓骨折。

3）脊柱爆裂骨折、脊柱脱位提示损伤脊髓、神经根可能。

（3）胸部外伤：直接暴力导致肋骨或胸骨粉碎性骨折或移位显著时，可伴有并发症，如气胸及液（血）气胸，肺、胸壁和心脏异物等；肺挫裂伤表现为肺纹理增粗，边缘模糊，或边缘模糊的斑片状或大片状阴影；肺撕裂伤可形成肺囊肿，表现为薄壁的环形透亮区，而肺血肿形成则表现为边缘光滑的圆形密度增高影；有肺不张者提示可能伴有支气管断裂伤；纵隔血管的损伤可发现纵隔增宽；气管、支气管损伤可显示出气管、支气管周围平行的透亮气体影或支气管柱成角，或仅表现为张力性气胸和纵隔气肿。

（4）骨盆外伤：环外孤立性骨折无重要临床意义；骨盆环单骨折，以坐骨和耻骨骨折为多见；骨盆环双骨折多为前后分布，要特别注意后半骨盆的骨折和脱位，可能损伤到盆腔的内脏、大血管等。

2.心肺疾患

（1）肺动脉高压：高流量性肺动脉高压主要见于左向右分流的先天性心脏病，血管阻塞性肺动脉高压主要有肺动脉血栓、栓塞和动脉炎。X线胸片可显示肺动脉段明显凸出，肺动脉大分支扩张，肺门搏动增强，肺动脉外围分支变细、稀疏，右心室增大等。

（2）肺静脉高压、肺水肿：肺静脉高压主要见于各种原因引起的左侧心力衰竭。X线胸片可显示左心房、左心室增大；肺纹理增粗、模糊，肺野透亮度减低，肺门增大、模糊、搏动减弱。

肺静脉压力进一步增高，肺毛细血管内血浆外渗到肺间质组织或肺泡中，引起间质性/实质性肺水肿。间质性肺水肿可看到上、下肺血流倒置现象及间隔线出现，出现少量胸腔积液。实质性肺水肿表现为弥漫性肺水肿即两肺广泛分布的粟粒状或斑片状模糊影，或中央型肺水肿即一侧或两侧肺门区的大片状模糊影。

（3）肺部炎症：各种病因引起的肺部感染表现有相似之处，实质性肺炎为肺泡内充满炎性渗出物和炎性细胞，将肺泡内空气排除并取而代之；间质性肺炎为肺间质内的炎性水肿或渗出物挤压肺泡和小支气管使其中的气体减少。肺野由于肺内气体减少而透光度减低，由于渗出物的存在而密度增高。

肺炎的X线表现一般分为大叶性肺炎、支气管肺炎和肺急性炎变。是指病变的分布范围。大叶性肺炎按肺叶或肺段分布，支气管肺炎按肺小叶分布，肺急性炎变的分布是在肺叶的范围内不受肺段或小叶的限制。

肺脓肿是肺实质的炎症性坏死，开始为实质性，但迅速液化并与支气管相通，排出脓液形成X线检查可见空洞。

危重患者的急性吸入性肺炎，吸入物中的胃酸损害肺毛细血管壁造成血管通透性增高，引起急性肺水肿甚至心力衰竭。而慢性吸入性肺炎由于吞咽功能障碍或喉返神经麻痹而致异物反复吸入导致的肺炎，基本表现为两肺的支气管肺炎，可呈肺段分布，常伴肺不张。

3.急腹症

（1）胃肠道急性穿孔

1）气腹，是胃肠道穿孔的重要征象，常表现为膈下出现半月形透亮游离气体影。

2）小网膜囊充气或充液，胃或十二指肠后壁穿孔至小网膜囊常被包裹，表现为脊柱与胃小弯间半月形透亮影，立位可见液平面，侧位有胃后充气。

3）腹膜后充气，慢性溃疡与后腹膜粘连后发生穿孔时，气体可穿入腹膜后间隙使之充气。

4）通过胃肠腔内气体的对照，有时可直接看到溃疡龛，或服用碘剂见造影剂外溢，可显示壁龛或充盈缺损等。

（2）肠梗阻

1）肠梗阻基本征象

梗阻近端肠管扩张、充气、积液，典型者立位呈阶梯状液平面，一般认为小肠内径＞3cm，结肠内径＞6cm为异常。

肠管动力和张力的改变，早期肠蠕动亢进，张力高，表现为短液平面且高低不一，后期多为长液平面且多呈同一高度。

远侧肠管内气体减少至完全消失。

2）提示梗阻原因的征象

出现嵌闭肠曲的特殊形态，或有空、回肠换位者，大多为小肠扭转。

腹内有散在钙化斑，成人可能为结核性腹膜炎，小儿可能为胎粪性腹膜炎。

在肠管充气对比下见卷曲成团或聚集成束的影像者，可能为蛔虫梗阻。

见有多数扩张受限、位置固定的紧缩肠管合并多数小液平者，可考虑为粘连性肠梗阻。

3）绞窄性肠梗阻的征象

出现闭襻肠曲的特殊形态、"咖啡豆"征、假肿瘤征，或发现空、回肠转位。

合并肠坏死的表现：出现僵直狭窄肠管征，若出现右下腹分支状透亮影则提示肠系膜静脉气栓，是肠壁坏死的可靠征象。

第十三节　CT监护技术

【设备要求】

螺旋CT采用容积扫描，检查速度快，采集的扫描数据可以组成任意平面或方向的重建，得到真正的三维图像，诊断价值极大提高。

【检查方法】

1.平扫

不用对比剂的扫描。一般先行平扫。

2.增强

血管内注射对比剂后的扫描。可分为常规增强扫描、动态增强扫描、延迟扫描等。

3.CT血管造影（CTA）、

静脉注射造影剂后，在目标血管内对比剂浓度达到最高峰时段，进行螺旋CT扫描，经计算机图像后处理再现技术重建成靶血管数字化的立体影像。

4.CT灌注成像

一种功能成像，反映组织微循环的血流灌注情况。

【临床意义】

1.严重创伤、多发伤

（1）颅脑创伤：脑挫裂伤表现为局部片状低密度水肿区夹杂点片状高密度出血灶，可合并蛛网膜下腔出血及占位效应，严重者出现脑疝。硬膜外血肿表现为颅骨内板下梭形高密度影。硬膜下血肿表现为颅骨内板下新月形高密度影。脑内血肿表现为脑内类圆形或不规则形高密度影，周围有低密度水肿带。2周至2个月期龄的血肿，边缘呈环形强化。

（2）脊柱脊髓创伤：CT检查及三维重建可观察脊柱解剖结构、骨性椎管及椎管周围软组织损伤的情况。CT可清楚显示寰、枢椎骨折/脱位及脊髓受压程度；显示胸腰椎骨折的部位及移位的方向、范围，显示脊柱中柱损伤情况以及椎管形态、椎管内碎骨片或血肿等，判断有无受压、梗阻改变，并了解椎管狭窄的程度。椎体爆裂骨折碎骨片向四周移位，观察的重点是骨折对脊髓和神经根的影响。脊椎挫裂伤时，外形膨大、边缘模糊，髓内密度不均，有时可见点状高密度出血。

（3）胸部创伤：胸部创伤有肺挫伤、肺撕裂、气管及支气管撕裂等，常伴有气胸、血胸、骨折等。肺挫伤表现为一侧或双侧肺内浸润影像，分布与肺段、肺叶无关。肺撕裂表现为局部大小不等的高密度血肿，如发生在肺外周胸膜下，可形成薄壁囊肿。气管、支气管撕裂表现为纵隔气肿、气胸；主支气管完全断裂时，引起一侧肺不张。

严重创伤后常合并急性呼吸窘迫综合征，由于间质水肿和肺泡萎陷，早期可见肺纹理增粗、模糊；病情进展则见两肺弥漫性斑片影，其内可见充气支气管。

（4）腹部脏器损伤

1）腹部实质性脏器及腹膜后器官损伤表现为肝、脾、胰、肾等实质性脏器的出血或断裂，呈高低不等的混杂密度影，形态不规则，边缘模糊。包膜下血肿为新月形或双凸镜状高密度影，CT值60～90Hu，边界清楚。CT增强检查可动态评价实质性脏器的功能和发现血管损伤后出血。

2）小肠损伤表现为腹腔和后腹膜积液、肠壁增厚（＞3mm）。受累肠曲附近出现高密度血块和肠系膜皱间积液。肠穿孔可发现肠腔外气体，口服对比剂外溢。

（5）盆腔脏器损伤：膀胱挫伤引起肌间损伤和壁内血肿，表现为局限性膀胱壁增厚、密度不均；腹膜外膀胱破裂较常见，常伴骨盆骨折，破裂口位于底部或前壁，尿液和对比剂外溢至膀胱周围；腹腔内膀胱破裂发生于顶部，尿液和对比剂直接溢入腹腔间隙内形成腹腔积液。

2.脑血管疾病

（1）脑梗死：急性脑血管闭塞导致脑组织缺血坏死，脑实质出现低密度区，累及灰、白质，范围与闭塞血管供血区一致，脑梗死后3～5d为脑水肿高峰期，严重者可见脑疝征象。出血性梗死则在低密度区域内出现不规则斑点、斑片状高密度灶。

CT灌注成像：在急性或超急性脑局部缺血时，即可出现不同程度的持续性灌注不足等异常。

（2）脑出血：自发性脑内出血，急性期血肿呈边界清楚的高密度灶，大量出血可破入脑室和蛛网膜下隙。血肿周围有低密度水肿带。

（3）颅内动脉瘤：好发于脑底动脉环，平扫为边缘清楚的囊状高密度，均匀强化，血栓部分无强化。CTA可直观显示载瘤动脉、囊状突出的动脉瘤和瘤内血栓造成的充盈缺损。

（4）动静脉畸形：好发于大脑前、中动脉供血区，表现为边界不清的混杂密度灶，可有钙化，呈斑点或弧线形强化，有时可显示粗大的供血动脉及引流静脉。

3.急性胸痛的三联检查

急性胸痛患者往往考虑3种疾病，一是冠心病、冠状动脉狭窄，二是肺梗死，三是主动脉夹层动脉瘤。

（1）肺栓塞：CT可显示肺梗死的楔形实变影。CT增强扫描能显示血管管腔狭窄及腔内的充盈缺损；CTA能显示血栓全貌。

（2）冠心病：缺血坏死心肌CT值减低（一般为5~10Hu），增强扫描时坏死心肌处对比剂蓄积增加，缺血但未坏死心肌无此变化。CTA可多视角观察冠状动脉主要分支管腔有无狭窄及其部位、范围和程度，显示管壁结构及斑块特征。

（3）主动脉夹层：平扫显示钙化内膜内移，假腔内血栓，主动脉夹层血液外渗、纵隔血肿、心包和胸腔积血等。增强及CTA见主动脉双腔和内膜片，通常真腔较小，充盈对比剂较快，假腔较大，充盈对比剂较慢，并可显示内膜破口及主要分支血管受累情况。

4.急性胰腺炎与胆系感染

（1）急性胰腺炎：水肿型胰腺炎胰腺增大，密度减低，边缘模糊，肾周筋膜增厚，胰腺组织均匀强化。出血坏死性胰腺炎因胰腺内坏死、出血而使整个胰腺密度很不均匀，且胰腺坏死区无强化；胰腺坏死组织及分泌物波及胰周，表现为脂肪坏死、积液和周围脏器的累及，可出现蜂窝织炎、脓肿等并发症。

（2）急性胆囊炎：常见表现为胆囊明显扩大，壁弥漫性增厚，持续性明显强化；腔内结石；胆囊窝积液，胆囊周围水肿。

胆囊穿孔时局部胆囊壁增厚，呈不均匀强化。如胆囊周围肝组织内出现低密度水肿带，提示胆囊周围脓肿形成。

气肿性胆囊炎特征性改变是胆囊壁内和（或）胆囊内见气体影。出血性胆囊炎则胆囊内容物为血性密度。

（3）急性化脓性胆管炎：基本征象是肝内、外胆管明显扩张，在扩张的胆管内可见脓性分泌物，其CT值高于胆汁。胆管壁广泛增厚，明显强化。严重病例可见肝内多发脓肿，多数患者可见胆系结石。

第十四节 MRI监护技术

【设备要求】

永磁型和超导型磁共振。永磁型磁共振磁场强度较小，均匀度较差，临床应用受到限制。超导型磁共振场强高，磁场均匀稳定，目前主要有1.5T和3.0T机型，图像质量稳定，临床诊断价值高。有条件的可配备开放式设备和头部、心脏、血管等专用设备。

【检查方法】

1.平扫

通过人体组织本身的特性获得图像的扫描方法。常用T1WI、T2WI、水抑制、脂肪抑制等扫描参数/序列。

2.增强

从静脉注入MRI对比剂的检查。对比剂可增高靶区与相邻结构的对比，更好地显示病变。也用于血管成像。

3.磁共振血管成像（MRA）

利用特定的磁共振技术来显示血管和血流信号的检查方法。对全身大血管效果较好。

4.弥散成像（DWI）

以图像来显示水分子的微观扩散运动受限程度，主要作用是反映体内微循环情况。

5.灌注成像（PWI）

用来反映组织微循环分布及其血流灌注情况、评估局部组织活力和功能。

【临床意义】

1.严重创伤、多发伤

（1）颅脑创伤

1）脑挫裂伤病理为脑组织水肿和散在出血灶，脑水肿T1WI为等或低信号，T2WI高信号，皮、髓质分界不清，脑室、脑沟裂狭小；脑内点片状出血信号变化复杂，大致为急性期呈短T1、短T2信号，亚急性期呈特有的短T1、长T2双高信号。反映了血肿内血红蛋白由氧合血红蛋白逐步向含铁血黄素的转变过程。

2）硬膜外血肿呈梭形，血肿与脑组织之间可见线状低信号的硬膜分隔；硬膜下血肿呈新月形，常与脑挫裂伤并存，有占位效应。

（2）脊柱脊髓损伤：MRI能显示椎骨的创伤、移位，通过脊髓创伤的形态及其内部信号变化来判断脊髓损伤的程度，还能观察到神经根撕脱和硬膜囊撕裂等情况。脊髓挫裂伤，脊髓呈梭形增粗，前后蛛网膜下腔变窄。水肿是急性脊髓创伤的早期表现，呈长T1、长T2信号；脊髓内出血血肿信号变化与脑内血肿相似。脊髓横断伤可见脊髓与硬膜囊断裂或接近断裂，蛛网膜下隙中断或几乎中断，断裂处脊髓呈盲端、增粗。韧带撕裂表现为肿胀、增厚，低信号条纹影连续性中断。

（3）腹部创伤

1）肝、脾、胰挫裂伤及包膜下血肿：邻近包膜下的裂伤易渗液或渗血至包膜下，造成肝、脾、胰包膜下积液或积血，挫裂伤则表现为脏器局部肿胀、边缘不连续，T1信号减弱，T2信号增高；伴有出血则信号不均匀。

2）肾挫裂伤：肾局部或全肾肿胀增大，皮、髓质分界不清，伴有多发小灶性出血时，信号不均匀。撕裂口在T1WI、T2WI像中通常与周围受累的肾实质一起表现为斑片状、不均匀的中低混杂信号，边缘模糊；肾周液体在T1WI表现为低信号，常局限于肾周筋膜内，而周围脂肪则表现为高信号。肾盂肾盏受压变形。

（4）盆腔创伤：膀胱损伤表现为壁水肿增厚，若断裂则在T2像中表现为高信号尿液衬托下见低信号的膀胱壁中断，膀胱顶壁破裂在矢状位上显示清楚。MRI易于区分腹膜内或腹膜外破裂，前者常发生于顶部，尿液和对比剂可直接溢入腹腔间隙内，表现为腹腔积液。

2.脑血管疾病

（1）脑梗死：MRI对包括小脑和脑干在内的脑梗死灶发现早、敏感性高，脑缺血超急期即可发现弥散受阻、持续性灌注不足。缺血早期即出现长T1、长T2水肿信号，局部脑回肿胀，皮、髓质分界不清。若病侧脑血流缓慢甚至停止，脑动脉流空现象消失。增强扫描，急性期和超急期脑梗死区血管内增强现象，脑实质不强化或轻度强化。

（2）脑出血：MRI表现比较复杂，大致为急性期呈短T1、短T2信号，亚急性期呈特有的短Ti、长T2双高信号。反映了血肿内血红蛋白由氧合血红蛋白逐步向含铁血黄素的转变过程。血肿周围可见长T1长T2水肿带。

（3）颅内动脉瘤：好发于脑底动脉环一，无血栓动脉瘤，呈无信号流空影或出现"涡流"信号。血栓形成时多呈高低相间的混杂信号。MRA可显示与载瘤动脉相连的囊状物，并同时显示血栓和残腔。动脉瘤破裂时，继发性蛛网膜下腔出血，MRI的FLAIR序列显示敏感。

（4）颅内动静脉畸形：好发于大脑前、中动脉供血区，MRI可显示蜂窝状或蚯蚓状异常血管团，注射对比剂后血管团明显强化。MRA可直观显示AVM的供血动脉、异常血管团及引流静脉。

3.急性胸痛的检查

（1）肺栓塞：增强MRI可清晰显示肺动脉主干及大分支内的结节状或条状病灶。心脏电影能显示大血管的血栓并同时观察心脏功能。

（2）冠心病：MRI是冠心病常规检查技术，其"一站式"扫描能够观察心内结构、心功能、室壁运动状态，显示室壁瘤、心肌缺血和心肌活性等，直接指导临床治疗。MRI心肌灌注延迟显像技术可用来识别成活心肌，一般认为，心肌灌注延迟显像正常心肌信号可被完全抑制呈黑色，若出现高信号，则提示瘢痕组织。

（3）主动脉夹层：SE序列显示真腔小，无或低信号；假腔大，其内可见不规则混杂信号。CE-MRA显示真假腔间的线状内膜片随血管呈螺旋样延伸。

4.急性胰腺炎与胆系感染

（1）急性胰腺炎：常见表现是胰腺肿大伴胰周积液。肿大胰腺信号不均匀，增强扫描不均匀强化。胰周渗液在T1WI呈低信号，在T2WI呈高信号。出血坏死性胰腺炎出血灶在T1WI抑脂像表现为高信号，动态增强扫描胰腺坏死区无强化。MRI可清楚显示胰腺炎的并发症，假性囊肿在T1WI为低信号，在T2WI为均匀高信号；复杂囊肿如合并出血、感染及坏死物形成则呈不均匀的混杂信号。

（2）急性胆囊炎：常见表现是胆囊腔增大，胆囊壁增厚和胆囊周围积液，部分患者可见胆囊结石和胆囊周围脓肿并累及邻近脏器。显著增厚的胆囊壁呈三层结构，内层与外层因充血而显著强化，中间层为水肿区，强化不明显，呈低信号。

（3）急性化脓性胆管炎：基本表现为胆管扩张和胆管壁增厚，胆管壁强化明显、持续时间较长。MRCP检查可了解梗阻原因、狭窄范围和程度。

第十五节　超声在ICU的监护

【设备要求】

实时超声成像仪，2～5MHz探头。

【检测方法】

将超声探头置于需要监测的脏器体表对应处，观察超声成像仪。液体在超声下表现为无回声区，如在相应的浆膜腔内发现了无回声区，则可做出诊断及测量。诊断的正确度和精确度取决于操作医师的手法、经验，对胸腔、腹腔、心包这三处部位的扫查既有相通点，但又因其解剖部位的不同而有其各自需要注意的地方。

【临床意义】

1.胸腔积液

（1）体位：常规采用坐位。患者背对医师而坐。医师先将探头置于背部及腋中线处行纵面观察，当见到积液无回声区后，再将探头从该区上缘起沿肋间做斜向切面观察，以了解积液的范围及最宽深度。ICU患者病情较重，多为卧位或半卧位.仰卧位检查时，患者将手置于头侧，先于腋中线及腋后线处行纵切观察，然后于腋中线与腋后线间肋间横切观察，从肝上缘处起逐一向上观察至液体消失出现肺的强回声处。少量积液时，可在腋中线与腋后线间第8～10肋间处探测到。

（2）诊断

1）游离性胸腔积液：少量游离的胸腔积液首先积聚于胸腔的底部，X线常不易察觉，超声显像时可通过肋缘下斜切，或在第8～10肋间肋膈角处观察，一般在肺的强回声与膈肌及肝之间，呈现长条形或近似三角形的无回声区，其范围和形态可随呼吸运动和体位的改变而变更；当积液量逐渐增多，无回声区的范围也随之扩大；当积液较多，纵切探测时，无回声区呈上窄下宽的三角形，横向沿肋间探测时，则呈片状无回声区，探头愈向内下方倾斜或愈向下移动，液体愈多，无回声区的范围也愈广，往往可弥漫平铺在整个膈面之上。大量胸腔积液时，由于液体可达肺尖处，因此，整个胸腔均呈一大片无回声区，膈肌回声带向下移位，心脏回声向健侧移位。于剑突下探测时均可显示患侧胸腔内大片无回声区，尤其在左侧，有时甚至在肋缘下也可探测到积液的无回声区。

2）局限性胸腔积液：为局限于胸腔某处的积液。可局限于胸壁、肺底、叶尖、纵隔等处。表现为无回声，部分透声差或有分隔。

（2）脓性及血胸：多数胸腔积液透声较好，但当胸腔积液中有脓性或血性成分时，透声就会变差，表现为无回声区内出现微弱、散在的点状或絮状的低回声漂浮，侧动身体后，漂浮现象更明显。当急性外伤患者胸腔内发现透声欠佳的无回声区时，高度怀疑血胸可能。

（3）鉴别诊断

1）与腹水鉴别：肝周及脾周有积液时，如患者有大量腹水且又被迫处于仰卧位，这时就要注意与少量胸腔积液鉴别。鉴别点在于：胸腔积液位于膈肌上方，积液内可见漂浮的三角形肺组织；腹腔积液位于膈肌下方，肝肾隐窝、脾肾隐窝及盆腔内也可见到游离性无回声区。

2）与心包积液鉴别：心包及胸腔位置接近，大量心包积液时，无回声区范围较广，不仔细扫查会误以为是胸腔积液。同样，大量胸腔积液时，无回声区会波及心包周边，有时也会误以为心包积液。它们的鉴别点在于：胸腔积液内有肺组织漂浮，而心包积液内没有。医师在扫查大量胸腔积液患者的心前区时，请务必注意鉴别。

2.腹水

（1）体位：常规采用仰卧位。医师依次扫查盆腔、肝肾隐窝、脾肾隐窝等最易积聚液体的部位。

（2）诊断：腹腔积液在超声下通常表现为无回声区，透声好，当其内出现脓性或血性成分时，液体变得浑浊，出现点状及絮状的低回声，甚至条索样的高回声。根据腹水的分布可分为游离性腹水和局限性腹水。

1）游离性腹水：人体仰卧位时，腹腔最低点位于肝肾隐窝，因此少量的腹水首先聚积于肝肾隐窝。超声探头置于肋间或肋缘下显示出肝肾切面，表现为肝下缘条带状或三角形的无回声区；当积液量增多，无回声区范围也不断增大。随后可在道格拉斯窝、髂窝、脾肾隐窝处发现无回声区。大量腹水时，液体波及膈顶处，超声下可见无回声区环绕整个肝和脾。

2）局限性腹水：为局限于腹腔某处的积液，可单发也可多发，一般透声较差，内见分隔。

（3）与膀胱鉴别：腹水积聚在盆腔，有时形似于充盈的膀胱腔。鉴别点为：膀胱内的无回声区形态规则，边缘有规则的膀胱壁勾勒，男性者向下扫查可见毗邻的前列腺回声。而盆腔积液一般形态不规则，边界为肠管。另外，已置入导尿管的患者膀胱有圆形球囊回声，可以此作为鉴别。

3.心包积液

（1）体位：坐位、仰卧位均可。医师沿患者左侧肋间扇扫心前区，也可将探头置于剑突下观察。

（2）诊断：超声诊断心包积液敏感性和特异性都很高，对少量甚至微量（<50ml）的心包积液都能检出。积液常为弥漫性，有的可为局限性。

（3）包腔内液体30~50ml时为微量心包积液，局限在房室沟附近，也可延伸到左心室后下壁无回声，心包腔无回声区宽2~3mm。

（4）心包腔内液体50~200ml时为少量心包积液，左心室后壁心包腔内出现5mm左右的无回声区，而心尖部和右心室前壁心包腔内未见明显无回声区。

（5）心包腔内液体200~500ml时为中量心包积液，整个心包腔内可探及弥漫分布的液性暗区，并沿房室沟上方和前方扩展。右心室前壁心包腔内出现5~10mm液性暗区，左心室后壁心包腔内液性暗区宽10~20mm。

（6）心包腔内液体超过500ml时为大量心包积液，此时心脏游离在液体内摆动，即收缩期向前，舒张期向后，摆动的幅度与液体的黏稠度有关；心包腔上下、内外均有较宽的无回声区，且>20mm。

第三章　ICU治疗技术

第一节　氧疗

　　氧气是机体组织细胞能量代谢所必需的物质。氧疗的主要目的如下。①纠正低氧血症：提高吸入气氧浓度（FiO_2），提高肺泡氧分压，可不同程度纠正低氧血症。②降低呼吸功：低氧血症和缺氧刺激呼吸中枢，代偿性引起呼吸频率加快，通气量增加，呼吸肌做功增加，氧耗增加，加重低氧血症。提高吸入氧浓度可纠正低氧血症和缺氧，从而降低机体对通气的需要，降低呼吸功。③减少心肌做功：低氧血症和缺氧引起心血管系统发生代偿性反应，心率增快、心排血量增加、外周血管收缩、血压升高，导致心肌做功增加，氧疗可以通过纠正低氧血症而降低心肌做功。

　　【适应证】

　　氧疗适用于所有存在组织缺氧和低氧血症的患者以及高危患者。主要适应证包括：①低氧血症；②呼吸窘迫；③低血压或组织低灌注；④低心排血量和代谢性酸中毒；⑤一氧化碳中毒；⑥心跳呼吸骤停。

　　需要注意的是，对于无明显组织缺氧和低氧血症表现的高危患者，也应考虑氧疗。

【氧疗装置及选择】

1.氧疗装置

根据氧疗系统提供的气体是否能满足患者吸气的需要,一般将氧疗装置分为高流量系统和低流量系统。值得注意的是,高流量与低流量并不等同于高浓度和低浓度吸氧。

（1）高流量系统:高流量系统具有较高的气体流速或足够大的贮气囊,气体量能够完全满足患者吸气所需,患者不需要额外吸入空气。高流量系统实施氧疗并不意味着吸入气氧浓度较高,高流量系统可提供氧浓度较高的气体,亦可提供氧浓度较低的气体。该系统的主要优点为:①能够提供较准确的、不同氧浓度的气体,而且氧浓度不受患者呼吸模式的影响;②气流完全由系统提供,可根据患者需要调整气体的温度和湿度。

（2）低流量系统:低流量系统提供的气流不能完全满足吸气的需要,患者需额外吸入部分空气。低流量系统提供的气体氧浓度不很准确,但患者更为舒适,应用较为方便,而且比较经济。常用的低流量系统装置包括鼻塞、鼻导管、普通面罩、带有贮气囊的面罩等。低流量系统实施氧疗时,吸入氧浓度一般低于60%,要进一步提高吸入氧浓度,需应用带有贮气囊的面罩。

另外,根据氧疗系统是否存在呼出气的重吸入,又可将氧疗装置分为重复吸入系统和非重复吸入系统。几乎所有的氧疗系统都是非重复吸入系统,能将不含呼出气成分的吸入气输送给患者。

2.低流量或高流量氧疗系统的应用指征

当患者有接受氧疗的指征时,应确定采用何种氧疗系统。低流量和高流量系统各有利弊。与高流量系统比较,低流量系统具有以下优点:①患者易于耐受,较为舒适;②实施较方便。但低流量系统的缺点也很明显:①低流量系统的气体不能满足患者吸气的需要,需额外吸入空气,使吸入气氧浓度不稳定;②吸入气氧浓度受患者呼吸模式的影响较大,而高流量系统提供的气体氧浓度较为稳定,基本不受患者呼吸模式的影响。总的来说,对于病情稳定、呼吸平稳,而且对吸入气氧浓度准确性要求不高的患者,宜采用低流量氧疗系统；反之，应采用高流量氧疗系统或机械通气。高流量氧疗系统适用于比较严重的通气或氧合功能障碍患者。

一般认为，采用低流量氧疗系统的患者应具备以下指征：①潮气量300~700ml；②呼吸频率低于25~30次/min；③呼吸规则而稳定。不符合上述条件的患者，应采用高流量系统。

经过积极的氧疗措施不能奏效时，应采用机械通气治疗。

【操作方法】

1.低流量氧疗系统

包括鼻导管、鼻塞、面罩及气道内供氧等氧疗方法。

（1）鼻导管或鼻塞：安全简单，不影响口腔护理及进食，但吸入气氧浓度不稳定，适用于轻症及呼吸衰竭恢复期的患者。主要包括以下3种。①鼻咽导管法：导管自前鼻孔插入鼻咽腔，常用氧流量为2~3L/min，吸入气氧浓度在30%以下。②鼻前庭导管法：导管置于鼻前庭，氧流量可达6~8L/min，吸入气氧浓度可达35%~50%。③鼻塞给氧：鼻塞长度约1cm，塞于单侧或双侧鼻孔。此法较舒适，较少被分泌物堵塞。

采用鼻导管或鼻塞氧疗时，其吸入气氧浓度与吸入气氧流量大致有如下关系：吸入气氧浓度（%）=21+4×吸入气氧流量（L/min）（表3-1）。实际上，吸入气氧浓度还受潮气量和呼吸频率的影响；张口呼吸、说话、咳嗽和进食时，即使氧流量不变，吸入气氧浓度也会降低。

表3-1　鼻导管和鼻咽导管的吸入氧流量与吸入气氧浓度的关系

氧流量（L/min）	吸入气氧浓度（%）
1	25
2	29
3	33
4	37
5	41
6	45

下面以正常人在正常呼吸模式下进行呼吸为例，作一简要说明。正常人在正常呼吸模式下的呼吸参数参考值见表3-2。

表3-2　正常人在正常呼吸模式下的呼吸参数参考值

参数	参考值
潮气量	500ml
呼吸频率	20次/mm
吸气时间	1s
呼气时间	2s
口鼻咽解剖死腔	50ml

若鼻导管吸入氧流量为6L/min（100ml/s）。假定呼气在呼气时间的前1.5s（75%）完成，则最后的0.5s几乎无气体呼出，吸入的纯氧（吸入氧流量为6L/min，即100ml/s）将在这0.5s中将口鼻咽解剖死腔充满。那么，在1s的吸气时间内，吸气潮气量由3个部分组成：①来自口鼻咽解剖死腔的50ml纯氧；②来自鼻导管的100ml纯氧；③500ml潮气量中还有350ml吸入气来自空气（氧浓度为20%左右），则其中氧气含量为350ml×20%=70ml。

可见，500ml吸气潮气量中含有220ml的纯氧（50ml+100ml+70ml），则吸入气氧浓度为44%（220ml/500ml）。也就是说，人体在理想通气状态下，通过鼻导管吸入流量为6L/min的氧气时，其吸入气氧浓度为44%。

其他条件不变的情况下，若将氧流量从1L/min逐渐增加至6L/min，则氧流量每增加1L/min，吸入气氧浓度相应变化约0.04（4%）。这就是上述氧流量与吸入气氧浓度关系计算公式的推算依据。

对于同一患者，其他条件不变，仅潮气量减少1/2，即250ml，则吸气潮气量的构成将发生明显变化：①来自口鼻咽解剖死腔的50ml纯氧；②来自鼻导管的100ml纯氧，即100ml/s×1s；③250ml潮气量中，需吸入100ml的空气（氧浓度为20%左右），则氧气为100ml×20%=20ml。

可见，250ml吸气潮气量中含有170ml的纯氧（50ml+100ml+20ml），则吸入气氧浓度为68%（170ml/250ml）。因此，潮气量越大或呼吸频率越快，吸入气氧浓度越低；反之，潮气量越小或呼吸频率越慢，吸入气氧浓度越高。

只要通气模式不发生变化，鼻导管或鼻塞可提供相对稳定的吸入气氧浓度。但是认为鼻导管或鼻塞可确保稳定的吸入气氧浓度则是错误的。

另外，应用鼻导管或鼻塞时，氧流量不应超过6L/min。这与鼻咽部解剖无效腔已被氧气完全预充有关，提高氧流量不可能进一步明显增加吸入气氧浓度，此时要提高吸入气氧浓度，须加用氧贮气囊。

（2）普通面罩：一般为开放式、低流量系统。应用面罩时，氧气导管与面罩相连，面罩置于患者口鼻部，根据需要选择氧流量。使用时应注意面罩位置，以免影响吸入气氧浓度。面罩适用于不能耐受导管的患者及儿童。开放式面罩吸入气氧浓度参见表3-3。

表3-3 普通面罩吸氧吸入氧流量与吸入气氧浓度的关系

氧流量（L/min）	吸入气氧浓度（%）
普通面罩吸氧	
5~6	10
6~7	50
7~8	60
附贮袋面罩	
6	60
7	70
8	80
9	90
10	99

（3）附贮袋面罩：未进行气管切开或气管插管的患者需吸入高浓度氧气（吸入气氧浓度大于60%）时，需在简单面罩上加装一个体积600~1000ml的贮气袋，即应用附贮袋面罩。氧流量须在5L/min以上，以确保贮气袋适当充盈并将面罩内CO_2冲洗出。面罩和贮气袋之间无单向活瓣者称为部分重复呼吸面罩，有单向活瓣者则为无重复呼吸面罩。应用附贮袋面罩的目的为以较低的氧流量来提供高吸入气氧浓度。

（4）无重复呼吸和部分重复呼吸面罩：根据呼出气体是否存在重复吸入，可将面罩分为部分重复呼吸和无重复呼吸面罩。

部分重复呼吸面罩允许患者重复吸入部分呼出气，以减少氧气消耗。氧气从面罩的颈部流入，在吸气相直接进入面罩，而在呼气相则进入贮气袋。理想情况下，患者呼气时，呼出气的前1/3进入贮气袋，与贮气袋中的纯氧混合。呼出气的前1/3主要来自解剖无效腔。此部分气体在使用部分重复呼吸面罩后不久，氧浓度较高。当贮气袋被纯氧和呼出气的前1/3充满后，其内部压力迫使呼出气的后2/3（包括CO_2负荷）从呼气孔排出。在密封较好的部分重复呼吸面罩，氧流量为6～10L/min时，吸入气氧浓度可达35%～60%。

无重复呼吸面罩则是在贮气袋与面罩间加装一单向活瓣，确保呼气相氧气直接进入贮气袋，吸气相氧气流向面罩和贮气袋；活瓣可阻止呼出气回流到贮气袋，直接通过面罩上的小孔排出，使患者不再吸入呼出气。

（5）气管内给氧法：适合于脱离呼吸机，但仍需保留气管插管和气管切开管的患者。可直接将供氧管插入人工气道内，也可采用气管切开喉罩。气管内给氧法简单易行，但应避免供氧管插入过深，损伤气道。另外，氧流量过高时，可能导致气道湿化不足。

2.高流量氧疗系统

（1）Venturi面罩法：是一种特殊设计的供氧面罩，利用氧射流产生的负压从面罩侧孔带入一定量的空气，以稀释氧气，达到规定氧浓度的要求，吸入氧浓度可按需调节并能保持稳定。适用于较为严重的呼吸衰竭患者。

（2）密闭面罩加压给氧法：应用密闭面罩加压给氧，可用简易呼吸器、麻醉机或呼吸机实施。适用于严重低氧血症、肺水肿、昏迷但自主呼吸存在的危重患者，也常用于气管插管前的预充氧过程。实施过程中，应注意防止胃肠充气，同时应注意采取恰当的体位，并保持上呼吸道通畅。

（3）高压氧疗法：需特制的高压氧舱，将患者置于2～3个大气压下的氧舱内给予氧疗。适用于缺氧不伴二氧化碳潴留的患者，如严重急性缺氧、一氧化碳中毒等。

【注意事项】

1.选用合适的氧疗方式

根据患者病情需要，决定氧疗方式。如慢性阻塞性肺疾病引起的呼吸衰竭应使用控制性低流量系统和持续性氧疗，其氧浓度控制在24%~28%，氧流量为1~2L/min。

2.注意湿化和加温

呼吸道内保持37℃的温度和95%~100%的湿度是黏液纤毛系统发挥正常清除功能的必要条件。成人呼吸道每天蒸发水量达500ml，以湿化吸入空气。气管插管及气管切开时，呼吸道湿化功能丧失，需借助物理方法保持有效湿化。

3.定时更换和清洗消毒

防止污染和导管堵塞，对导管、湿化加温装置、呼吸机管道系统等应定时更换和清洗消毒，以防止交叉感染。应随时注意检查吸氧导管有无分泌物堵塞，并及时更换。

4.氧疗效果评价

（1）循环系统的评估：评估心血管系统主要应观察血压、脉搏和组织灌注状态。对于接受氧疗的患者，应将其血压、脉搏与基础状态比较，动态观察和评价。

（2）呼吸系统的评估：呼吸系统的评估主要包括潮气量、呼吸频率和呼吸功的观察和监测。

（3）动脉血气监测：动脉血气监测是评价氧疗效果的重要手段。氧疗期间，应根据病情变化，反复监测动脉血气，根据动脉血气中动脉血氧分压水平，判断氧疗效果，调整氧疗措施，并根据动脉血二氧化碳分压和pH变化，判断患者通气状态和酸碱平衡状态。

【并发症】

1.去氮性肺不张

吸入气氧浓度高于50%可引起去氮性肺不张，导致解剖分流增加。正常情况下，氮气是维持肺泡膨胀的主要气体。当提高吸入氧浓度，特别是吸纯氧时，可发生以下两种效应：①通气不良的肺泡存在低氧性肺血管痉挛，当肺泡氧分压升高时，其周围痉挛的毛细血管明显扩张，血流增加；②肺泡内氮气被洗出，氮气张力明显减低，肺泡内主要含有氧气，而氧气迅速被吸收，致小肺泡发生萎陷，形成肺不张，导致解剖分流增加。

预防去氮性肺不张可采用下列方法：①吸入气氧浓度不宜超过50%；②进行机械通气时，加用合适水平的呼气末正压；③鼓励患者排痰，减少气道堵塞；④注意吸入气体的加湿和加温。

2.氧中毒

高浓度氧（一般指吸入氧浓度高于60%）吸入后，可产生氧自由基，超过了组织抗氧化系统的清除能力。氧自由基可损伤组织细胞，使其丧失呼吸功能，造成氧中毒。选择适当给氧方式、正确控制给氧浓度和时间可减少氧中毒的发生。

3.晶状体后纤维组织形成

多见于新生儿，长时间、高浓度吸氧可导致视网膜病变，甚至失明。

第二节 气管插管

人工气道是将导管直接插入气管或经上呼吸道插入气管所建立的气体通道，为气道的通畅、有效引流及机械通气提供条件。目前最常用的建立人工气道的方法是气管插管和气管切开。

【适应证】

1.上呼吸道梗阻

口鼻咽及喉部软组织损伤、异物或分泌物潴留均可引起上呼吸道梗阻，威胁患者生命。及时建立人工气道，能够保证上呼吸道通畅，挽救患者生命。

2.气道保护性机制受损

正常情况下，咽、喉、声带、气道及隆突通过生理反射（主要为迷走神经反射）对呼吸道发挥保护作用。依次存在咽反射（恶心和吞咽反射）、喉反射（声门关闭及会厌覆盖声门）、气管反射（异物或分泌物刺激气道引起咳嗽）及隆突反射（隆突受刺激而引发的强烈咳嗽）。患者意识改变（特别是昏迷）以及麻醉时，正常的生理反射受到抑制，导致气道保护性机制受损，易发生误吸及分泌物潴留，可能导致严重肺部感染。因此，对于气道保护性机制受损的患者，有必要建立人工气道，以防止误吸和分泌物潴留。

3.气道分泌物潴留

正常情况下，气道分泌物通过黏液纤毛运动到达大气道，大气道受刺激后，发生咳嗽反射，将分泌物咳出。正常的咳嗽反射受损时，分泌物潴留于大气道，易导致肺部感染及呼吸道梗阻。虽然可经鼻腔或口腔将吸痰管插入气管，但往往效果较差，而且创伤性较大，严重时还可能诱发心律失常。因此，及时建立人工气道，对清除气道分泌物是必要的。

4.实施机械通气

需要接受有创机械通气的患者，首先应建立人工气道，提供与呼吸机连接的通道。

一、经口气管插管

【操作准备】

1.患者准备

患者仰卧，肩下垫一小枕，头略后仰。用吸引器吸净口腔、鼻腔中分泌物。根据患者情况镇静、镇痛。若患者咽喉部暴露不充分或存在困难插管时，在充分供氧和简易呼吸器辅助呼吸的情况下使用肌松剂。密切监测呼吸频率、呼吸幅度、经皮血氧饱和度、心率和血压等生命体征的变化。

2.器械准备

（1）喉镜：直接喉镜根据镜片的形状分为直喉镜和弯喉镜。直喉镜与弯喉镜的使用方法、插入部位有所不同：直喉镜是插入会厌下，向上挑，即可暴露声门；弯喉镜是插入会厌和舌根之间，向前上方挑，会厌间接被牵拉起来，从而暴露声门。耳鼻喉科医生为进行活检，需暴露充分，多采用直喉镜，而麻醉医生主要目的是插入气管插管导管，因此多采用弯喉镜。作为ICU医生，需适应各种急救环境，两种喉镜的使用方法均应掌握。插管前，须检查电池、灯泡及镜片、镜柄是否接触良好。

（2）气管导管：①根据患者的年龄、性别准备气管导管（表3-4）。②检查导管气囊是否漏气：可将气囊浸入生理盐水中，注入气体后检查是否漏气，然后将气体完全抽出。③润滑气管导管：气管导管远端1/3表面涂上石蜡油，有助于插入声门、减少创伤。④使用导丝：如使用导丝，则将导丝插入导管中，利用导丝将导管塑形，一般将导管弯成J形。注意导丝不能超过导管远端，以免损伤组织。

表3-4　气管导管型号及插入深度

年龄	气管导管内径（mm）	从口腔插入深度（cm）	从鼻插入深度（cm）
新生儿	3.0	9	12
1～6个月	3.5	10	14
7～12个月	4.0	12	16
1～2岁	4.5	13	17
3～4岁	5.0	14	18
5～6岁	5.5	15～16	19
7～8岁	6.0	16～17	20
9～10岁	6.5	17～18	21
11～13岁	7.0	18～20	23
成年女性	7.0～8.0	20～22	25
成年男性	8.0～8.5	22～24	25

气管导管略弯，长度为28～32cm，内径有4.0、4.5、5.0、5.5、6.0、6.5、7.0、7.5、8.0mm等规格。内径越小，阻力越大，而且分泌物易阻塞管道；内径越大，阻力越小，但插管时较难通过鼻腔和声门，创伤性较大。导管远端开口呈45°斜面，带有单向活瓣的气囊，气囊充气后，阻塞导管与气管壁之间的间隙，可接呼吸机实施机械通气。

气管导管有橡胶管、聚氯乙烯塑料管及硅胶管几种。橡胶管质地硬，可塑性差，插管时易损伤鼻、声带及气管黏膜，而且其组织相容性差，易导致黏膜充血、水肿、糜烂，甚至溃疡，目前很少使用。聚氯乙烯塑料导管组织相容性好，受热后可软化，对上呼吸道的创伤性较小。硅胶导管的组织相容性更好，质地较软，但价格较贵。目前较多使用聚氯乙烯塑料导管或硅胶导管。

气管导管气囊可分为高压低容和低压高容两种。气囊对气管黏膜是否有损伤主要取决于气囊内压力及气管黏膜灌注压。高压低容气囊易导致黏膜缺血、糜烂、溃疡、坏死，目前已较少使用。低压高容气囊充气后，气囊内压较低，与气管黏膜接触面积大，对黏膜损伤较小，是目前最为常用的气管导管气囊。

【操作方法】

经口气管插管是建立人工气道最常用的手段，也是心肺复苏时建立有效气道的重要方法。

1.插管前准备

在准备气管插管的同时，应利用面罩和简易呼吸器或麻醉机予辅助呼吸，避免低氧血症和二氧化碳潴留。尽可能于经皮血氧饱和度在94%以上时再开始气管插管。如插管不顺利，或经皮血氧饱和度低于90%（尤其是低于85%时）应立即停止操作，重新辅助呼吸，直到经皮血氧饱和度恢复后再重新开始插管。插管前、插管过程中及插管后均应该密切监测患者的心电图、血压和经皮血氧饱和度的变化。

2.插入喉镜，观察和清洁上呼吸道

操作者站在患者头端，用左手握喉镜，从患者口腔右侧插入，将舌头推向左侧。喉镜应处于口腔正中，以便观察口咽部。如有分泌物，则需充分抽吸，以免影响插管的视野。注意，插入喉镜时，应以持续温和的力量将喉镜镜片沿镜柄的长轴提起，不可以牙齿或下颌等做支点。

3.观察声门的解剖标志物

会厌和杓状软骨是声门的解剖标志物，会厌位于声门上方（前方），杓状软骨位于声门的下方（后方），两者之间即为声门。将喉镜插入会厌与舌根之间或插入会厌下方，向前上方挑，就可将会厌挑起。一般首先看到杓状软骨，再用力上挑，则可看到声带。声带暴露困难时，并非一定要看到声带，只要看到杓状软骨，甚至看到杓状软骨下方（后方）的食管，即可判断声门的位置，从而进行插管。

4.插入气管导管并调节导管深度

观察到声门或声门的解剖标志物后，右手持气管导管，将导管插入声门，调整导管深度，避免插入过深。进入主支气管时应注意双侧呼吸音是否对称。一般情况下，男性患者插入深度为距离门齿22～24cm，女性为20～22cm。立即给气囊充气，将气管导管接呼吸机或麻醉机，实施机械通气。使用导丝者，在气管导管插入声门后，一边送导管，一边将导丝拔除。

5.确认导管进入气管

主要通过以下手段确认。

（1）用听诊器听胸部和腹部的呼吸音，导管位于气管时，胸部呼吸音较腹部强。

（2）监测患者呼出气二氧化碳分压，如插入气管，则可见呼气时呈现二氧化碳的方波。

（3）对于有自主呼吸的患者，可通过麻醉机气囊的收缩，确认导管插入气管。

（4）接有波形监测的呼吸机，若在呼气期见负相的呼气波形，也可帮助确认气管导管在气管内。

6.固定气管导管

将牙垫插入口腔，此时才可将喉镜取出；用胶布将气管导管和牙垫一起固定于面颊部及下颌部。

7.气管插管位置的确认与调整

拍摄X线胸片，进一步调整导管位置。气管导管远端与隆突的距离应当为3~4cm。同时观察患者肺部情况及是否并发气胸。

【注意事项】

1.不良影响

气管插管可能对患者造成的不良影响包括：呼吸道的正常防御机制被破坏；抑制正常咳嗽反射；影响患者的语言交流；患者的自尊受到影响。

2.气管插管气囊的管理

正常成年人气管黏膜的动脉灌注压大约为30mmHg（41cmH2O），毛细血管静脉端压力为18mmHg（24cmH2O），淋巴管压力为5mmHg（6.8cmH2O）。由此可推测，气囊压力高于40cmH2O时，气管黏膜血流将完全被阻断，可引起黏膜缺血；当气囊压力高于24cmH2O，将引起气管黏膜静脉回流受阻而出现淤血；当气囊压力高于6.8cmH2O时，就可能阻断淋巴回流，引起黏膜水肿。气囊充气过多，压力过高，会引起黏膜损伤，而压力过低，则不能有效地封闭气囊与气管间的间隙。因此，必须注意调整气囊压力，避免压力过高引起气管黏膜损伤，同时压力又不能过低，以免气囊与气管之间出现间隙。一般将气囊压力维持在20~35cmH2O。另外，目前也不建议气囊定期放气、充气。

二、经鼻气管插管

经鼻气管插管比经口插管患者易于耐受、便于固定和口腔护理，导管保留时间较长。但经鼻插管对鼻腔创伤较大，易出血；采用的导管内径多偏小，而且导管弯度较大，使吸痰管插入困难，导管也易被分泌物堵塞。

【适应证】

1.上呼吸道梗阻

口鼻咽及喉部软组织损伤、异物或分泌物潴留均可引起上呼吸道梗阻。

2.气道保护性机制受损

患者昏迷、麻醉时气道保护机制受损，易发生误吸及分泌物潴留，可能导致严重肺部感染，此时有必要建立人工气道，以防止误吸和分泌物潴留。

3.气道分泌物潴留

咳嗽反射受损时，使分泌物在大气道潴留，易导致肺部感染及呼吸道梗阻，应及时建立人工气道清除气道分泌物。

4.机械通

实施有创机械通气的患者需要气管插管。

5.不宜经口气管插管者

张口度小、颜面骨折等无法经口气管插管者，口腔外伤、口腔肿瘤、鼾症等经口插管困难者，或需经口腔手术者。

【操作方法】

1.准备用具：喉镜、插管钳、气管导管、固定胶布、滴鼻用1%麻黄碱溶液。

2.检查患者鼻孔通畅程度，用1%麻黄碱溶液或丁卡因滴鼻以收缩鼻黏膜血管。

3.镇静：适当深度的静脉镇静，充分吸氧，患者情况允许时可考虑使用肌肉松弛剂。

4.插管经一侧鼻孔轻轻插入导管，先顺鼻孔进入1cm，之后将导管与面部缓慢垂直送入，过鼻后孔时会有一个突破感（阻力消失），再向前送管4~5cm。此时应用喉镜窥喉，明视下看到声门后，用插管钳协助将气管导管送入气管，确认深度合适后将气囊充气、固定气管导管。

5.若插管条件差（如张口度小的患者），可经鼻盲探插管，方法如下：用2%利多卡因溶液2ml行环甲膜穿刺注入气管内进行表面麻醉，防止患者在导管插入后剧烈呛咳；经一侧鼻孔轻轻插入导管，顺鼻孔进入1cm后将导管与面部缓慢垂直送入，过鼻后孔时会有一个突破感，导管应缓慢进入，到咽后壁的时候适当旋转导管，使其斜面和咽后壁一致，以减少损伤；插入导管17～20cm的时候，根据呼吸音来调整导管的方向。耳听导管口的气流音（患者呼吸气流），气流音清楚时缓慢向前送导管，气流音不清时让患者抬头、仰头或头向一侧倾斜，气流音清楚再送管，直至将导管送入气管内。成人导管进入气道的合适深度为导管尖端距鼻孔约28cm，确认导管深度后给气囊充气、固定导管。

【注意事项】

1.监测

每次操作应密切监测经皮血氧饱和度、心率和血压。

2.插管时间

每次插管时间不应超过30～40s，如一次操作不成功，应立即面罩给氧，待经皮血氧饱和度上升后再重复上述步骤。

3.气囊压力

注意调整气囊压力，避免压力过高引起气管黏膜损伤，同时压力又不能过低，以免气囊与气管之间出现间隙。不需对气囊进行定期的放气和充气。

4.气囊漏气

应常规作好紧急更换人工气道的必要准备，准备同样型号（或偏小）的气管插管、紧急插管器械、面罩、简易呼吸器等。一旦气囊漏气，应及时更换。

5.意外拔管

（1）正确、牢靠固定气管插管，每天检查，并及时更换固定胶布或固定带。

（2）检查气管插管深度，插管远端应距隆突3～4cm，过浅易脱出。

（3）烦躁或意识不清者，用约束带将患者手臂固定，防止患者意外拔管。

（4）呼吸机管道不宜固定过牢，应具有一定的活动范围，以防患者翻身或头部活动时导管被牵拉而脱出。

6.判断导管口与声门间的距离

插管时需根据导管内的呼吸气流声强弱或有无，来判断导管斜口端与声门之间的位置和距离。导管口越正对声门，气流声音越响；反之，越偏离声门，声音越轻或全无。

7.导管位置不当

推进导管中如遇阻挡，同时呼吸气流声中断。提示导管前端已触及梨状窝，或误入食管，或进入舌根会厌间隙，有时还可在颈前区皮肤感触到导管前端，此时应稍退出导管并调整头位后再试插。

（1）误入梨状窝：如插管受阻，管口呼吸声中断，提示导管可能滑入一侧梨状窝，在颈侧近喉结处可见隆起肿块。应退管2～3cm，向反方向旋转45°～90°，再向中线探插，同时用左手压甲状软骨，使声门接近插管径路。

（2）误入会厌谷：如同时出现窒息症状，常为头位过度后伸，导管前端被置于会厌谷，致使会厌被盖声门。此时在颈部可见甲状软骨上方隆起。应稍退导管，使头位抬高、前屈后，再沿最大气流声探插导管。

（3）导管误入食管：如导管探插阻力消失而管口呼吸声也中断，多为头前屈过度，导管误入食管所致。应稍退导管，将头后伸，使导管向前转向插入气管，切忌用暴力探插。

（4）导管误入咽后间隙：多为导管抵鼻后孔遇阻力时行暴力探插所致，偶尔可听到"咔嚓，，声，同时气流中断，可能是导管沿咽鼓管误入咽后间隙。应将导管逐渐后退，当听到气流声后，将导管旋转90°，重新探插。

8.小儿患者

小儿经鼻插管务必轻柔，而且必须准备好喉镜和插管钳等设备，随时准备挑起会厌、在明视下插管。反复探插很容易造成喉头水肿和喉痉挛。

【并发症】

1.置管并发症

（1）缺氧：一般情况下每次操作时间不超过30～40s。监测血氧饱和度，一旦低于90%，应立即停止插管，保证氧供。

（2）损伤：如果插管有阻力，万不可用暴力猛插，这样做不但徒劳无益，而且会损伤声门或喉头等部位，造成水肿和出血，严重的时候甚至会将导管插入黏膜下组织，造成出血不止。

（3）误吸：插管时可引起呕吐和胃内容误吸，导致严重的肺部感染和呼吸衰竭。必要时在插管前应放置胃管，尽可能吸尽胃内容物，避免误吸。

（4）插管位置不当：管道远端开口嵌顿于隆突、气管侧壁或支气管，多见于导管插入过深或位置不当等。应立即调整气管插管位置。

2.留管并发症

（1）气道梗阻：气道梗阻的常见原因如下：①导管扭曲：多见于头颈部过度活动、经鼻插管、呼吸机管道牵拉等情况；②气囊疝出而嵌顿导管远端开口：常见于头颈部位置改变或管道位置改变、气囊充气过多或气囊偏心、导管使用时间过长等；③痰栓或异物阻塞管道：见于痰栓或异物阻塞人工气道；④管道坍陷：多见于经鼻插管，特别是鼻中隔偏曲压迫管道；⑤管道远端开口嵌顿于隆突、气管侧壁或支气管：多见于导管插入过深或位置不当等。

当发生气道梗阻时，可采取以下处理措施：调整人工气道位置；抽出气囊气体；试验性插入吸痰管吸痰。

如气道梗阻仍不缓解，则应立即拔除气管插管或气管切开套管，然后重新建立人工气道。若重新建立人工气道后，气道压力仍然很高，呼吸机不能有效进行机械通气，则应当考虑有张力性气胸。

当然，积极采取措施防止气道梗阻可能更为重要，认真护理、密切观察、及时更换管道及进行有效的人工气道护理，对气道梗阻起着防患于未然的作用。

（2）气道出血：患者出现气道出血，特别是大量鲜红色血液从气道涌出时，往往威胁着患者生命，需要紧急处理。

（3）气囊漏气：对于接受机械通气的危重患者，气囊漏气往往是很危险的。如及时发现气囊漏气，立即处理不会造成严重后果。如未及时发现或漏气量较大，则会造成危重患者通气量不足，引起二氧化碳潴留和低氧血症，严重时可危及生命。

应密切观察、监测，以便及时发现气囊漏气。应常规做好紧急更换人工气道的准备，措施包括：准备同样型号的气管插管导管或气管切开套管、紧急插管器械、面罩、简易呼吸囊或呼吸机。一旦气囊出现漏气，及时更换气管插管导管或气管切开套管。

第三节　动脉穿刺与动脉置管术

一、动脉穿刺置管术

循环波动或需要反复测量血压的危重症患者，最好放置动脉置管，监测有创动脉压。动脉置管还便于抽取动脉血以做血气分析等检查。目前动脉穿刺、动脉置管在ICU、麻醉科、急诊等科室已广泛开展。

【适应证】

1.各种原因的休克（低血容量、心源性和感染性休克等）。

2.应用血管活性药物患者。

3.血压不易控制的高血压患者。

4.低温麻醉和控制性降压。

5.嗜铬细胞瘤手术。

6.心肌梗死和心力衰竭抢救时。

7.需反复抽取动脉血标本作血气分析。

8.严重创伤和多器官功能衰竭的患者。

9.心脏大血管手术。

10.无法用无创法测量血压的患者。

【禁忌证】

1.若该动脉是某肢体或部位唯一的血液供应来源，不得在此作长时间的动脉内置管。

2.进行桡动脉穿刺时Allen试验阳性。

3.穿刺局部感染。

4.有出血倾向或溶栓治疗期间。

【操作方法】

1.穿刺部位

最常用的部位为桡动脉，亦可选用股动脉、尺动脉、颞动脉和足背动脉，新生儿常用脐动脉。

（1）桡动脉：桡动脉解剖部位表浅、穿刺易于成功、便于固定，手掌有桡尺二条动脉双重血液供应，是最常用部位之一。

（2）颞动脉：也是表浅动脉，它供应头部软组织血液，侧支循环丰富，周围无重要器官，使用时较安全、易于固定，新生儿及婴儿较常用。

（3）足背动脉：和桡动脉一样有解剖部位表浅、具有双重血液供应、易穿刺成功等特点。

（4）尺动脉、胫后动脉：该两动脉位置较桡动脉及足背动脉略深，在桡动脉或足背动脉不易找到或已多次穿刺时，可以选用。

（5）股动脉：是全身最大的表浅动脉，紧贴腹股沟韧带中点之下，它位置表浅，有时在休克状态也能扪及，可以在紧急情况下使用。

2.器械准备

（1）聚四氟乙烯套管针，一般成人用20G，小儿用22G。

（2）固定前臂用的短夹板，垫高腕部的垫子。

（3）冲洗装置、换能器、三通、延长管、输液器和加压袋，以及肝素浓度为3～6U/ml的肝素生理盐水。

3.操作步骤

（1）固定穿刺部位，对于脉搏细小，不易触及者可用多普勒超声脉搏探测仪确定位置。

（2）消毒、铺巾、戴手套。

（3）以2%利多卡因作局部浸润麻醉，儿童一般不用麻醉，尤其是新生儿，因局麻后会影响定位。

（4）以带套管的动脉穿刺针在脉搏最明显处进针，进针时使针头与皮肤约成30°角。

（5）缓慢地将穿刺针向前推进，若见到鲜红色血即证明导管在血管内。

（6）在退出金属针芯的同时将聚乙烯导管缓慢向前推进3～5cm。

（7）用胶布固定导管或将套管缝于皮肤上。如未见回血，可将针头缓缓退出，直至见到鲜红色回血为止。

（8）动脉导管固定后将之与压力传感器连接。压力传感器的输液装置内装有肝素浓度为3～6U/ml的肝素生理盐水。用加压袋将肝素盐水以3m/h的速度输入动脉置管内以防止导管内血液凝固，加压袋内的压力应维持在300mmHg。

（9）反复穿刺同一动脉易造成血管壁损伤，形成血栓或血肿。

二、动脉勤开置管术

在患者血压低、脉搏细速而难以触及时可选择动脉切开法动脉置管，一般不首选此方法。

【操作方法】

1.器械准备静脉切开包、动脉导管。

2.操作过程

（1）常规消毒、铺巾。

（2）在动脉搏动最明显处作1cm横切口，纵向钝性分离皮肤及皮下组织，找到并分离动脉。

（3）在动脉下穿过一条细丝线，注意不要结扎动脉。

（4）轻轻提起丝线，然后在动脉下放入弯的蚊式止血钳。

（5）经桡动脉向心性插入聚乙烯塑料导管。

（6）确定导管在动脉内后，用肝素生理盐水冲洗管道，将导管固定在皮肤上。

（7）将导管与测压管、加压袋连接。

【注意事项】

在桡动脉穿刺置管或切开置管前应先作Allen试验，Allen试验具体步骤如下：

1.受检侧手指握拳，然后将手抬至心脏水平以上。

2.确定并紧压该腕部桡尺二动脉，此时手掌因缺血而变成苍白色。

3.5s后受检侧手指放松，并将手放回心脏水平。

4.检查者松开尺动脉，同时观察受检手的血运情况。如松开尺动脉后15s内手掌转红，为Allen试验阴性，表示尺动脉通畅；若15s后手掌未转红，为Allen试验阳性，说明尺动脉堵塞，不能作桡动脉穿刺或置管。

【并发症】

1.血栓形成和动脉栓塞

动脉置管血栓形成发生率为20%~50%，手指缺血坏死发生率为1%。插管后暂时性桡动脉搏动减弱或消失的发生率较高，但大多可以恢复，其原因主要为：①置管时间过长；②导管过粗或质量差；③穿刺技术不成熟或血肿形成；④严重休克、低心排综合征和高脂血症。

2.动脉空气栓塞

换能器和连接管道中必须充满肝素盐水，排尽空气，肝素盐水用加压袋冲洗装置，防止动脉空气栓塞。

3.局部渗血、出血和血肿

适当予以加压。

4.局部或全身感染

动脉置管期间严格无菌操作和局部消毒。

第四节　深静脉置管术

深静脉置管是临床常见的一种重要的有创诊疗措施，主要适用于危重患者和重大手术后的患者，在快速扩容、中心静脉给药、术后营养支持、监测中心静脉压等方面都发挥着重要的、不可替代的作用。通常选用的深静脉有颈内静脉、锁骨下静脉及股静脉。

【适应证】

1.监测中心静脉压。

2.静脉输液、给药、输血、快速扩容。

3.静脉营养。

4.抽取静脉血标本。

5.血浆置换、血液透析及血液滤过等血液净化患者。

8.放置肺动脉漂浮导管和起搏导管。

【禁忌证】

无绝对禁忌证，但在下列情况时应谨慎使用。

1.肝素过敏。

2.穿刺局部疑有感染或已有感染。

3.严重出血性疾病、溶栓或应用大剂量肝素抗凝时。

4.心脏及大血管内有附壁血栓。

5.上腔静脉综合征。

【操作准备】

1.患者的准备

置管前检查患者的出凝血功能。对于清醒患者，应取得患者配合，并予适当镇静。准备好除颤器及相关的急救药品。

2.置管器具

置管所需器具包括穿刺针和导丝、扩张器、导管、局麻药物、一次性注射器、无菌手套及消毒用品。根据患者病情可选用单腔、双腔或三腔导管。

中心静脉导管一般采用医用聚氨酯材料，具有极好的生物相容性。导管在X光下清晰可见，并配以特制的柔性软头，可最大限度地避免血管损伤。

3.置管途径的选择

常用的置管途径有颈内静脉、锁骨下静脉及股静脉，三种途径各有其优缺点。应根据术者的经验和习惯、患者的解剖特点及特殊临床情况，综合考虑来选择穿刺部位。若需要监测中心静脉压力，则应选择颈内静脉或锁骨下静脉。

（1）颈内静脉：患者去枕仰卧，最好将头低15°～30°，以保持静脉充盈并减少空气栓塞的危险性，并将头转向操作者对侧。根据穿刺点与胸锁乳突肌的关系，将颈内静脉穿刺径路分为前位径路、中央径路和后侧径路。前位径路穿刺点于胸锁乳突肌前缘中点、颈动脉搏动的外侧0.5～1cm，穿刺方向为同侧乳头和肩部，穿刺深度一般为3～4cm。中央径路穿刺点位于胸锁乳突肌胸骨头、锁骨头及锁骨形成的三角形顶点，穿刺方向为指向同侧乳头，如能摸清颈动脉搏动，则按颈动脉平行方向穿刺。后侧径路穿刺点位于胸锁乳突肌锁骨头后缘、锁骨上5cm，或颈外浅静脉与胸锁乳突肌交点的上方，穿刺方向为胸骨上切迹，紧贴胸锁乳突肌腹面，深度不超过5～7cm。三种路径的穿刺方法见表3-5。

表3-5 颈内静脉的三种穿刺路径

路径	穿刺点	方向	深度
前位路径	胸锁乳突肌前缘中点、颈动脉搏动外侧0.5～1cm	同侧乳头	4cm
中央路径	胸锁乳突肌胸骨头、锁骨头及锁骨形成的三角形之顶点	同侧乳头	3.5～4.5cm
后侧路径	后侧路径胸锁乳突肌锁骨头后缘、锁骨上5cm，或颈外静脉与胸锁乳突肌交点上方	后侧路径	5～7cm

（2）锁骨下静脉：体位同颈内静脉穿刺。可选择锁骨上和锁骨下两种路径。锁骨上法穿刺点于胸锁乳突肌锁骨头后缘与锁骨夹角的平分线上，朝向对侧乳头。锁骨下法穿刺点于锁骨中点或稍偏内、锁骨下1cm处，针头朝向胸骨上切迹。

（2）股静脉：患者仰卧，大腿外旋并外展30°。穿刺点位于腹股沟韧带下2～3cm、股动脉搏动点内侧1cm，针尖指向剑突，与皮肤呈45°角，一般进针3～5cm即可抽到回血。

【操作方法】

1.准备

常规消毒和铺无菌巾，局部浸润麻醉。

2.试穿

用局麻针试穿刺，确定穿刺方向及深度。

3.置管

用Seldinger法穿刺置管。

（1）静脉穿刺：将18G穿刺针接注射器，在选定穿刺点，沿试穿方向进针，进针过程中注射器略带负压。通畅地抽得暗红色静脉血后，将穿刺针固定，防止针尖移动。

（2）置入导丝：将导丝从注射器尾部送入血管内，深度为25～30cm。之后退出穿刺针及注射器。

（3）旋入扩张子：置入扩张子时应撑紧穿刺部位皮肤，沿导丝将扩张子单方向旋转进入皮肤及皮下组织，避免使扩张子进入静脉。用尖刀切皮时刀应背向导丝，避免将其切断。退出穿刺针及扩张子时应确保导丝固定不动，检查导丝深度，确定其在血管内。当导丝前端已通过针尖时，勿单独将导丝抽回，以免将其割断或损坏。

（4）置入导管：将导管沿导丝置入深静脉，置入导管时导丝尾端必须伸出导管末端，导管进入血管，初步调节好深度，将导丝拉出。

（5）冲洗导管：从导管内抽回血、证实导管在静脉内后，立即用含肝素的生理盐水（一般采用含肝素3～6U/ml的生理盐水）冲洗各管腔以防止血栓形成，并调节导管深度。

4.固定

将导管固定，覆盖敷料。

【注意事项】

穿刺时应注意判断穿刺针进入的是动脉还是静脉，可用以下方法判断：①静脉血色暗红，动脉血则鲜红，但血液的颜色并不是穿到静脉的可靠征象；②将钝头传感探头通过穿刺针阀门或将穿刺针筒与针头脱开，若有搏动血流喷出，常是穿入动脉的征象；③接换能器观察压力和波形来判断是静脉还是动脉。

【并发症】

1.置管并发症

（1）心律失常：在颈内静脉和锁骨下静脉置管过程中易发生心律失常。室性期前收缩和一过性室性心动过速最为常见，主要由导丝或导管顶端进入心脏，刺激心室壁所致。通常只要缩短导丝或导管进入血管的长度即可自动终止，无需其他处理。仅1.3%～1.5%的导管相关室性心动过速需加用抗心律失常药物、心前区捶击或转复治疗。持续而不能自行转复的室性心动过速和室颤的发生率极低，故不推荐预防性应用利多卡因。

对于心律失常，可采取以下预防措施：①心肌缺血、休克、低氧血症、电解质紊乱、酸中毒和（或）高内源性儿茶酚胺水平的患者发生室性心律失常的概率高，术前应尽量纠正各诱因；②导丝进入深度不宜超过25～30cm；

③尽量缩短导丝在血管中停留的时间；④进行操作时应由助手密切进行心电监测，发现问题及时处理。

（2）出血、血肿：出血、血肿是深静脉置管十分常见的并发症，主要为穿刺静脉时误入伴行动脉且按压不充分或反复穿刺静脉使静脉壁破损所致。处理办法：一旦误入动脉，拔出穿刺针后，局部按压5~10min，凝血功能障碍者按压时间延长。同一部位穿刺不顺利，不应反复盲目穿刺，应更换穿刺部位，或换由他人穿刺；颈内静脉及股静脉置管时穿刺针进针前应先用小号细针试穿，试穿成功后方可用18G穿刺针穿刺。

（3）损伤神经及淋巴管：穿刺时可能损伤重要神经及淋巴管，如臂丛神经、膈神经、胸导管等。穿刺时注意局部解剖结构、正确摆放患者体位。

（4）气胸、血气胸：气胸、血气胸是颈内静脉或锁骨下静脉置管过程中出现的较为严重的并发症，多为穿刺针刺破胸膜、血管所致。患者会突然出现胸闷、胸痛、呼吸困难，甚至血压下降。此时应保证氧合，紧急床边胸片检查，必要时在锁骨中线第2肋间置入大号针头促进气体尽快排出，视情况决定是否需要放置胸腔闭式引流管。

（5）其他：空气栓塞、肺动脉破裂、导管打结、瓣膜损伤、心脏穿孔、心脏压塞等。

2.留管并发症

（1）感染：导管相关性感染（CRI）占医院获得性菌血症的20%~30%。导管留置期间，穿刺局部出现红、肿、痛或皮温升高，或出现发热、寒战，且原发病无法解释时，应考虑导管相关性感染。此时应及时拔出导管并取穿刺局部分泌物、导管血和外周静脉血以及导管远端送培养，并做药物敏感试验。必要时给予抗感染治疗。但导管相关性感染更重要的是在预防。

预防感染的措施包括：①严格遵循无菌原则；②插管局部每天常规消毒，更换敷料，当敷料被浸湿或污染时应及时更换；③尽量减少测定中心静脉压及从深静脉抽取静脉血的次数；④尽量缩短导管留置时间；⑤需要常规监测穿刺点周围皮肤感染情况，及时消毒、定期更换敷料。

（2）血栓形成及栓塞：预防措施包括：①使用肝素生理盐水持续冲洗导管或选用肝素包被的导管；②置入导管后，常规作X线胸部检查，确定导管位置。

（3）管腔堵塞：使用中心静脉导管输液，尤其是进行肠外营养、输血液制品或蛋白时，应严格遵守封管制度，否则容易造成管腔堵塞。如管腔不通畅，则考虑拔除导管。切记出现管腔堵塞时，只能向外抽出，严禁向里推入液体，以防将血栓推入血管内形成栓塞。

（4）血小板减少：必要时拔除导管，输注血小板。

（5）导管打结：较少发生，常见原因是导管置入过深，在右心室或右心房内缠绕，易发生在扩大的右心房或右心室。插管过程中，应避免一次将导管送入过长。调整导管位置或拔除导管时如遇到阻力，应想到可能存在导管打结的情况。

如高度怀疑导管打结，应立即在X线下证实，并置入导引钢丝，松解导管结后将其退出体外。如果导管结无法松解或其中含有腱索、乳头肌等心内结构，则需采取外科手术取出导管。

（6）空气栓塞：在导管破损、连接不良时，空气有可能通过导管进入循环系统，形成静脉空气栓塞。当中心静脉置管患者突然出现呼吸困难、头晕、大汗、低血压或心动过速时，医护人员应怀疑可能出现空气栓塞，立即检查导管各连接部位有无裂开、分离或脱落，输液管路与其连接是否严紧，管路中气体是否充分排净，导管夹是否关闭严密，并迅速置患者于左侧卧位或垂头仰卧位，予高流量吸氧。

第五节　血液净化

血液净化治疗起源于血液透析，伴随机械和电子技术的进展，血液净化治疗方式也逐渐拓展，应用范围不断扩大。临床上将利用净化装置通过体外循环方式清除体内代谢产物、异常血浆成分以及蓄积在体内的药物或毒物，以纠正机体内环境紊乱的一组治疗技术，统称为血液净化或肾脏替代治疗。

血液净化治疗不仅广泛应用于肾衰竭或（和）心血管功能不全、脑水肿、严重的全身水肿等情况，而且已广泛用于治疗全身性感染、急性呼吸窘迫综合征（ARDS）、急性重症胰腺炎、高分解代谢状态、多器官功能衰竭等非肾脏疾病。

血液净化根据方式不同可分为血液透析、血液滤过、血液灌流、血浆置换、免疫吸附等。腹膜透析虽然没有经过体外循环，但从广义上讲，也应属于血液净化范畴。血液净化根据时间不同可分为间断血液净化和连续性肾脏替代治疗（CRRT）。

血液净化治疗中溶质的清除方式包括弥散、对流和吸附。

1.弥散原理

溶质从浓度高的一侧转运至浓度低的一侧，主要驱动力是浓度差。这种方式下，溶质清除率与分子大小、膜孔通透性及通透膜两侧的离子浓度差有关。因此，这种方式对血液中的小分子溶质如尿素氮、肌酐及尿酸等清除效果好，而对大分子溶质清除效果差。

2.对流原理

是溶质通过半透膜的另一种方式，在跨膜压（TMP）的作用下，液体从压力高的一侧通过半透膜向压力低的一侧移动，液体内的溶质也随之通过半透膜，这种方法称为对流。其驱动力是压力差。

3.吸附原理

将溶质吸附到滤器膜的表面，是除弥散、对流外的第三种方式。吸附能力的大小与溶质与膜的化学亲和力及膜的吸附面积有关，而与溶质的浓度关系不大。吸附过程主要在滤器膜的小孔中进行。另外滤器膜可吸附清除补体成分，可避免补体激活，改善膜组织的相容性，同时对炎症介质及细胞因子的吸附清除可改善机体的过度炎症反应。

一、血液滤过

血液滤过指通过建立血管通路将血液引入滤器，使大部分体内的水分、电解质、中小分子物质通过滤过膜被清除，然后补充相似体积的与细胞外液成分相似的电解质溶液（称置换液），从而清除溶质和过多水分的治疗方法。

【基本原理】

血液滤过是模拟正常肾小球的滤过作用原理、以对流为基础的血液净化技术。血液循环可用或不用血泵，将血液通过高通透性膜制成的滤器，由滤器内压加滤液侧负压（跨膜压），驱使水分经滤过膜进入滤液，溶质以等渗性对流转运和水一起穿过滤过膜而被清除。另外，通过输液装置，在滤器前或后补充与细胞外液成分相似的电解质溶液（置换液），还可以防容量缺失，达到血液净化目的。

【适应证】

1.高血容量性心功能不全、急性肺水肿。

2.严重酸碱失衡及电解质紊乱。

3.药物中毒，尤其是多种药物的复合中毒。

4.急、慢性肾衰竭伴有以下情况时：①低血压或血液透析时循环不稳定；②血流动力学不稳定；③需要实施全静脉营养；④伴有多器官功能衰竭。

5.尿毒症性心包炎、皮肤瘙痒、周围神经病变等。病变与中分子毒素有关，可采用血液滤过清除中分子毒素。

6.肝性脑病、肝肾综合征。

7.感染性休克。

8.急性呼吸窘迫综合征。

9.多器官功能衰竭。

【操作方法】

1.血管通路建立

血管通路是指将血液从体内引出，使之进入体外循环装置，再回到体内的途径。连续性血液净化的血管通路有静脉-静脉、动脉-静脉两种。

（1）连续性静脉-静脉血液滤过血管通路：临床最常用，目前多使用单针双腔静脉导管作为CRRT的血管通路，这类导管常由聚亚胺酯材料制成。置管部位包括锁骨下静脉、颈内静脉、股静脉，选择原则是所选静脉能最大限度地减少感染、减少血栓形成、减少置管难度，且不影响机体功能。标准导管是动脉孔（在后）与静脉孔（在前）间相距2~3cm，血液再循环量不高于10%，置管方向必须与静脉血回流方向一致，否则会增加再循环。

放置双腔深静脉血滤管过程中应严格按照操作规程、遵循无菌技术以防止感染。送入导丝和导管时，动作应轻柔，勿用暴力，以免引起血管内膜损伤，甚至导致上腔静脉和右心房穿孔。定期以肝素生理盐水冲洗，保持管腔通畅，且不应在导管中进行输血、抽血及作其他用途。

（2）连续性动脉-静脉血液滤过血管通路：临床少用。将血液滤器置入动静脉环路，依靠动脉静脉压差，使血流通过滤器进行滤过。动脉-静脉血管通路要求有足够的血流量，以达到一定的跨膜压，保证超滤量及滤器内不凝血，故血流量在20~90ml/min的范围内为最好。血管通路建立的部位、导管的内径与长度等均与血流量有较大的关系。一般情况下用特制的扩张性导管做股动脉穿刺，血压正常时血流量可达90~120ml/min，静脉回路可用选股静脉或其他中心静脉，也可用内瘘针做体表浅静脉穿刺。

2.血泵应用

实施静脉-静脉血液滤过时，需要应用血泵作为血液流动的动力。实施动脉静脉血液滤过时，动脉和静脉的压力差为血液流动的动力。流速越快，超滤量越多。

近年来，血液滤过的血泵等设备不断完善，生产血液净化设备的各主要厂家，均推出新一代的床边血滤机。例如，Gambro公司生产的Prisma，

B.Braun公司生产的Diapact，Fresenius公司生产的Acu-man，Bellco公司生产的MultimatBTCU等。这些新一代的床边血滤机除血泵外，均装备有完整的安全报警系统、液体平衡控制系统和加温系统。与血路相连可作持续静脉-静脉血液滤过、持续静脉-静脉血液滤过透析等治疗。这些血滤机使ICU患者更加平稳地进行肾脏替代治疗，血流量可达到300~400ml/mino加温装置将置换液的温度提高至37℃左右，使之接近体温后再输入人体内。监测报警系统可提示管道阻塞、气泡等问题，监视器可显示治疗时间、剩余时间、超滤率、置换液量、脱水量等信息。

3.血液滤过器

目前多采用空心纤维型血液滤过器，滤过膜的滤过功能接近肾小球基底膜，滤过膜的一般要求是：①具有较好的生物相容性，无毒；②截流分子量明确，中、小分子量物质能顺利通过，而白蛋白等大分子量的物质不能通过；③具有高通透性、高滤过率及抗高压性的物理性能；④血滤器内容积较小，一般血滤器的内容积为40~60ml。常用的滤过膜有聚酰胺膜、聚甲基丙烯酸甲酯膜和聚砜膜等。

4.置换液的配置

血液滤过的滤液中溶质的浓度几乎与血浆相等，当超滤率为10~20ml/min时，需补充与细胞外液相似的液体，称"置换液二置换液有商品化的制剂，也可根据需要自行配置。原则上置换液电解质的成分应接近于血浆成分，并应根据患者的个体情况调节置换液成分。

对于低蛋白血症患者，可考虑补充一定量的白蛋白或新鲜血浆。另外，有人提出，每2~4L滤液中，有2.7~3.0g的氨基酸丢失，因此在治疗结束前也可以适当补充氨基酸。

5.置换液的补充

血液滤过过程中置换液的补充途径可分为前稀释或后稀释。置换液在滤器前的管道中输入为前稀释法，其优点是可以降低血液黏滞度，从而使滤器内不易发生凝血，肝素的使用量相对减少，可控制静脉端的胶体渗透压不致过高，但其要求置换液的使用量较大，滤过液中的溶质浓度低于血浆，当每天超滤量低于10L时，前稀释影响超滤效果。另外一种方法是在滤器后的管道中输入置换液，即后稀释法，滤过液中溶质的浓度几乎与血浆相同，但在血细胞比容过大时不宜采用，否则容易发生滤器内凝血。

6.血液滤过中的抗凝

在进行血液滤过过程中，适宜的抗凝技术的应用是保证治疗顺利进行的先决条件。在应用过程中必须严密监测患者的凝血功能，根据病情选择不同抗凝治疗。在血液滤过过程中，抗凝方法的选择应当根据患者的情况、医生的经验、监测的难易、药物的配制（包括置换液的配制）决定。

（1）全身肝素抗凝法：肝素抗凝仍是血液滤过中最常用的抗凝方法，常用剂量为首次剂量20U/kg，维持量为5～15U/（kg·h），每4h检测一次APTT。APTT延长达到正常值的2倍时，大部分患者可获得满意的抗凝效果。优点是使用方便，易于操作，过量时可用鱼精蛋白迅速中和；缺点是出血发生率高，药代动力学多变，可引起血小板减少。

（2）局部肝素化法：滤器动脉端输入肝素，静脉端输入鱼精蛋白，保持滤器中APTT为正常的1.5～2倍。治疗中需分别从肝素后动脉端、鱼精蛋白后静脉端及肝素前动脉端抽血监测APTT。每100U肝素需鱼精蛋白0.6～2mg中和，鱼精蛋白需要量可根据中和试验结果调整，随个体和治疗时间的变化而变化。优点是对全身凝血状态影响较小；缺点是操作复杂，技术要求高，可能出现过敏反应和肝素反跳。

（3）低分子肝素法：低分子肝素是一类新型抗凝药物，抗凝血因子Xa的作用强于抗凝血因子Ⅱa。具有出血危险性小、生物利用度高及使用方便等优点，是一种较理想的抗凝剂。低分子肝素首剂静脉推注（抗凝血因子Xa活性）15～20U/kg，维持量7.5～10U/（kg·h）。持续静脉滴注量依据抗凝血因子Xa水平调整剂量，而监测APTT对调整低分子肝素剂量无帮助。低分子肝素的缺点是用鱼精蛋白不能充分中和，监测手段较复杂。

（4）无肝素抗凝法：在高危出血及出凝血机制障碍的患者可采用无肝

素抗凝法行CRRT。无肝素血液滤过最好采用生物相容性好的滤器。首先用含肝素5000U/L的生理盐水预充滤器和体外循环通路，浸泡10～15min，CRRT前用生理盐水冲洗滤器及血路；血流量保持在200～300ml/min，每15～30min用100～200ml生理盐水冲洗滤器，适当增加超滤去除额外冲洗液；应用前稀释方法补充置换液。对于高危出血及出凝血机制障碍的患者，使用无肝素抗凝技术不失为一种安全的选择。缺点是易出现容量超负荷及滤器堵塞。

（5）前列腺素抗凝法：前列腺素通过阻止血小板黏附和聚集功能而发挥抗凝作用，已在常规透析中成功应用。有人认为其比肝素抗凝法更安全，半衰期极短（2min）。但停用2h后仍有抗血小板活性且无中和制剂，剂量调整需依靠血小板聚集试验，有比较高的剂量依赖性低血压发生率，这些缺点限制了其在CRRT中的应用。

（6）局部枸橼酸盐抗凝法：本法在常规抗凝方法中已显示出很多优越性，但该技术的顺利进行需以强大的弥散作用清除枸橼酸钙作为基础。推荐从动脉端输入枸橼酸钠（速度为血流量的3%～7%），从静脉端用氯化钙中和。为了避免代谢性碱中毒和高钠血症，最好同时使用低钠、低碳酸氢盐及无钙透析液。该技术可以使滤器有效使用时间长，缺点是代谢性碱中毒发生率高，需监测游离钙、血气等。

为防止血滤器及管道内形成血栓，可采用生理盐水定期冲洗滤器。具体方法是在滤器前连接生理盐水输注系统，冲洗时，先将动脉血流中断，同时打开生理盐水冲洗系统，使生理盐水进入管道和滤器。每次冲洗100～250ml，每30～60min一次。采用此方法，可明显延长滤器使用寿命、减少肝素等抗凝剂的用量。

滤器凝血征象的判断方法是：①滤液尿素值/血尿素值低于0.7（正常为1.0），表示滤液与血液溶质不完全平衡，提示滤器内凝血；②最大超滤率低于100m/h，表示凝血，应更换滤器；③滤器前压力过高，引起管道搏动。

7.液体平衡的管理

（1）液体平衡的计算：血液滤过时，计算患者的液体平衡时应将所有的入量和所有的出量考虑在内。一般来说，每小时入量包括同期输注的置换液量、静脉输液量等（病情较轻的患者应包括口服的液体量）；每小时出量包括同期超滤液量和其他途径的液体丢失量（尿量、引流量、皮肤蒸发和呼吸道丢失等）。

每小时的液体平衡=同期入量−同期出量。若结果为正值，则为正平衡，即入量超过出量；如结果为负值，则为负平衡，即入量少于出量。

CRRT治疗期间，一般每小时计算一次液体平衡，以免患者血容量出现异常波动。

（2）液体平衡的估计：医生须准确评估患者的容量状态，确定液体平衡的方向和程度，即液体应正平衡还是负平衡，最终达到容量治疗目的，避免容量明显波动而导致病情变化。

【影响血液滤过超滤率的因素】

影响超滤率的关键是滤过压（跨膜压），其次为血流量。在连续性静脉静脉血液滤过中影响跨膜压的因素有如下几点。

1.滤液侧负压

是产生超滤的主要因素之一，负压的大小取决于滤器与滤液收集袋之间的垂直距离，负压（mmHg）=垂直距离（cm）×0.74mmHg/cm。滤液收集袋的位置通常低于滤器20~40cm，以在滤液侧产生一定负压。若在滤液侧加一负压吸引器，也可以提高超滤率。但应注意负压不可太高，以防滤膜破裂。

2.静水压

滤器内的静水压与血流速度有关，血流速度越高，滤器内的静水压越高；而静水压越高，超滤量越大。连续性动脉静脉血液滤过（CAVH）时，静水压主要与平均动脉压有关。

3.胶体渗透压

血浆胶体渗透压是跨膜压的反作用力，胶体渗透压越高，跨膜压便越低。当胶体渗透压等于滤液侧负压和静水压之和时，超滤便停止进行。胶体渗透压受血浆蛋白浓度的影响。

4.血液黏度

血液黏度决定于血浆蛋白浓度及血细胞比容，当血细胞比容大于45%时，超滤率可降低。

此外，还有一些其他的因素，如血液通道的长度、静脉侧的阻力、滤器等，均可以影响超滤的速度。一般在治疗的初期，超滤的速度为10m/min以上，若低于5m/min则应注意患者的血压、管道有无扭曲、滤器有无破膜漏血、滤液收集袋的位置是否合适等。

【并发症】

1.导管相关的并发症

穿刺部位出血、血肿；穿刺引起气胸、血气胸等；导管相关感染；导管异位。

2.血液滤过器及管道相关的并发症

滤器内漏血，与滤器中空纤维中压力过高有关；滤器和管道内血栓堵塞，与血滤管路扭曲、导管贴壁或未应用肝素抗凝有关：泵管破裂，与泵管使用时间过长有关。

3.与抗凝相关的并发症

肝素用量过大引起全身多个部位出血；滤器内凝血；血小板降低。

4.全身并发症

超滤液过多，置换液补充不足，导致血容量不足和低血压；补液不当引起酸碱失衡及电解质紊乱；长期血液滤过的患者还应注意激素丢失引起的内分泌系统紊乱。

【注意事项】

1.对于不同病理生理状态的危重患者应根据具体情况选用不同治疗模式，随时调整治疗参数，保证患者水、电解质、酸碱平衡，避免出现血容量波动或严重电解质紊乱、酸碱失衡。

2.根据患者凝血功能的变化采用适宜的抗凝方式，注意避免出血等并发症。

3.保持体外循环管路密闭、通畅，避免受压、扭曲、管路内凝血；保持穿刺部位清洁、干燥，定期换药，减少感染机会；妥善固定体外循环管路，避免管路松动、脱落。

4.监测穿刺肢体周径的变化，避免血栓形成。

5.根据患者具体情况调整置换液配方，液体配置时严格无菌操作。

6.监测体外循环管路的各压力变化，及时发现管路或滤器凝血，及时更换。

7.按规程操作，避免空气进入循环管路。

8.治疗过程中严密监测患者生命体征及体温的变化。

9.注意对患者进行心理护理。

二、血液透析

【基本原理】

血液透析是根据膜平衡的原理，将患者血液通过半透膜与含一定成分的透析液相接触，使两侧可透过半透膜的分子（如水、电解质和中小分子物质）做跨膜移动，达到动态平衡，从而使血液中的代谢产物，如尿素、肌酐、胍类等小分子物质和过多的电解质通过半透膜弥散到透析液中，而透析液中的物质如碳酸氢根和醋酸盐等也可以弥散到血液中，从而清除体内有害物质，补充体内所需物质的治疗过程。

【适应证】

急性肾衰竭血液透析的指征如下：血肌酐大于442μmol/L，血钾大于6.5mmol/L，严重的代谢性酸中毒，尿毒症症状加重和水中毒。

【禁忌证】

血液透析的相对禁忌证如下：①休克或低血压；②严重出血倾向；③心功能不全或严重心律失常而不能耐受体外循环；④恶性肿瘤晚期；⑤脑血管意外；⑥未控制的严重糖尿病；⑦精神失常、不合作的患者。

【操作方法】

1.血液透析的血管通路建立

血管通路可以分为暂时性血管通路和永久性血管通路两大类。

（1）暂时性血管通路：是指在短时间内能够建立起来并能立即使用的血管通路，一般能维持数小时乃至数月以满足短期内实施血液净化治疗的需要。适用于：急性肾衰竭达到透析指征者；进行血浆置换、血液灌流、免疫吸附、持续动脉–静脉血液滤过等治疗；腹膜透析患者因透析管阻塞或隧道感染，需要拔管或植入新管期间；慢性肾衰竭患者在内瘘成熟前有紧急透析指征者或者血液透析患者因内瘘闭塞需要重新造瘘者。

常用的建立血管通路的方法有如下。①直接动、静脉穿刺法：即直接穿刺外周动脉和静脉，在有困难或紧急情况时也可以经皮作动脉和深静脉穿刺插管。②中心静脉经皮穿刺插管：利用双腔深静脉导管经皮作中心静脉穿刺插管也可满足双针透析治疗的需要，在抗凝治疗的条件下可以较长时间保留，是目前建立暂时性血管通路的主要和首选方法。一般选择锁骨下静脉、颈内静脉、股静脉插管。③动–静脉外瘘：又称为Quiton–scribner分流，20世纪60年代初期曾是透析患者的主要血管通路，近年由于中心静脉经皮插管广泛应用且保留时间较长，加之动–静脉外瘘本身又有一定的缺点（如患者行动不便、容易感染等），故有被取代的趋势，但在某些中心静脉插管有困难的医院还在继续使用。

（2）永久性血管通路：是指在血液透析中能够使用数月以至数年的血管通路，适用于维持性血液透析患者，主要包括直接动—静脉内瘘和移植血管的动—静脉内瘘，少部分为中心静脉插管长期留置和不用穿刺针的"T"形管式血管通路。

2.血液透析的管路连接和抗凝

同血液滤过。

三、腹膜透析

腹膜透析（PD，以下简称腹透）自1923年由Ganter首先用于临床以来，由于其操作简单、实用有效、价格低廉、不必全身肝素化、不需特殊设备、不需专门训练人员和使用安全等许多优点，已成为治疗急性或慢性肾衰竭和某些药物中毒的有效措施。腹膜透析方法随透析液交换周期的不同，分为连续循环腹膜透析（CCPD）、间歇性腹膜透析（IPD）和不卧床持续性腹膜透析（CAPD）。临床上治疗慢性肾功能不全以CAPD使用最为广泛。

【基本原理】

腹膜是具有透析功能的生物半透膜，不仅有良好的渗透和扩散作用，还有吸收和分泌功能。成人的腹膜面积为$2.0 \sim 2.2m^2$，比两侧肾脏的肾小球滤过总面积（约$1.5m^2$）和一般的血液透析膜面积（$0.8 \sim 1.0m^2$）大。

弥散是溶质从高浓度处向低浓度处的运动，是腹膜透析清除废物的主要机制。根据多南凡平衡原理，在半透膜两侧的溶质浓度不等时，则高浓度一侧的溶质，如其分子量较小，可通过半透膜向低浓度的一侧弥散，而水分子则向渗透压高的一侧渗透，最后达到半透膜两侧的平衡。大分子物质，如大分子蛋白、血细胞等则不能通过。根据这种原理，将透析液灌入腹膜腔后，血浆中的小分子物质如浓度高于透析液者，就会弥散入透析液内，而透析液中浓度高的物质则可从透析液内进入组织液和血浆内；若透析液的渗透压高于血浆，则血浆中过多的水分便渗透至透析液内。因而做腹透时，通过向腹腔内反复灌入和放出透析液，就可使潴留在体内的代谢产物得到清除、水和电解质得到平衡而达到治疗的目的。

【适应证】

腹膜透析指征与血液透析相同，但与血液透析相比，以下患者更适合于腹膜透析：大于65岁的老年人；原有心血管疾病；糖尿病患者；有明显出血倾向的患者；反复血管造瘘失败的患者。

【禁忌证】

腹膜透析在几乎所有的临床条件下都能够应用，但有时选择血液透析更为适宜。

1.绝对禁忌证

（1）腹腔感染或肿瘤等所致腹腔广泛粘连或纤维化。

（2）腹壁广泛感染、严重烧伤或皮肤病。

2.相对禁忌证

（1）腹部手术后3d内，腹腔留置引流管。

（2）腹腔局限性炎性病灶。

（3）腹腔内容积严重减小，如高度肠梗阻、晚期妊娠、腹腔巨大肿瘤等。

（4）严重呼吸功能不全。

（5）精神病患者或不合作者。

（6）长期蛋白质及热量摄入不足者。

（7）疝气、腰椎间盘突出者。

【常用方法】

用于急性肾衰竭的腹膜透析治疗方法有4种。

1.急性间歇性腹膜透析（AIPD）

交换次数多、留腹时间短。通常每次灌入2～3L透析液，留腹半小时左右。多使用透析机器（APD）进行交换。

2.持续平衡腹膜透析（CEPD）

与治疗慢性肾衰竭的持续非卧床腹膜透析（CAPD）相似，根据需要清除的液体量和氮质血症的情况决定透析的剂量，一般每天约交换4次，每次留腹4-6H，可以用机器进行交换，也可以人工进行。

3.潮式腹膜透析（TPD）

开始在患者腹腔内灌入一定量的透析液量（如3L），以后每次引流出部分液体，而在腹腔内存留1.0～1.5L液体，之后再灌入部分液体（潮式方法）。用这种方法，每次灌入和引出的液体量仅相当于腹腔容量的一半。此法可以缩短交换时间，提高总的溶质清除率。

20世纪60年代以来，大量研究观察了不同腹膜透析方式治疗急性肾衰竭的有效性，大多数研究都显示腹膜透析能够较好地清除体内毒素和水分，维持体内平衡。2002年有研究比较了TPD和CEPD。结果显示在轻、中度高分解代谢的急性肾衰患者中，均能采用这两种方法，而TPD的患者溶质清除更多。

4.持续流动腹膜透析（CFPD）这项新技术要求置入两根特殊设计的腹膜透析管或一根特殊的双腔管，其中一条用于灌入腹膜透析液，一条用于腹膜透析液的引出。CFPD腹腔内保留较大容量（2～3L）的透析液，并通过腹膜透析液的连续注入和引出，使持续再循环流量达200～300ml/min。透析液体外净化速率超过跨腹膜的溶质清除率，并保持腹腔内的溶质浓度最低，维持腹膜两侧的高浓度梯度差以最大限度地转运清除溶质，因此其跨膜溶质清除高于一般腹膜透析。CFPD作为一种新技术与既往简易的腹膜透析已有了很大不同，但临床还存在一些技术问题及感染发生率较高等问题仍有待完善。

【操作过程】

1.腹膜透析

管常用的透析管是Tenckhoff透析管，是一种甲基乙烯硅胶管，表面光滑，有一定的硬度和弹性，不易屈曲和被阻塞。成人用的透析管全长35～40cm，内径2.4mm，外径4.6mm。全管分为腹腔段、皮下段和体外段等3部分。

2.透析管置管方法

（1）穿刺法：患者排空膀胱，穿刺前先向腹腔内注入腹膜透析液1000ml，可以减少穿刺时损伤腹腔脏器的机会。穿刺点在下腹部正中或腹直肌外缘处，局麻后以尖刀在皮肤上作一小口，用套管针徐徐刺入腹腔，并令患者作鼓腹动作，进入腹腔时有一落空感，拔出针芯即可见透析液流出；将装有导丝的腹膜透析管从套管针腔送入腹腔，待腹膜透析管内端插至膀胱直肠窝时，患者有排便或排尿感，之后退出套管针及导丝。在腹部打一皮下隧道，将腹膜透析管外端从隧道内穿过，用缝线固定即可。

（2）切开法：排空膀胱，常规消毒。切口选择在腹正中线或旁正中线脐下3cm处。局麻下逐层切开皮肤直达腹膜，在腹膜上切一小孔。透析管内插一根有一定弧度的不锈钢丝或铜制的导丝，再将透析管插入膀胱（子宫）直肠窝。此时患者有便意感。荷包缝扎腹膜，建立皮下隧道4~6cm，后段经手术切口的外上方穿出皮肤，最后缝合切口

3.腹膜透析方法

1976年Popovich首创CAPD，后来Oreopoulos将之加以改进，将透析液由瓶装改为塑料袋装，既减少了感染率又便于患者活动及工作。从此CAPD很快在全世界广泛开展起来。其具体方法是将两袋1000ml塑料透析袋通过"Y"形管及一段连接管与Tenckhoff透析管相连接。连接管外置滚轮夹，用以夹闭管道。将透析液加热至37℃，悬挂于高于腹腔1m处，透析液依重力经导管进入腹腔。10min后，待口袋流空，将透析袋折叠并系在腰间。透析液在腹腔内停留4h（夜间为8h），然后将原折叠在腰间的透析袋打开，放置在低于腹腔1m处，松开夹子，借助于重力及虹吸作用，使腹腔内存留的透析液流入袋中。最后将透析液及袋子一同弃去。重新再连接含2L透析液的新袋，完成一次液体交换。如此循环往复，每天4次。操作过程必须严格无菌操作。CAPD的透析过程在24h内持续进行，提高了透析效率。每周累积透析时间达168h，其累积清除率很高，尤其对中分子物质的清除作用较血液透析强，有利于改善病情。

【并发症】

1.插管并发症

伤口出血、腹腔少量出血、内脏穿孔、轻度肠梗阻、透析液外漏、隧道内透析管扭曲、透析液引流不畅、透析管堵塞、透析管移位等。

2.腹膜炎

是持续非卧床腹膜透析（CAPD）中最为常见的并发症，包括细菌性、

真菌性、结核性、化学性、嗜酸细胞性腹膜炎。感染多来自于透析管道，偶然来自血液、肠壁和女性生殖系统。

3.营养缺失综合征

持续非卧床腹膜透析患者均有不同程度的蛋白质、氨基酸及水溶性维生素的丢失，故可以引起低蛋白血症、营养不良、水肿和抵抗力低下，临床表现为全身不适、虚弱、食欲不振、嗜睡，严重时昏迷和抽搐。所以腹膜透析患者必须注意加强营养摄入，蛋白不低于每天0.75~1.0g/kg。并要经常补充维生素。

4.水、电解质紊乱

透析液负平衡可以使水分进入血管内，增加血容量，引发肺水肿、脑水肿。治疗可用高渗透析液加以脱水。长期应用高渗透析液脱水过多，可使血容量减少而发生低血压，治疗可输注生理盐水或血浆。

5.高血糖、高脂血症与肥胖

连续使用高渗透析液时，由于葡萄糖的吸收使血糖升高，如果利用和处理糖的能力不佳（如糖尿病），可造成血糖过高，甚至发生高渗性非酮症昏迷。另外，由于患者长期自腹腔吸收大量的葡萄糖，可使体重增加、血脂升高。

6.肺部感染

发生率为25%，由于横膈抬高及患者长期卧床，影响肺的换气功能而发生肺不张、肺炎、支气管炎及胸腔积液。

7.腹痛

腹膜炎、腹部过度膨胀、高渗葡萄糖的刺激、透析液pH配制不当或温度太低、透析管位置不当或位移等，均可引起腹痛。

8.腹胀

主要是由于不适应，在早期可以产生腹胀。另外，肠蠕动减少，肠腔积气也可以引起腹胀。

9.其他

部分患者在输入或排出透析液时可以发生心动过缓、低血压、呼吸困难等迷走神经反射症状。另外，腰痛、肠粘连、痔疮加重、疝气等均为少见并发症。腹膜透析很少发生失衡综合征。

【CRRT、间断血液透析及腹膜透析的比较】

在危重患者治疗中，与间断血液透析及腹膜透析治疗比较，持续血液滤过等CRRT措施在治疗急性肾衰竭、多器官功能衰竭中有突出的优点。

四、血液灌流

血液灌流（HP）是指将患者的血液从体内引出进行体外循环，利用体外循环灌流器中吸附剂的吸附作用清除外源性和内源性毒物、药物以及代谢产物等，从而达到净化血液目的的治疗方法。在临床上可用于急性药物和毒物中毒、肝性脑病、感染性疾病、系统性红斑狼疮、甲状腺危象等疾病的治疗。血液灌流是目前临床上一种非常有效的血液净化治疗手段，尤其在治疗药物和毒物中毒方面，占有非常重要的地位，是重症中毒患者首选的血液净化方法。影响这种疗法的核心部分就是吸附材料，最常用的吸附材料是活性炭和树脂。

【适应证】

1.急性药物和毒物中毒。

2.尿毒症。

3.暴发性肝衰竭。

4.自身免疫性疾病：如系统性红斑狼疮等。

5.其他疾病：甲状腺危象、脓毒血症等，还有待进一步观察。

【操作方法】

1.把灌流器垂直固定在支架上，动脉端位于下方，接通动、静脉管道。

2.准备3000ml肝素生理盐水，每500ml内加10～15mg肝素。

3.把动脉管道与肝素生理盐水连通，开动血泵，流量约50ml/min。自下而上对灌流器和管路进行预冲，当盐水慢慢充满灌流器并从静脉管道流出时，血泵可调大至200~300ml/min。当剩下最后200ml盐水时，停止肝素生理盐水冲洗，进行自循环30min。在这整个冲洗过程中，均应轻轻敲打灌流器，帮助空气完全排出。同时可在静脉管道上用止血钳反复钳夹，以增大液流阻力，使盐水在灌流器内分布更均匀，使碳粒尽量吸湿膨胀，并将细小的碳粒冲掉。在冲洗过程中，如有肉眼可见的碳粒冲出，说明灌流器的滤网破裂，应立即更换。

4.穿刺置管。

5.连接管道的动、静脉端至动、静脉穿刺针或深静脉置管的动、静脉端，开动血泵。

6.若患者血压、脉搏、心率稳定，可慢慢调大血流量至150~200ml/min甚至200~250m/min，灌流时间为2~3h。

7.根据患者情况决定是否使用肝素抗凝。监测患者的APTT，使其延长至正常对照的1.5~2.5倍。

8.灌流结束时，可以采用空气回血法或生理盐水回血法，将灌流器和管路中的血液驱回患者体内。

【血液灌流与血液透析比较】

血液透析是通过溶质弥散来清除毒物或药物的，故仅适用于水溶性、不与蛋白或血浆等成分结合的物质，对中、大分子量的物质无效，而对大分子量、脂溶性、易与蛋白结合的药物或毒物，血液灌流的清除效果明显优于血液透析，这也是在抢救严重药物和毒物中毒时首选血液灌流的主要原因。血液灌流可以与血液透析、血浆置换和CRRT联合应用以治疗急性药物和毒物中毒。联合应用血液净化治疗时，应根据患者病情、治疗目的、药物和毒物类型合理选用。

【注意事项】

1.药物或毒物中毒3h内行血液灌流治疗疗效最佳，此时中毒药物或毒物浓度一般已达高峰。12h后再行治疗效果较差。血液灌流每次2~3h为宜，超过此时间时吸附剂已达到饱和，若需要继续行血液灌流治疗，则应更换灌流器，以达到最佳治疗效果。

2.当巴比妥类等脂溶性高的药物或毒物中毒时，由于脂溶性高的药物或毒物进入人体后主要分布在脂肪组织。血液灌流后血中浓度下降，患者病情好转。但在灌流进行几小时或1天后，由于脂肪组织中的药物或毒物不断释放入血，血中浓度又重新升高，导致病情再次加重，此即所谓的"反跳现象"。为此，对于脂溶性高的药物或毒物中毒在灌流后，应严密观察病情变化，必要时可连续灌流2～3次或联用其他血液净化方式。

3.环境温度会影响灌流效果及凝血，应注意保温。

4.凝血将影响灌流效果，注意肝素用量及血流量，肝素用量不足及血流量过低均易发生凝血。

第六节　血浆置换

血浆置换系通过血浆分离装置，利用体外循环的方法将血浆分离并滤出，将血液的有形成分以及所补充的置换液回输体内，清除血浆中存在的一些致病物质，如代谢产物、毒物、自身免疫病的自身抗体等。目前临床使用的血浆分离器有膜式血浆分离器和离心式血浆分离器。由于离心式血浆分离器使用复杂，费用较高，而膜式血浆分离器使用相对简单，适合ICU床旁使用，故本书只介绍膜式血浆分离器的使用方法。

【适应证】

根据疗效，用血浆置换进行治疗的疾病分为两类：Ⅰ类指血浆置换的疗效已得到临床证实，为一线标准治疗方法的疾病；Ⅱ类指血浆置换临床上有效但非首选治疗方法，而是作为辅助或支持性治疗的疾病。

1. Ⅰ类疗效疾病

①暴发性肝功能衰竭；②血栓性血小板减少性紫癜；③急性格林-巴利综合征；④重症肌无力；⑤肺出血-肾炎综合征；⑥冷球蛋白血症；⑦巨球蛋白血症；⑧多发性神经病变。

2. Ⅱ类疗效疾病

①重症感染及感染性休克；②急进性肾小球肾炎；③系统性红斑狼疮；④家族性高胆固醇血症；⑤中毒性疾病；⑥多发性硬化；⑦周围神经炎和骨髓瘤。

【操作方法】

1. 建立血管通路

血浆置换血管通路类似于CRRT管路，有内瘘患者直接穿刺内瘘，无内瘘患者需要进行中心静脉穿刺置管，以达到80～250ml/min的血液流速。一般以股静脉或颈内静脉为穿刺血管，中心静脉穿刺置管具体操作步骤见"深静脉置管"部分。

2. 连接管路与血浆分离器

将血浆分离器与管路相连，各个相连的接口要紧密，防止松动脱落，然后将管路和血浆分离器安装在血浆分离机上。

3. 预冲管路和血浆分离器

新安装的管路和血浆分离器内含空气，且血浆分离器内存在纤维微粒，为了排尽空气和纤维微粒，需要用生理盐水预冲管路。根据不同直径、长度的管路及血浆分离器膜面积，预冲的生理盐水量不同，但最终必须完全排尽空气，一般冲洗液量要达到2000～4000ml。此外，抗凝在血浆置换中极为重要，在预冲结束阶段应给予肝素化生理盐水（5000U/L）至少500ml预冲血浆分离器，以减少血浆置换过程中血浆分离器内凝血发生率。

4. 准备置换液

置换液为新鲜冰冻血浆、20%白蛋白、5%白蛋白、人工代血浆（羟乙基淀粉、低分子右旋糖酐）。根据患者体重决定需要置换的血浆量，每次置换血浆量为患者血浆量的65%~70%，应准备与置换血浆量相等的新鲜冰冻血浆、白蛋白和人工代血浆。

5.建立体外循环

将血浆分离器的动脉端管路与患者内瘘穿刺针或留置在患者体内的中心静脉导管动脉端相连，根据病情决定肝素化的生理盐水预冲液是否需要回到患者体内。如果需要预冲液回到患者体内，可直接将血浆分离器静脉端管路与患者体内静脉端管路连接；如果不需要预冲液回到体内，则应将血浆分离器静脉端管路暂不与患者体内静脉端管路相连，先开启血泵经动脉端引血，使血液流入血浆分离器管路来排出肝素化预冲液，此时血液流速为80~100ml/min，然后暂停血泵，连接静脉端管路。

6.设定血液流速和置换的速度

按照病情及血浆分离器膜所能承受的血液流速设定血液流速和置换的速度，一般开始阶段血液流速为80~100ml/min，以免影响患者循环系统功能。在循环平稳阶段可调至血浆分离器所能允许的最大速度，但一般不超过150ml/min。

7.抗凝

血浆置换时应给予充分抗凝。

8.开始血浆置换

观察动脉压、静脉压、跨膜压、废液压等，并调整各种报警装置和参数；避免跨膜压超过100mmHg，防止发生血浆分离器膜破裂而引起漏血。保持置换出血浆量与补充的血浆量或人工代血浆大致相等，避免平衡相差较大而导致容量负荷过重或不足，并注意维持水、电解质平衡。

9.治疗结束

在达到预计置换的血浆量后暂停血浆置换，将血浆分离器动脉端与患者断开后与生理盐水连接，用生理盐水将血浆分离器内的血液输回到患者体内后完全停止血泵，再将血浆分离器静脉端管路与患者断开。血浆分离器管路系统及置换出的血浆按照被血制品污染的垃圾进行处理。同时停止抗凝剂的使用。

【并发症】

1.低血容量

主要与液体负平衡过多或血浆白蛋白减少、胶体渗透压下降相关。处理：维持平衡，输血浆或白蛋白，维持血浆的胶体渗透压。

2.高血容量

常见于快速输注20%的白蛋白时，由于血浆胶体渗透压升高，引起组织间隙水分移到血管内。处理：将20%白蛋白稀释到5%或输注5%的白蛋白。

3.过敏反应

由输注新鲜冰冻血浆所致。处理：在血浆置换前给予糖皮质激素或抗组胺药物。

4.心律失常

主要与患者的容量状态及电解质紊乱相关。处理：维持合适的容量状态，纠正电解质紊乱。

5.低钙血症

与输注使用枸橼酸抗凝的新鲜冰冻血浆相关。此外，使用枸橼酸抗凝也易引起或加重低血钙。处理：补充葡萄糖酸钙或氯化钙。

6.代谢性碱中毒

与使用枸橼酸抗凝的新鲜冰冻血浆有关，枸橼酸在体内最终代谢为碳酸氢盐，引起代谢性碱中毒。处理：病情允许时减少新鲜冰冻血浆的使用，同时补充盐酸精氨酸。

7.出血

常见于凝血因子减少和抗凝剂使用过量。处理：避免血浆分离过多，减少抗凝剂的用量。

8.血浆分离器膜破裂

置换时血流速设置过高、灌流器内凝血等原因均可引起跨膜压力过大，从而导致血浆分离器膜破裂。处理：应熟练掌握操作技术，使用前应了解血浆分离器膜所能承受的最大血流速；一旦发生膜破裂，及时停止置换，更换新的血浆分离器。

第七节　腹腔穿刺术

腹腔穿刺术是将穿刺针直接从腹前壁刺入腹膜腔的一项诊疗技术，是一种安全、简便、易行的基本临床诊治技术，尤其在外科急腹症中的应用意义较大，是外科急腹症诊断中不可缺少的诊断手段之一。

正常情况下，腹腔内有50～100ml淡黄色澄清液体，起润滑作用。一般情况下腹腔穿刺不能抽出液体。

【适应证】

1.对诊断不明的腹腔积液者，通过腹腔穿刺抽取腹腔内积液以明确其性质，找出病因。

2.腹部闭合性损伤、怀疑有脏器破裂或内出血者，通过穿刺明确诊断。

3.腹水过多引起胸闷、气急而难以耐受者。肝癌、肝硬化、肝肾综合征等并发大量腹水时，适量地抽出腹水可以减轻患者腹腔内的压力，缓解腹胀、胸闷、气急、呼吸困难等症状，降低静脉回流阻力，改善血液循环。

4.进行诊断性或治疗性腹腔灌洗，如向腹膜腔内注入药物等。

5.需施行人工气腹者。人工气腹可以增加腹压而使膈肌上升，从而间接压迫两肺、减小肺活动度，促进肺空洞的愈合。在肺结核空洞大出血时，人工气腹可作为一项止血措施，但目前不常采用。

【禁忌证】

1.严重凝血功能障碍者。

2.腹部手术瘢痕部位。

3.既往手术或腹腔炎症引起腹腔内广泛粘连者。

4.腹胀明显者。

5.膀胱充盈未行导尿者。

6.躁动而不能合作者。

7.局限性炎症，其周围（尤其前方）可能有内脏粘连者。

8.晚期妊娠者。

9.疑有粘连性结核性腹膜炎、卵巢肿瘤、包虫病等时。

【操作准备】

1.患者准备

（1）穿刺前排尽小便，以免损伤膀胱。

（2）穿刺时根据患者情况采取适当体位，如坐位、半卧位、平卧位、侧卧位，根据体位选择适宜穿刺点。

（3）测体重、量腹围，以便观察放液前后病情变化。

2.器械准备

（1）常规消毒治疗盘一套。

（2）腹腔穿刺包：内有弯盘、治疗碗、小药杯、止血钳、组织镊、5ml注射器、6号及7号针头、腹腔穿刺针或腹腔穿刺导管、洞巾、纱布、棉球、培养瓶、持针器、缝针、缝线等。

（3）其他用物：无菌手套、50ml注射器、消毒橡皮管（70～80cm）、腹带、皮尺、盛腹水的容器、2%利多卡因，另备无菌手术剪、刀和止血钳等。

【操作方法】

1.选择穿刺部位常用以下三个穿刺部位。

（1）左下腹脐与髂前上棘连线的中外1/3交界处：此处可避免损伤腹壁下动脉，且肠管较游离、不易被损伤。

（2）脐与耻骨联合上缘间连线的中点上方1cm（或连线的中点）偏左或右1～2cm：此处无重要器官，穿刺较安全。

（3）脐平面与腋前线或腋中线交点处：此处适于腹膜腔内少量积液的诊断性穿刺。

总之，穿刺点应选在：①距病变较近处；②叩诊浊音最明显处；③卧位的较低处。在骨盆骨折时，穿刺点应在脐平面以上，以免穿刺针刺入腹膜血肿内而造成腹腔内出血假象。

2.消毒、局麻穿刺部位常规消毒，术者带无菌手套，铺洞巾，用2%利多卡因逐层麻醉至腹膜壁层，当针尖有落空感且回抽有腹水时拔出针头。

3.穿刺检查腹腔穿刺针是否通畅后连接乳胶管，并以血管钳夹闭橡皮管。自穿刺点进针，有落空感时即达腹腔（一般仅1.5～2.0cm），此时放开血管钳后腹水即可流出。

（1）诊断性穿刺：抽吸腹腔液50～100ml，送检常规、培养、涂片或脱落细胞学检查等即可拔出。

（2）治疗性穿刺、引流腹水：置入留置导管，在导管末端接上已消毒的橡皮管，引腹水人无菌容器中。腹水引流速度宜慢，初次放腹水不宜超过3000ml。

（3）治疗性腹腔灌洗：置入2根腹腔引流管，分别用于灌注和引流。

（4）穿刺结束放液完毕，拔出针头，局部消毒，覆盖无菌纱布，测腹围。若穿刺孔有腹液渗出，可涂火棉胶封闭创口。大量放液者，需用多头腹带加压包扎。

【注意事项】

1.严格遵守无菌技术操作规程，防止感染。

2.穿刺点应视病情及需要而定，急腹症时穿刺点最好选择在压痛点及肌紧张最明显的部位。

3.勿在腹部手术瘢痕部位或肠襻明显处穿刺，妊娠时应在距子宫外缘1cm处穿刺。

4.进针速度不宜过快，以免刺破浮在腹水中的空腔脏器。

5.少量腹水需行诊断性穿刺时，穿刺针头不宜过细，否则易得假阴性结果。穿刺前宜使患者先侧卧于拟穿刺侧3～5min。选好穿刺点后，穿刺针垂直刺入即可。对腹水量多者，进行腹腔穿刺时，应先将其腹壁皮肤向下、向外牵拉，然后穿刺，这样拔针后可使针孔与腹肌针孔错开，以防腹水沿针孔外溢。

6.诊断性腹腔穿刺液很少时不宜负压吸引，应使液体自行流出。若无液体流出，可通过针头注入无菌生理盐水20ml，停留片刻后待其流出，收集后送检。

7.以人工气腹治疗肺部疾病者行腹腔穿刺时，要掌握注气速度和量（一次注气量不超过1500ml）。逐渐调整腹压，以免引起恶心、呕吐等胃肠道的刺激症状。

8.除腹膜外位器官和盆腔脏器外，腹腔内大部分器官都有一定的活动性。在腹水的推移、"漂浮"作用下，腹膜内位器官（如空肠、回肠、横结肠、乙状结肠等）容易改变各自的位置。穿刺放出大量腹水之后腹腔压力骤降、腹壁松弛，被推移的脏器复位或超复位而下降，结果牵拉系膜、神经和血管，患者可出现腹部不适；同时还可以使大量血液滞留于门静脉系统，回心血量减少，影响正常的循环功能而发生休克，肝硬化患者甚至可诱发肝昏迷。因此，初次放液不宜超过3000ml（如有腹水回输设备则不受此限制），且放液过程中应逐渐缩紧腹部的多头腹带，以防腹压骤减而引发上述并发症。

9.术后穿刺处如有腹水外溢，可用火棉胶涂抹，及时更换敷料，防止伤口感染。

10.大量引流腹水后，患者应卧床休息8～12h，并密切观察病情变化。

11.腹腔穿刺抽取腹水时应密切观察病情，如患者出现面色苍白、出汗、心悸、头晕、恶心等症状，应立即停止抽取，让患者卧床休息，予以输液等紧急措施。

第八节　肝脏穿刺术

肝脏穿刺术是将穿刺针直接刺入肝脏的一种诊疗技术，可分为肝活组织穿刺术和肝脓肿穿刺术。前者适用于对临床、实验室或其他辅助检查无法确诊的肝脏疾患进行诊断；后者适用于抽出脓液以治疗肝脓肿及辅助病因诊断。目前肝脏穿刺前均需行超声或CT定位，有利于提高穿刺成功率、减少并发症。另外，临床推广应用的经皮肝穿刺胆管造影术（PTC）及置管引流术（PTCD），也属于肝脏穿刺术的范畴。

【解剖学要点】

1.部位选择

（1）肝脓肿穿刺：准确叩出肝浊音界，取右腋前线第8、9肋间隙或以肝区压痛最明显处为穿刺点。术前结合超声检查，明确脓肿位置、范围，以协助确定穿刺部位、方向及进针深度。

（2）肝活组织穿刺：一般取右腋前线第8肋间或腋中线第9肋间为穿刺点。肝肿大超过肋缘下5cm以上者，亦可自右肋缘下穿刺。

2.穿刺经过的解剖结构

两种穿刺层次基本相同，由浅入深有9层，即皮肤、浅筋膜、深筋膜及腹外斜肌、肋间组织、胸内筋膜、壁胸膜、肋膈隐窝、膈、膈下间隙，之后进入肝实质。

3.进针技术与失误防范

①术前向患者解释穿刺目的，要求反复训练屏气方法（深吸气后于呼气末屏气片刻），以便配合操作。②一定要在患者屏气状态下进针和拔针，切忌针头在肝内转换方向、搅动，仅可前后移动以改变深度，以免撕裂肝组织而致大出血。肝脓肿穿刺深度一般不超过8cm，肝活组织穿刺一般以不超过6cm为妥。③术中防止空气进入。④术后密切观察患者有无腹痛或内出血征象，必要时紧急输血，并请外科行手术治疗。

【适应证】

1.腹部超声或CT检查能清晰显示肝内病变部位、需要明确病变性质者。

2.肝脏脓肿需要穿刺引流者。

3.不明原因的肝肿大、黄疸、肝功能异常、肝病，需明确病因者。

4.影像检查或临床怀疑肝脏肿瘤，超声能显示异常回声区域，需要确定病理类型者。

5.慢性肝炎的分型诊断。

【禁忌证】

1.严重出、凝血功能障碍，明显出血倾向，重度黄疸，血小板计数低于80X109/L者。

2.肝脏周围有大量腹水、右侧脓胸、膈下脓肿、肝包囊虫病患者。

3.穿刺的病灶超声难以清晰显示者。

4.存在穿刺针不能避开的肝脏表面肿瘤，或正常肝组织薄，其内有丰富的血流信号。穿刺针极有可能刺破血管者。

5.呼吸急促或咳嗽严重而不能自控者。

【操作准备】

1.患者准备

（1）术前了解患者全身情况：做肝、肾功能和凝血功能、血小板计数等检查。

（2）通过影像学检查明确病灶部位：根据患者腹部超声、CT或血管造影等影像检查，判断肝内肿瘤、脓肿的生长部位、形态、大小、数目、内部回声特点以及周围肝组织彩色多普勒信号分布情况等，了解有无腹腔（尤其是肝前）积液，并排除穿刺禁

（3）确定穿刺时的体位：患者取仰卧位，右侧靠近床沿，右上肢屈肘置于枕后。术前向患者解释穿刺目的，反复训练深吸气后于呼气末屏气片刻。

（4）选择最佳穿刺区域或穿刺点：穿刺点及穿刺体位的选择根据病变所在部位而定。

2.器械准备

（1）超声引导装置：以具有二维彩色多普勒功能的超声诊断仪为最佳选择，应注意选择高分辨率、穿刺探头引导功能准确、操作灵活的仪器。其中，3.5～4.0MHz频率的扇形和微凸形探头对肝脏的引导穿刺效果最佳。严格对穿刺探头进行消毒，常规用固体甲醛等对探头无损害的消毒剂，不能使探头接触强有机溶剂，禁忌对探头做高压、高温处理。

（2）穿刺针：一般常用18GPTC穿刺针J8G内槽型组织切割针，也可选用其他切割式针或自动穿刺活检系列。

（3）其他器材：5～10ml注射器（供皮肤局部麻醉用及将穿刺针腔内组织碎块推出时使用）、消毒用品、超声引导用穿刺包、局麻药品等。

【操作方法】

1.肝活组织穿刺术

（1）戴无菌手套，常规消毒穿刺部位及其周围皮肤，铺盖无菌巾，换无菌穿刺探头，安装穿刺引导架。

（2）再次确认病变部位并根据超声检查确定穿刺点及方向。

（3）穿刺点局部皮肤、皮下组织、腹膜层逐层麻醉，直至肝包膜层。

（4）如果穿刺针配备有穿刺引导针，需先将引导针经穿刺点皮肤直刺入腹壁，但针尖不可刺破腹膜；用没有引导针的粗针时，可用更粗的针或尖刀在皮肤到皮下组织层之间刺一缺口，穿刺针经该缺口过腹壁刺入肝脏。

（5）左手握持探头，右手持针，在选定穿刺部位，将针刺入皮肤。在患者做深呼气后屏气的同时，术者将组织切割针直线插入肝脏，用手固定外针，退出内针，向前推送外针，复位后立即拔出。可重复穿刺2～3次。整个穿刺取材过程需时仅数秒。一般每一例病变需取样1～3次，具体视取材情况和对组织条的需求而定。

（6）取材完毕后，将针退出，把针腔内的组织条放入10%甲醛溶液中固定。将针腔内残存的组织碎块用注射器加压推出，涂于玻片上，再将两片玻片平行对吻、拉开，使细胞较均匀地涂布，并立即放入95%乙醇中湿固定，然后送病理和细胞学检查。

（7）用消毒纱布按压针眼并用胶布固定，之后压上小沙袋并以多头带包扎。

2.肝脓肿穿刺引流术

（1）进行"肝活组织穿刺术"（1）~（4）步。

（2）在B超引导下将穿刺针自皮肤穿入至肝脏表面。嘱患者屏住呼吸，然后将穿刺针穿入肝脏并缓慢推入脓腔。穿刺针穿入脓腔后患者可恢复正常呼吸。将穿刺针接20ml注射器，抽取脓液。若脓液太稠、抽取不易，可用灭菌生理盐水冲洗后抽吸。

（3）拔针，用无菌纱布按压并用胶布固定，外压小沙袋并以多头带包扎。

【注意事项】

1.术后绝对卧床6h。

2.术后4h内，每隔15~20min测血压和脉搏一次；若无变化，改为每1~2h测一次，共6h。若发现内出血征象，应予及时处理。

3.穿刺部位疼痛时应仔细检查，若为组织创伤性疼痛可予止痛剂。

4.对于瘤体较大者，穿刺要选择边缘区域、多点取材，尤其是要以均匀的实性低回声光团为主要目标，以保证取材的准确性。

【并发症】

1.肝脏出血多由于损伤肝脏表面肿瘤或损伤小血管所致。操作时切忌对位于肝脏表面的肿瘤穿刺，避开彩色多普勒血流信号丰富的区域，以减少出血。

2.损伤胆囊或胆管避免方法是：超声时严格定位；同时要求患者体位稳定不变并于平静状态下屏住呼吸，切忌咳嗽和打喷嚏。

3.右侧气胸多发生于较高部位的肝脏穿刺时，故必须使穿刺针避开肺底，防止气胸。

4.误伤周围脏器肝脏穿刺可能误穿结肠或肾脏等周围脏器，因此要求在穿刺过程中严格超声定位。

5.胸膜或腹膜的继发感染多由于术中无菌操作不严格或者肝脏感染病灶扩散所致。术中要严格无菌操作并尽量轻柔操作,防止病灶扩散。

第九节 心、肺、脑复苏

一、概念

心、肺、脑复苏是指无论何种原因引起的呼吸和心搏骤停时,所实施的基本急救操作和措施。其目的是保护脑和心脏等重要脏器,并尽快恢复自主呼吸和循环功能。

二、临床意义

大脑是高度分化和耗氧最多的组织,对缺氧最为敏感。脑组织的重量虽然只占身体重量的2%,其血流量却占心排血量的15%,而耗氧量则占全身耗氧量的20%,儿童和婴儿的脑耗氧量竟占50%。为了挽救生命,避免脑细胞死亡,必须要求在心搏骤停的4~5min内立即实施现场心肺脑复苏术。复苏的成功不仅在于使心跳、呼吸恢复,更重要的是恢复大脑的正常功能,开始心肺脑复苏术越早,复苏的成功率越高。

三、适应证

心肺脑复苏术适用于抢救各种原因引起的猝死，即突然发生的呼吸和（或）心搏骤停。

四、"三步九法"心、肺、脑复苏抢救程序

【第一步】

1.疏通气道去枕平卧一清除呼吸道分泌物。

2.人工呼吸口对口→气管插管→手捏简易呼吸囊→呼吸机辅助呼吸。

3.胸外心脏按压。

【第二步】

1.迅速建立静脉通路复苏用药。

2.持续心电监护。

3.电除颤。

【第三步】

1.计算出入量。

2.降温保护大脑。

3.建立监护记录。

五、实施方法

1.疏通气道

是抢救成功的关键，因为心搏骤停时，下颌肌突然松弛，使舌根后坠，压迫会厌或吹气时舌襞产生负压，使气道堵塞。开放气道的方法有：

（1）抬颌仰头法：一手示指、中指将颌部托起，另一手置患者额部加压使头后仰。

（2）抬颈仰头法：一手置额部使头后仰，另一手将后颈部抬举。

（3）托举下颌法：一手仅将颌部托起，头不后仰（适用于颈部受伤患者）。

（4）若采取以上方法人工呼吸无效时，提示异物阻塞气道，如义齿、口腔分泌物等，应立即采取以下措施：

①推腹法：术者双手放患者脐与肋之间，向后向上推4次。

②用缠纱布的手指在患者口腔探查异物并取出。

③若为分泌物阻塞气道，应立即用吸引器吸出。

④用喉镜探测取异物。

⑤情况紧急者可在甲状软骨上方穿刺，并置入直径6mm的通气管。

2.人工呼吸

（1）人工呼吸的概念：人工呼吸是指用人工方法借助外力来推动肺、膈肌或胸廓的运动，使气体被动进入和排出肺脏，以保证机体氧的供给和二氧化碳的排出。

（2）判断有无自主呼吸：开放气道后，抢救者用耳贴近患者的口鼻，采取看、听和感觉的方法，判断患者有无自主呼吸。

①看：看患者胸部或上腹部有无起伏（呼吸运动）。

②听：听患者口鼻有无呼吸的气流声。

③感觉：抢救者用面颊感觉有无气流的吹拂感。

④人工呼吸的方法

【口对口吹气法】

术者用一手的前臂压在患者的前额，该手的拇指与示指夹紧患者的鼻翼，另一手翻开患者口唇，深呼气后再深吸一口气，用双唇包严患者的口唇，然后缓慢而持续地将气体吹入，连续进行两次充分吹气。第一次吹气完毕，应抬起口，放松鼻孔，并侧转头吸入新鲜空气，同时观察患者的胸廓，如吹气有效，患者胸廓会膨胀，并随着气体的排出而下降，然后再做下一次吹气。

注意事项：①吹气频率：成人14～16/min；儿童18～20/min；婴幼儿30～40/min。②吹气量：每次吹气量成人800ml，充分吹气量不＞1200ml。若吹气量少则通气不足，但吹气量过大，流速过快，会使空气进入胃部引起胃膨胀，导致呕吐、误吸。

【口对鼻人工呼吸法】

术者一手压住患者前额，使头后仰，另一手托起下颌，使口完全闭合。深吸气后，用双唇包绕患者鼻部，使之呈密闭状态，再向鼻孔内吹气。如此反复进行，吹气量、速度、频率同口对口吹气法。

此方法一般用于不适宜口对口吹气情况下，如牙关紧闭，口不能张开，口对口密封困难，口腔周围严重外伤等情况。但若有鼻出血或鼻阻塞时禁用口对鼻吹气。

【口对口、鼻人工呼吸法】

术者用嘴将婴儿的口鼻同时包住，盖严后吹气。开始应连续吹气4次，而不必等患者呼气完全。单人抢救时心脏按压30次，人工呼吸2次。双人复苏时，心脏按压与人工呼吸次数为5∶1。

此方法用于对婴幼儿进行人工呼吸。

（4）人工呼吸有效标准

①吹气时胸廓隆起；

②呼气时听到气体溢出声；

③吹气时可听到肺泡呼吸音。

3.胸外心脏按压

（1）心前区叩击法：心脏停搏在1min内，应立即握拳头以手的尺面，从20～25cm高度，猛击胸骨中、下段1/3交界处2～3次，有可能使患者心脏恢复搏动。

（2）胸外心脏按压法：患者仰卧在地上或硬板床上，头部不应高于心脏水平，下肢抬高15°，术者将左手掌根置于患者胸骨中、下1/3交界处，并与胸骨长轴平行，右手根压在左手根背上，肘关节伸直，借助身体重量有节奏地按压，每次按压使胸骨下陷4~5cm，然后突然放松，胸骨自然弹起，但掌根不离按压处。频率为100/min，按压与松弛时间为1∶1。小儿用单手按压，80~100/min，婴儿用拇指按压100~120/min。

（3）心脏按压有效指标

①心音及大动脉搏动恢复。

②上肢收缩压>60mgo

③口唇、皮肤色泽转红润。

④瞳孔缩小，光反应恢复。

⑤自主呼吸恢复。

（4）心脏按压注意事项

①按压部位要准确。若部位太低，可能损伤腹部脏器或引起胃内容物反流；部位过高，可伤及大血管；若部位不在中线，则可引起肋骨骨折。

②按压姿势要正确。注意肘关节伸直，双肩位于双手的正上方，垂直向下按压，不可偏向一侧或前后摇摆。手指不应加压于患者胸部，放松时掌根不离开胸壁。

③按压应平稳、规律，用力均匀、适度。过轻则达不到效果，过重易造成损伤。按压与放松时间相等。

④心脏按压必须同时配合人工呼吸。一人单独操作时，可先行口对口人工呼吸2次，再做心脏按压30次，连续做5个循环后，对患者进行评估；如两人操作，则一人先做口对口人工呼吸1次，另一人做胸外心脏按压5次，如此反复进行。

⑤操作过程中，救护人员替换可在完成一组按压、通气后的间隙中进行，复苏抢救中断时间不得>5~7s。但胸外心脏按压最好1人坚持10~15min，不要换人过勤。

⑥按压期间，密切观察病情，判断效果。

（5）并发症

①肋骨、胸骨骨折。

②心包积血或压塞。

③血胸、气胸、肺出血、脾破裂等。

4.迅速开放静脉

在不中断胸外心脏按压操作的情况下，迅速开放静脉，是心、肺、脑复苏的基本急救技术。应首选肘前静脉或颈静脉。

（1）静脉输液：常用液体有5%葡萄糖、5%葡萄糖盐水；全血、代血浆和冻干血浆等。

（2）常用药物

①肾上腺素：准备1mg、3mg、5mg肾上腺素针剂（这三种剂量可组成10mg以内的任何剂量，使用时方便迅速）。心脏停搏，首先使用肾上腺素1mg静脉注射，每间隔3~5min1次，可适量递增至5~10mg。若药物进入周围静脉，应在注药后再注入生理盐水20ml，有利于药物尽快进入右心房。若开放静脉前已开放气道，可用生理盐水稀释肾上腺素注入气道，也可达到良好的药物吸收目的。

②多巴胺：具有兴奋α和β肾上腺素受体的作用，能扩张肠系膜和肾血管，增加肾血流量。心跳恢复后，低血压可静脉滴注多巴胺，能兴奋心脏B受体，增加心排血量。

③碳酸氢钠：一般在心跳恢复前不用，心跳恢复后，首次用100ml，而后根据病情每10~15min用半量。

④利多卡因：此药是室性心动过速的首选药物，也是心搏骤停、心室颤动的首选药物。首剂1mg/kg，静脉注射，若复苏未成功，2min后可重复此剂量，随后用1~4mg/min静脉滴注维持。

⑤阿托品：是胆碱能阻滞药，能缓解迷走神经对心脏的抑制。适用于迷走神经反射所致心搏停止及病态窦房结综合征所敛缓慢心律失常、房室传导阻滞。常用剂量0.5mg静脉注射，5min后可重复此剂量，总量不＞2mg。

⑥氨茶碱：有扩张血管和支气管的作用，增加肾血流量和肾小球滤过率。成人用量为250～500mg，稀释后缓慢静脉注射。

⑦普萘洛尔：对利多卡因或其他药物不能控制的反复发作的室性心动过速或复发性室颤有效。但对心肌收缩有抑制作用，应慎用。宜从小剂量开始，稀释后缓慢静脉注射，速度不＞0.3mg/min。用药时密切监测心率和血压，有心率减慢现象即应停药。

5.持续心电监护

心搏骤停后，应尽快描记心电图，以确定心搏骤停的心电图表现。可使用心电监测仪或除颤心电示波器做持续心电监测，以了解迅速变化的心律及对复苏的反应，以利于指导抢救。

6.电除颤

一旦证实心室颤动，应早期电击除颤，电除颤的能量选择：2005心肺复苏指南建议成人使用单相波首次和系列电击的能量为360J/s；双相波为200J/s；双相直线波120J/so如为细颤波，可静脉注射肾上腺素Img，使细颤转为粗颤后再进行电除颤。已开胸手术或开胸心脏按压者可行胸内电击除颤，其能量较胸壁放电时低，一般为50～100J/s。若经3次电除颤仍不成功，应继续进行有效的心肺复苏、气管插管、吸入100%纯氧，给予肾上腺药物治疗等，然后再进行电击除颤。

7.计算出入量

在无菌技术操作下行导尿术并保留尿管，观察记录尿量、出血量及各种引流量，同时准确计算复苏过程中所进液体量及用药量。

8.低温和脱水疗法

（1）低温疗法：低温可降低脑代谢率，延缓ATP的消耗，减轻代谢反应，保护酶的活性，降低颅内压和减轻脑水肿。据报道，体温每下降1℃，脑代谢率下降6.7%，颅内压下降5.5%。体温32℃时，脑耗氧量降至正常的55%。因此，在心、肺、脑复苏中，一旦心搏恢复，应立即在头部放置冰帽，颈动脉或股动脉处放置冰袋，以达到迅速降低体温的目的。原则是降温时间要"早"、降温速度要"快"、降温程度要"够"、持续时间要"足"。头部温度降至28℃（当脑内温度为28℃时，才能控制脑水肿的发生），肛温降至32～34℃。在降温过程中，要定时监测体温，预防寒战，以免增加心脏负担。预防寒战可给予人工冬眠，常用氯丙嗪和异丙嗪各25mg肌内注射，异丙嗪25～50mg/次，静脉注射。当出现听觉时可行复温。

【注意事项】

①注意保护皮肤，冰帽内的冰块及冰屑应放均匀，可适当充水以防止冰棱角略伤头皮；②防止冻伤，耳郭可用数层纱布覆盖；③床单位保持干燥、平整，预防骨突出部位受压。

（2）脱水疗法：能迅速使脑体积变小，降低颅内压。在肾功能良好，血压稳定在10.7/6.67kPa（80/50mmHg）时，甘露醇是脑脱水的首选药物。常用20%甘露醇250ml快速静脉滴入，每6h1次，可迅速提高血浆渗透压，使间质及脑细胞中的水分进入血管，并经肾脏排出。此药仅吸收水而不吸收钠，在甘露醇排出后，脑细胞可将水回吸收，形成反跳。因此，应与50%葡萄糖液60～100ml交替应用，每6h1次；还可同时用地塞米松5～10mg莫菲滴管注入，每6h1次；呋塞米（速尿）20～40mg静脉注射，增强利尿效果。脱水治疗时须防止心功能和电解质紊乱。

9.重症监护记录，严密观察病情变化

一旦复苏成功，应迅速建立重症监护记录，严密监测病情变化。

（1）心电监测：复苏后的心律是不稳定的，须严密监测和处理心律失常。

（2）生命体征监测：每15min监测和记录心率、呼吸、血压1次，直至平稳。发现异常情况及时报告医师处理，防止有呼吸、心跳再次停止而造成死亡的危险。

（3）保持呼吸道通畅：加强呼吸道管理，有气管插管和上呼吸机治疗的患者，应注意呼吸道湿化并及时清除呼吸道分泌物。

（4）末梢循环的观察：如发现患者肢体湿冷，指（趾）甲苍白、发绀，提示末梢循环灌注不良；如果患者肢体温暖，指（趾）甲色泽红润，提示循环功能良好。

（5）观察神志变化：若患者瞳孔变小，对光反应恢复，角膜、吞咽、咳嗽反射也逐渐恢复，说明复苏好转。

（6）尿液监测：如血尿、少尿、尿比重＞1.025，或尿素氮和肌酐水平升高，应警惕肾功能衰竭。

（7）加强基础护理，预防并发症。

第十节　休克监护

一、概念

休克是由于失血、失液、创伤、感染、心衰、过敏及药物中毒等所引起的有效血液循环量减少，继而导致全身组织和脏器血流灌注不足，或原发性细胞器中毒以致不能摄取氧，使组织缺血、缺氧、微循环淤滞、代谢紊乱和脏器功能障碍的急性循环功能不全综合征，是临床各种严重疾病常见的并发症。

二、分类

根据病因及血流动力学改变，将休克分为四类：

1.低血容量性休克

系有失血、呕吐、腹泻、利尿、烧伤或腹水形成等引起血容量减少，前负荷降低和心搏量减少所致。由于外周血管收缩和低灌注，末梢皮肤湿冷，故又称为冷休克。

2.心源性休克

系心脏泵血功能衰竭引起心排血量急剧下降所致。最常见的原因为急性心肌梗死，发生率5%～10%。急性心脏压塞、急性肺心病、急性心肌炎、严重心律失常、心瓣膜阻塞等。此时心肌收缩功能减退，排血受阻或心室充盈不足，导致心排血量下降，静脉压升高，周围血管收缩或不收缩。

3.分布性休克

为容量血管明显扩张而使循环容量相对不足所致。包括感染性休克、过敏性休克、神经源性休克等。

（1）感染性休克：主要由动脉血管张力反应性降低所致。约2/3病例由革兰阴性菌感染引起，约1/3革兰阴性菌菌血症患者可发生感染性休克。院内感染是危重患者感染性休克的重要原因之一，为15%～25%。

（2）神经源性休克：常因剧烈疼痛刺激、颈部或上胸部损伤引起下行交感神经损害而导致血管运动张力降低或丧失、静脉血管扩张、有效循环量和静脉回流减少、心排血量下降所致。早期因静脉扩张而常表现为手足温暖，故又称暖休克。晚期因皮肤血管发生强烈收缩，皮温降低。

（3）过敏性休克：敏感者接触某种抗原物质后，抗原与肥大细胞表面特异性IgE抗体作用，刺激细胞释放组胺、血清素、激肽和细胞因子，引起静脉血管扩张和毛细血管通透性增加，导致血容量减少、血液浓缩和心排血量急剧减少。过敏性休克可在接触抗原数分钟内发生，常同时伴有喉或支气管痉挛、呼吸窘迫和荨麻疹等。喉头水肿是引起呼吸道阻塞的主要原因。

4.梗阻性休克

由循环血流梗阻引起心排血量急剧减少所致。常见原因：

（1）急性心脏压塞：创伤或心脏破裂及炎症反应使液体或血液填充心包腔，引起心包腔内压力升高，心室舒张受限和充盈受阻。

（2）急性肺栓塞：大块肺动脉栓塞时，右心室射血受阻。弥散性小栓子栓塞引起介质释放，肺血管强烈收缩，使右心室压力急剧升高，室间隔凸向左心室腔，限制左心室充盈。

（3）胸内压升高：胸内压升高减少静脉回心血量，是张力性气胸患者发生休克的主要机制。间歇正压通气或呼气末正压通气时，胸内压升高也会影响到心排血量。

三、临床表现

休克常见的临床表现为低血压、心动过速、呼吸增快、少尿、意识模糊、皮肤湿冷、四肢末端皮肤出现网状青斑、胸骨部皮肤或甲床按压后毛细血管再充盈时间 > 2s等。

四、应急处理

1.低血容量性休克

是最常见的一种休克。

（1）首先要给予心电监护和脉搏血氧计数监测，同时给予面罩高流量吸氧，以提高患者的血氧浓度。

（2）对患者的意识状态作简要的评估后，立即选择比较粗直的静脉进行穿刺补液治疗。先给温生理盐水1000ml快速输注，注意保暖。同时采集血样做各种基础检查（如动脉血气分析、血生化、各种血细胞的测定、血型、血交叉试验及出凝血时间的测定）。

（3）通常低血容量性休克的液体复苏治疗按3∶1的比例进行。即每丢失100ml液体补充300ml的晶体液体。晶体液有5%葡萄糖盐水、生理盐水和平衡液体等。

（4）补液量和速度应根据休克的病因、休克的程度和监测的有关参数决定。老年人和心脏病患者输液速度适当减慢，一般在头30～60min内快速输液500～1000ml，12h内输2000ml左右，24h内2500～3500ml，休克明显好转应补高糖溶液，根据血电解质的测定，注意补钾。

（5）血容量补足的依据

①唇色红，皮肤温暖；

②收缩压＞90mmHg，脉压差＞16mmHg，脉搏有力，脉率＜100/min；

③尿量＞30ml/h；

④CVP升至1.2kPa（12cmH$_2$0）。另外，在液体复苏的过程中，应插胃管和气囊导尿管，评估患者有无其他组织损伤，同时要持续监测患者生命体征、尿量、体温等，必要时进行腹腔灌洗（DPL）了解内出血情况，一旦DPL阳性要做好外科手术准备工作。

2.感染性休克

治疗的关键是在提高患者的血氧含量的同时，要对患者的感染进行广谱抗生素治疗。

（1）除快速输注液体、高流量面罩给氧外，要插气囊尿管做尿培养，各种血细胞测定，血生化检查等。

（2）在病原菌未明时，经验性选择能杀灭革兰阳性菌和革兰阴性菌的广谱抗生素。在感染器官和病原菌确定后，再根据医嘱更改抗生素。老年患者使用氨基糖苷类药物易增加肾毒性，有时抗生素的副作用与休克症状不易鉴别，均应引起注意。

（3）因为感染性休克也是处于低血容量状态，故需放置肺动脉导管，以便了解血流动力学情况，只要保证肺毛细血管楔压在1.6kPa（12mmHg）之内就可避免补液过量。

（4）当单纯液体复苏不能改善心血管状态时，可给予药物治疗，以改善血管紧张度提高血压。

3.心源性休克

治疗的关键是用药物或机械装置来降低心脏负荷。

（1）通过机械通气增加氧的供给，对于疼痛和烦躁不安的患者在血压和血氧饱和度允许的情况下，可给予阿片类镇痛药。

（2）要密切观察患者意识状态、血压、心率、心律、血氧分压、呼吸音及尿量。测量CVP和PAWP（维持在16～18mmHg之间，使心排血量和心肌收缩力达到理想状态）来指导补液，防止液体输入过多引起患者肺水肿。

（3）当快速输入2000ml液体后，收缩压仍＜70mmHg时，选用下面3种药对改善患者的心排血量有较好的作用。

①β受体阻滞药：可降低心率和增加心脏的充盈时间。

②血管舒张药：如硝普钠为均衡血管扩张药，有起效快、作用时间短、输注剂量容易控制的特点。三硝酸甘油酯可降低心脏的前、后负荷以及血管的阻力，但如果收缩压＜90mmHg要谨慎使用。

③增加心肌收缩力的药物：如氨力农等，可通过增加左心室的收缩力来增加心脏的排血量（这类患者最终只有通过冠状动脉旁路移植术彻底改善症状）。以上措施仅仅是为患者的手术创造了条件。

4.过敏性休克

治疗的关键是迅速建立人工气道，保持呼吸道通畅。

（1）首先将患者头后仰，下颌上提，如出现喉头水肿伴喘鸣时，应行气管插管术，必要时行气管切开术。有自主呼吸者立即给予氧气吸入，无自主呼吸者，需行机械通气来辅助呼吸。

（2）迅速清除过敏源，减少进一步吸收。

（3）对发生喉头水肿或支气管痉挛者，静注1：10 000肾上腺素3～5ml，也可经气管插管内给药。病情较轻者，皮下注射或肌内注射1：1000肾上腺素0.3～0.5ml。如症状持续存在，可间隔5～10min重复给药。也可将肾上腺素2～4mg加入1000ml生理盐水中，以2～4/g/min的速度静滴，同时可选用糖皮质激素、抗组胺药、氨茶碱、胰高血糖素和纳洛酮等药物。

（4）液体复苏：持续低血压和休克需快速扩容，可输入等张晶体液（如生理盐水或乳酸林格液）或胶体液（5%白蛋白或6%羟乙基淀粉）。经充分补液后，低血压仍不能改善，并出现少尿、肺水肿或呼吸衰竭时，可加用正性肌力药或血管活性药。

第四章　呼吸系统危重病

第一节　重症肺炎

一、基本概念

肺炎是指终末气道、肺泡及肺间质的炎症改变。其中，细菌性肺炎是肺炎及感染性疾病中最常见的类型之一。此病的诱发因素主要有病原微生物感染、理化因素、免疫损伤、药物及过敏等。本节讨论的是由病原微生物感染引起的重症肺炎。

重症肺炎是由各种病原微生物所致的肺实质性炎症，进而造成严重血流感染。临床上伴有急性感染的症状，多见于老年人，青壮年也可发病。临床表现呼吸频率 > 30次/分，低氧血症，$PaO_2/FiO_2 < 300mmHg$，需要机械通气支持，肺部X线显示多个肺叶的浸润影，脓毒性休克，需要血管加压药物支持 > 4h以上，少尿，病情严重者可出现弥散性血管内凝血、肾功能不全而死亡。参考肺炎的分类，重症肺炎也可分为重症社区获得性肺炎（SCAP）和重症医院获得性肺炎（SHAP），SHAP又可分为两类，入院后4d以内发生的肺炎称为早发型，5d或以上发生的肺炎称为迟发型，两种类型SHAP在病原菌分布、治疗和预后上均有明显的差异。在SHAP当中，呼吸机相关性肺炎（VAP）占有相当大的比例，而且从发病机制、治疗与预防方面均有其独特之处。此外，还包括医疗护理相关性肺炎（HCAP）。据估计我国每年约有250万人患肺炎，年发病率约2/1000，年死亡12.5万例，死亡率10/10万人，SCAP的病死率为21%~58%，而SHAP的病死率为30%~70%。在美国约75%的CAP患者是在急诊科进行初始诊断和治疗的，在我国也占70%~80%左右。

二、常见病因

（一）易感因素

SCAP最常见的基础病是慢性阻塞性肺疾病（COPD）；其次是慢性心脏疾病、糖尿病、酗酒、高龄、长期护理机构居住等；约有1/3的SCAP患者在发病前是身体健康的。SHAP的发生与患者的个体因素、感染控制相关因素、治疗干预引起的宿主防御能力变化等有关。患者相关因素包括多方面，如存在严重急性/慢性疾病、昏迷、严重营养不良、长期住院或围手术期、休克、代谢性酸中毒、吸烟、合并基础性疾病、中枢神经系统功能不全、酗酒、COPD、呼吸衰竭等。

（二）病原微生物

病原体可以是单一致病微生物，也可以是混合致病微生物。SCAP最常见的病原体为肺炎链球菌（包括DRSP）、军团菌属、流感杆菌、革兰阴性肠杆菌（特别是克雷伯杆菌］、金黄色葡萄球菌、肺炎支原体、铜绿假单胞菌、呼吸道病毒及真菌。SHAP早发型的病原体与SCAP者类似；晚发型SHAP多见革兰阴性菌为铜绿假单胞菌、鲍曼不动杆菌、嗜麦芽窄食单胞菌、大肠埃希菌、肺炎克雷伯菌、阴沟肠杆菌、洋葱伯克霍尔德菌；革兰阳性菌为金黄色葡萄球菌、肠球菌属、凝固酶阴性葡萄球菌；真菌以念珠菌为主。

然而临床上常用的致病微生物检测方法只能检测出不足一半的致病微生物，我国台湾的研究显示，在所有CAP中，不明原因肺炎占25%。

1.肺炎链球菌

为革兰阳性双球菌，属链球菌的一种。有20%～40%（春季可高达40%～70%）的正常人鼻咽部分可分离出呼吸道定植菌–肺炎链球菌。肺炎链球菌可引起大叶肺炎，皆为原发性。

2.军团杆菌

为需氧革兰阴性杆菌，以嗜肺军团菌最易致病。此类细菌形态相似，具有共同的生化特征，引起疾病类似。

3.流感嗜血杆菌

是一种没有运动力的革兰阴性短小杆菌。所致疾病分原发感染和继发感染两类，前者为急性化脓性感染，以小儿多见；后者常在流感、麻疹等感染后发生，多见于成人。

4.克雷伯菌

为革兰阴性杆菌。主要有肺炎克雷伯氏菌、臭鼻克雷伯菌和鼻硬结克雷伯菌。其中肺炎克雷伯菌对人致病性较强，是重要的条件致病菌和医源性感染菌之一。

5.大肠埃希菌为条件致病菌，属肠杆菌科，埃希杆菌属，革兰阴性、兼性厌氧，该菌为肠道正常菌群。

6.金黄色葡萄球菌

是人类的一种重要病原菌，隶属于葡萄球菌属，有"嗜肉菌"的别称，是革兰阳性菌的代表，可引起许多严重感染。

7.铜绿假单胞菌

是条件致病菌，属于非发酵革兰阴性杆菌。为专性需氧菌。正常人皮肤，尤其潮湿部位如腋下、会阴部及耳道内，呼吸道和肠道均有该菌存在，但分离率较低。铜绿假单胞菌感染常在医院内发生，医院内多种设备及器械上均曾分离到本菌，通过各种途径传播给病人，病人与病人的接触也为传播途径之一。

8.鲍曼不动杆菌（Ab）

为非发酵革兰阴性杆菌，广泛存在于自然界、医院环境及人体皮肤。估计0.5%~7.6%健康者的皮肤上带有鲍曼不动杆菌，住院病人则高达20%，属于条件致病菌，甚至是造成重症监护病房（ICU）、医院感染暴发的主要致病菌。

9.肺炎支原体

是人类支原体肺炎的病原体。支原体肺炎的病理改变以间质性肺炎为主，有时并发支气管肺炎，称为原发性非典型性肺炎。主要经飞沫传染，潜伏期2~3周。

10.呼吸道病毒

包括导致SARS的冠状病毒、新甲型H1N1流感病毒、H3N2流感病毒、H5N1流感病毒、H7N9流感病毒、高致病性禽流感病毒等。

11.真菌

在真菌感染方面，除了曲霉病、念珠菌病外，隐球菌病及肺孢子菌肺炎感染日益增多。隐球菌病最常见病原为新型隐球菌。

（1）念珠菌：病原主要为白色念珠菌，此菌正常情况与机体处于共生状态，不引起疾病。当某些因素破坏这种平衡状态时，白色念珠菌便由酵母相转为菌丝相，在局部大量生长繁殖，引起皮肤、黏膜甚至全身感染。另外念珠菌属还有少数其他致病菌，如克柔念珠菌、类星形念珠菌、热带念珠菌等。

（2）曲霉：是腐物寄生性真菌，曲霉为条件致病性真菌。可导致各种感染、过敏反应和肺曲霉球等疾病，也可在人体内定植。大多数是在原有肺部疾患的基础上或因长期使用抗生素和激素后继发感染。

（3）新型隐球菌：又名溶组织酵母菌，是土壤、鸽类、牛乳、水果等的腐生菌，也可存在人口腔中，可侵犯人和动物，一般为外源性感染，但也可能为内源性感染，对人类而言，它通常是条件致病菌。

(1)肺孢子菌：肺孢子菌为单细胞生物，兼有原虫及真菌的特征，具有两种生活周期的形态特征：包囊和滋养体。主要通过呼吸道（空气、飞沫）

传播，少数可为先天性感染，健康成人感染肺孢子菌呈亚临床表现，而血清中可检出肺孢子菌抗体，但当免疫功能受到抑制时，肺孢子菌则迅速大量繁殖，引起肺孢子菌肺炎（PCP）。

三、发病机制

足够数量的具有致病力的病原菌侵入肺部，可引起肺部上皮细胞及间质的结构、功能损害，从而引起呼吸困难、低氧血症、ARDS甚至呼吸衰竭。另一方面是机体防御反应过度。一旦炎性细胞高度活化，进一步引起炎症介质的瀑布样释放，而机体的抗炎机制不足与之对抗，出现全身炎症反应综合征（SIRS）/代偿性抗炎反应综合征（CRS），其结果是全身炎症反应的失控，从而引起严重脓毒症、脓毒性休克，并可引起全身组织、器官的损害，出现MODS。

四、临床特征

1.一般症状与体征

寒战，高热，但亦有体温不升者。可伴头痛，全身肌肉酸痛，口鼻周围出现疱疹。恶心、呕吐、腹胀、腹痛。体温在39℃～41℃，脉搏细数，血压下降＜90/60mmHg。神志模糊，烦躁不安，嗜睡，谵妄，抽搐和昏迷，四肢厥冷，出冷汗，少尿或无尿。

2.呼吸系统

（1）咳嗽、咯痰、咯血：可为干咳、咯黏痰或脓性痰，有时咯铁锈痰或血痰，甚至咯血；伴发肺脓肿（厌氧菌感染）时可出现恶臭痰。

（2）胸痛：多为尖锐的刺痛，咳嗽吸气时加重。

（3）呼吸困难：表现为气促、进行性呼吸困难、呼吸窘迫等。

（4）体征：呼吸急促无力或为深大呼吸，呼吸频率＞30次/分，鼻翼扇动，口唇及肢端发绀。肺病变部位语颤增强，叩诊浊音或实音，肺泡呼吸音减弱，可闻及干湿啰音，部分病人可闻及胸膜摩擦音。

3.并发症

炎症反应进行性加重，可导致其他器官功能的损害。常并发脓毒症、脓毒性休克、MODS。

五、辅助检查

1.病原学检查

（1）血培养：严重感染伴血流感染者，于抗菌药物使用前，可在血液中培养出致病菌。因此对所有重症患者均应留取两套血培养。

（2）有创检查：应用其他有创操作取得原本无菌部位的标本对肺炎诊断具有重要意义。有创检查包括：胸腔穿刺、经皮肺穿刺、支气管镜保护性毛刷、支气管肺泡灌洗、支气管吸取物定量、支气管镜。

（3）痰培养：痰培养在24~48小时可确定病原菌。重症肺炎患者如有脓痰则需要及时进行革兰染色涂片，出现单一的优势菌则考虑为致病菌，同时可解释痰培养的结果。与革兰染色相符的痰培养结果可进行种属鉴定和药敏试验。某些特殊染色如吉曼尼兹染色，可见巨噬细胞内呈紫红色细菌应考虑为军团杆菌可能。诊断卡氏肺孢子虫病（PCP）的金标准是在肺实质或下呼吸道分泌物中找到肺孢子菌包囊或滋养体。

（4）抗原检测：对住院的重症肺炎患者以及任何出现肺炎伴胸腔积液的患者均需要应用免疫层析法进行尿肺炎链球菌抗原检测。因病情严重以及流行病学或临床怀疑军团菌感染患者，需要进行尿液及血清军团菌抗原检测。其中，尿军团菌Ⅰ型抗原检测是最快捷的诊断或排除诊断方法，试验阴性则表明军团菌感染可能性不大，但并不能完全排除。隐球菌荚膜多糖抗原，对隐球菌感染均有非常好的诊断特异性。

（5）血清学试验：对于肺炎支原体、肺炎衣原体和军团菌感染，血清学试验在流行病学研究中的作用比个体诊治更重要。如果在治疗过程中考虑有非典型病原感染可能（例如患者对β内酰胺类抗生素治疗无反应），那么血清学试验不应作为唯一的常规诊断试验，联合应用病原IgM抗体和PCR检测可能是最敏感的检测方法。真菌由于痰培养阳性较低，近年来研究发现通过测定真菌的细胞壁成分半乳甘露聚糖（GM）和代谢产物1，3-β-D葡聚糖（G试验）可提高对真菌感染的诊断能力。GM试验对肺曲霉病的诊断价值非常大，其诊断的敏感度和特异度均高达90%左右。怀疑病毒感染者应进行病毒抗体检测。

（6）分子生物学试验：对于CAP患者，应用定量分子检测方法进行痰和血液中肺炎链球菌的检测可能有效，尤其是对于已经开始抗生素治疗患者，可以作为一个评估病情严重度的有用工具。在检测冬季流行常见的流感和呼吸道合胞病毒感染以及非典型病原体方面，分子生物学试验提供了可行的检测方法，其结果可以及时地用于指导临床治疗。

2.血常规

白细胞>（10~30）×109/L，或<4×109/L，中性粒细胞多在80%以上，并有中毒颗粒，核左移。累及血液系统时，可有血小板计数进行性下降，导致凝血功能障碍。卡氏肺孢子虫病白细胞计数正常或稍高，约50%病例的淋巴细胞减少，嗜酸性粒细胞轻度增高。

3.X线胸片

早期表现为肺纹理增多或某一个肺段有淡薄、均匀阴影，实变期肺内可见大片均匀致密阴影。SARS肺部有不同程度的片状、斑片状浸润性阴影或呈网状改变，部分患者进展迅速，呈大片状阴影；常为多叶或双侧改变，阴影吸收消散较慢；肺部阴影与症状、体征可不一致。卡氏肺孢子虫病影像学表现主要涉及肺泡和肺间质改变。

4.胸部CT

主要表现为肺多叶多段高密度病灶，在病灶内有时可见空气支气管征象，于肺段病灶周围可见斑片状及腺泡样结节病灶，病灶沿支气管分支分布。

5.血气分析

动脉血氧分压下降，$PaO_2/FiO_2 < 300mmHg$。早期产生呼吸性碱中毒，晚期出现代谢性酸中毒及高碳酸血症。

六、诊断思路

（一）重症肺炎的诊断

1.出现意识障碍。

2.呼吸频率＞30次/分。

3.呼吸空气时，$PaO < 60mmHg$、$PaO_2/FiO_2 < 300mmHg$，需行机械通气治疗。

4.动脉收缩压＜90/60mmHg，并发脓毒性休克。

5.X线胸片显示双侧或多肺叶受累，或入院48小时内病变扩大＞50%。

6.血尿素氮＞7mmol/L，少尿，尿量＜20mL/h，或＜80mL/4h，或并发急性肾衰竭需要透析治疗。

但晚发性发病（入院＞5d、机械通气＞4d）和存在高危因素者，如老年人、慢性肺部疾病或其他基础疾病、恶性肿瘤、免疫受损、昏迷、误吸、近期呼吸道感染等，即使不完全符合重症肺炎规定标准，亦视为重症。

（二）肺炎发生的状态

1.病程

根据肺炎发生的时间可有急性（病程＜2周）、迁延性（病程2周～3个月）和慢性（病程＞3个月）肺炎。

2.病理

根据肺炎的病理形态分为大叶性肺炎、支气管肺炎、间质性肺炎和毛细支气管炎。

3.病原

由于微生物学的进展，同一病原可致不同类型的肺炎，部分肺炎可同时存在几种病原的混合感染，临床上主要区分为细菌、病毒、真菌、支原体等性质的肺炎。

4.来源

根据肺炎发生的地点不同可分为社区获得性和医院内获得性肺炎。

5.途径

根据肺炎发生的方式不一，应特别分析肺炎属于吸入性（如羊水、食物、异物、类脂物等）、过敏性、外源感染性、血行迁徙性（败血性）等。

6.病情

根据肺炎发生的严重程度分为普通肺炎和重症肺炎。

（三）鉴别诊断

1.肺结核

与急性干酪性肺炎及大叶性肺炎的临床表现、X线特征颇相似，但前者病人的病程较长，对一般抗生素无效，痰中可找到结核分枝杆菌，以资鉴别。

2.非感染性呼吸系统急症

由于本节主要讨论的是感染引起的重症肺炎，因此，在鉴别诊断时，亦需与一些非感染原因引起的呼吸系统急症进行鉴别，如吸入性损伤、非感染原因引起的急性呼吸窘迫综合征（ARDS）、急性放射性肺炎等。

七、救治方法

（一）一般治疗

卧床休息，注意保暖，摄入足够的蛋白质、热量和维生素，易于消化的半流质。监测呼吸、心率、血压及尿量。高热时可予前额放置冰袋或酒精擦浴，不轻易使用阿司匹林或其他退热剂。剧烈咳嗽或伴胸痛时可予可待因15～30mg口服。烦躁不安，谵妄者可服安定5mg或水合氯醛1～1.5mg，不应用抑制呼吸的镇静剂。

（二）抗菌治疗

1.初始经验性抗菌治疗

对于经验性治疗重症肺炎患者应采取重锤猛击和降阶梯疗法的策略，在获得细菌学培养结果之前应早期使用广谱足量的抗生素，以抑制革兰阴性和革兰阳性的病原菌。抗生素应用原则是早期、足量、联合、静脉应用。查清病原菌后，可选用敏感抗生素。

早期经验性抗菌治疗参考因素应包括：①社区感染还是医院感染；②宿主有无基础疾病和免疫抑制；③多种药物耐药（MDR）和特殊（定）病原体发生的危险因素是否存在；④是否已接受抗菌药物治疗，用过哪些品种，药动学/药效学（PK/PD）特性如何；⑤影像学表现；⑥病情的严重程度、病人的肝肾功能以及特殊生理状态如妊娠等。

（1）SCAP治疗：合理运用抗生素的关键是整体看待和重视初始经验性治疗和后续的针对性治疗这两个连续阶段，并适时实现转换，一方面可改善临床治疗效果，另一方面避免广谱抗生素联合治疗方案滥用而致的细菌耐药。早期的经验性治疗应有针对性地全面覆盖可能的病原体，包括非典型病原体，因为5%～40%患者为混合性感染；2007年美国胸科协会和美国感染性疾病协会（ATS/IDSA）建议的治疗方案：A组无铜绿假单胞菌感染危险因素的患者，可选用：①头孢曲松或头孢噻肟联合大环内酯类；②氟喹诺酮联合氨基糖苷类；③β内酰胺类抗生素和内酰胺酶抑制剂（如氨苄西林/舒巴坦、阿莫西林/克拉维酸）单用或联合大环内酯类；④厄他培南联合大环内酯类。B组含铜绿假单抱菌的患者选用：①具有抗假单抱菌活性的β内酰胺类抗菌药物包括（如头孢他啶、头孢吡肟、哌拉西林/他唑巴坦、头孢哌酮/舒巴坦、亚胺培南、美罗培南等）联合大环内酯类，必要时可同时联用氨基糖苷类。②具有抗假单胞菌活性的β内酰胺类联合喹诺酮类。③左旋氧氟沙星或环丙沙星联合氨基糖苷类。

（2）SHAP治疗：SHAP早发型抗菌药物的选用与SCAP相同，SHAP迟发型抗菌药物的选用以喹诺酮类或氨基糖苷类联合β内酰胺类。如为MRSA感染时联合万古霉素或利奈唑胺；如为真菌感染时应选用有效抗真菌药物；如流感嗜血杆菌感染时首选第二、三代头孢菌素、新大环内酯类、复方磺胺甲恶唑、氟喹诺酮类。

若有可靠的病原学结果，按照降阶梯简化联合方案调整抗生素，应选择高敏、窄谱、低毒、价廉药物，但决定转换时机除了特异性的病原学依据外，最重要的还是患者的临床治疗反应。如果抗菌治疗效果不佳，则应"整体更换"。抗感染失败常见的原因有细菌产生耐药、不适当的初始治疗方案、化脓性并发症或存在其他感染等。疗程长短取决于感染的病原体、严重程度、基础疾病及临床治疗反应等，一般链球菌感染者推荐10天。非典型病原体为14天，金黄色葡萄球菌、革兰阴性肠杆菌、军团菌为14～21天。SARS对抗感染治疗一般无效。

（3）抗病原微生物治疗方案有：①铜绿假单胞菌可选择抗假单胞菌活性头孢菌素（头孢吡肟、头孢他啶）或抗假单胞菌活性碳青霉烯类（亚胺培南、美罗培南）或哌拉西林/他唑巴坦，同时联合用环丙沙星或左氧氟沙星或氨基糖苷类。②超广谱β内酰胺酶（ESBL）阳性的肺炎克雷伯菌、大肠埃希菌可选择头孢他啶、头孢吡肟或哌拉西林/他唑巴坦、头孢哌酮/舒巴坦或亚胺培南、美罗培南，可同时联合用氨基糖苷类。③不动杆菌可选择头孢哌酮/舒巴坦或亚胺培南、美罗培南，耐碳青霉烯不动杆菌可考虑使用多黏菌素。

④嗜麦芽窄食单胞菌可选择氟喹诺酮类抗菌药物特别是左旋氧氟沙星或替卡西林/克拉维酸或复方新诺明。⑤耐甲氧西林的金黄色葡萄球菌可选择万古霉素或利奈唑胺。⑥嗜肺军团菌可选择新喹诺酮类或新大环内酯类。⑦厌氧菌可选青霉素、甲硝唑、克林霉素β内酰胺类加内酰胺酶抑制剂。⑧新型隐球菌、酵母样菌、组织胞浆菌可选氟康唑，当上述药物无效时可选用两性霉素B。⑨巨细胞病毒首选更昔洛韦或联合静脉用免疫球蛋白（IVIG）、或巨细胞病毒高免疫球蛋白。⑩卡氏肺孢子虫首选复方磺胺甲恶唑（SMZ+TMP），其中SMZ100mg/（kg·d）、TMP20mg/（kg·d），口服或静脉滴注，q6h。替代：喷他脒2～4mg/（kg·d），肌注；氯苯砜100mg/d联合TMP20mg/（kg·d），口服，q6h。早期恶化（48～72小时）或改善后有恶化，应加强针对耐药菌或少见病原菌治疗。

重症肺炎抗菌治疗疗程通常为7～10天，但对于多肺叶肺炎或肺组织坏死、空洞形成者，有营养不良及慢性阻塞性肺病等基础疾病和免疫性疾病或免疫功能障碍者、铜绿假单胞菌属感染者，疗程可能需要14～21天，以减少复发可能。

2.抗真菌治疗

根据患者临床情况选择经验性治疗、抢先治疗或针对性治疗的策略。目前应用的抗真菌药物有多烯类、唑类、棘白菌素类等。多烯类如两性霉素B虽然广谱、抗菌作用强，但毒性很大，重症患者难于耐受，近年研制的两性霉素B脂质体毒性明显减轻，且抗菌作用与前者相当。唑类如氟康唑、伊曲康唑及伏立康唑等，氟康唑常应用于白念珠菌感染，但对非白念珠菌及真菌疗效较差或无效；伏立康唑对念珠菌及真菌均有强大的抗菌作用，且可透过血-脑屏障。棘白菌素类如卡泊芬净，是通过干扰细胞壁的合成而起抗菌作用，具有广谱、强效的抗菌作用，与唑类无交叉耐药，但对隐球菌无效。对于病情严重、疗效差的真菌感染患者，可考虑联合用药，但需注意药物间的拮抗效应。抗真菌治疗的疗程应取决于临床治疗效果，根据病灶吸收情况而定，不可过早停药，以免复发。

3.抗病毒治疗

抗病毒药物分为抗RNA病毒药物、抗DNA病毒药物、广谱抗病毒药物。

（1）抗RNA病毒药物：①M2离子通道阻滞剂：这一类药物包括金刚烷胺和金刚乙胺，可通过阻止病毒脱壳及其核酸释放，抑制病毒复制和增殖。M2蛋白为甲型流感病毒所特有，因而此类药物只对甲型流感病毒有抑制作用，用于甲型流感病毒的早期治疗和流行高峰期预防用药。但该类药物目前耐药率很高。②神经氨酸酶抑制剂：主要包括奥司他韦、扎那米韦和帕拉米韦。各型流感病毒均存在神经氨酸酶，此类药物可通过黏附于新形成病毒微粒的神经氨酸酶表面的糖蛋白，阻止宿主细胞释放新的病毒，并促进已释放的病毒相互凝聚、死亡。③阿比多尔：阿比多尔是一种广谱抗病毒药物，对无包膜及有包膜的病毒均有作用，其抗病毒机制主要是增加流感病毒构象转换的稳定性，从而抑制病毒外壳HA与宿主细胞膜的融合作用，并能穿入细胞核直接抑制病毒RNA和DNA的合成，阻断病毒的复制，另外还可能具有调节免疫和诱导干扰素的作用，增加抗病毒效果。④帕利珠单抗：帕利珠单抗是一种RSV的特异性单克隆抗体，可用于预防呼吸道合胞病毒感染。

（2）抗DNA病毒药物：①阿昔洛韦：又称无环鸟苷，属核苷类抗病毒药物，为嘌呤核苷衍生物，在体内可转化为三磷酸化合物，干扰病毒DNA聚合酶从而抑制病毒复制，故为抗DNA病毒药物。②更昔洛韦：又称丙氧鸟苷，为阿昔洛韦衍生物，其作用机制及抗病毒谱与阿昔洛韦相似。③西多福韦：是一种新型开环核苷类抗病毒药物，与阿昔洛韦不同的是，该药只需非特异性病毒激酶两次磷酸化催化，即可转化为活性形式，故对部分无法将核苷转化成单磷酸核苷（核酸）的DNA病毒有效。西多福韦具有强抗疱疹病毒活性，对巨细胞病毒感染疗效尤为突出，可用于免疫功能低下患者巨细胞病毒感染的预防和治疗。

广谱抗菌药：①利巴韦林：广谱抗病毒药物，其磷酸化产物为病毒合成酶的竞争性抑制剂，可抑制肌苷单磷酸脱氢酶、流感病毒RNA聚合酶和mRNA鸟苷转移酶，阻断病毒RNA和蛋白质合成，进而抑制病毒复制和传播。②膦甲酸钠：为广谱抗病毒药物，主要通过抑制病毒DNA和RNA聚合酶发挥其生物效应。

（三）抗休克治疗

感染性休克属于血容量分布异常的休克，存在明显的有效血容量不足，治疗上首先应进行充分的液体疗法，尽早达到复苏终点：中心静脉压8~12cmH2O、平均动脉压（MAP）065mmHg，尿量>0.5ml/（kg·h），混合血氧饱和度（SvO2）070%。在补充血容量后若血压仍未能纠正，应使用血管活性药物。根据病情可选择去甲肾上腺素等；若存在心脏收缩功能减退者，可联合应用多巴酚丁胺，同时应加强液体管理，避免发生或加重肺水肿，影响氧合功能及抗感染治疗效果。

（四）肾上腺糖皮质激素

肾上腺糖皮质激素具有稳定溶酶体膜，减轻炎症和毒性反应，抑制炎症介质的产生，对保护各个脏器功能有一定作用。常用甲泼尼龙，主张大剂量、短程（不超过3天）治疗，必须在有效控制感染前提下应用，在感染性休克中，糖皮质激素的应用越早越好，在组织细胞严重损害之前应用效果尤佳。一般建议应用氢化可的松200~300mg/d，分2~3次，疗程共5~7天。

（五）加强营养支持

重症肺炎患者早期分解代谢亢进，目前建议补充生理需要量为主，过多的热量补充反而对预后不利，且加重心脏负荷。病情发展稳定后则需根据患者体重、代谢情况而充分补充热量及蛋白，一般补充热量30~35kca/kg，蛋白质1~1.5g/kg。改善营养状态，有利于病情恢复及呼吸肌力增强、撤离呼吸机。

（六）维持或纠正重要器官功能

随着病情进展，重症肺炎可引起多器官功能损害，常见有肾、消化道、肝、内分泌、血液等器官或系统的功能损害，故在临床上应密切监测机体各器官功能状况。一旦出现器官功能受损，根据程度的不同而采用相应的治疗措施。

八、最新进展

（一）肺真菌病

多数学者认为肺真菌病以肺曲霉病最多见，而肺念珠菌病尤其是念珠菌肺炎和肺脓肿少见，其依据是国内外尸检结果极少发现真正意义的念珠菌肺炎。但纵观国内外文献，大多数的病原菌统计来自血液恶性肿瘤和造血干细胞移植的患者，由于这些患者存在粒细胞缺乏，曲霉感染率高是毋庸置疑的。但普通内科、呼吸科和ICU的患者，由于通常不存在粒细胞缺乏，其肺真菌病的种类一直缺乏可靠的流行病学资料。近年来在我国肺念珠菌病并不少见，仅次于肺曲霉病，由刘又宁教授牵头进行的我国第一项大规模的多中心研究结果显示，依据目前国内外公认的侵袭性真菌感染的确诊和临床诊断标准，在非血液恶性疾病患者中最终确定的位于前7位的肺真菌病依次为肺曲霉病180例（37.9%），肺念珠菌病162例04.2%），肺隐球菌病74例（15.6%），肺孢子菌病23例（4.8%），肺毛霉病10例（2.1%），肺马内菲青霉病4例，组织胞浆菌病2例，与肺曲霉病的比例非常接近。此外，肺隐球菌病的报道不断增多，尤其在南方。此次回顾性调查结果显示肺隐球菌病占第3位，达15.6%，这与肺穿刺活检广泛开展有关。隐球菌病最常见病原为新型隐球菌，与其他肺真菌病比较，肺隐球菌病社区发病多，且大多不合并有基础疾病和其他免疫功能低下等因素，发病年龄相对较轻，预后较好。侵袭性真菌感染的危险因素一般认为与血液恶性肿瘤和造血干细胞移植导致的粒细胞缺乏关系最为密切，这类患者发生感染时也最易想到真菌感染，但最近美国1000多家医疗机构对11881例侵袭性真菌感染患者的统计结果显示，最易发生侵袭性真菌感染的基础疾病患病群体中，COPD占第1位（22.2%），其次是糖尿病（21.7%），第3位才是恶性血液病（9.6%），这提示临床医生尤其是内科及ICU医生应警惕COPD和糖尿病患者并发侵袭性肺真菌病，特别是肺曲霉病的风险。SMZ-TMP一直是治疗卡氏肺孢子虫病的有效药物之一，但不良反应常见，且对磺胺类过敏的患者不能应用。二氢叶酸还原酶是甲氧苄啶和乙胺嘧啶的作用靶位，越来越多的卡氏肺孢子虫病患者该基因发生突变，临床医生应当密切监测患者对标准肺孢子菌治疗的反应，同时应不断研究新的药物治疗靶点。肺孢子菌细胞壁的主要成分是（1，3）-β-D-葡聚糖，卡泊芬净是（1，3）-β-D-葡聚糖合成酶抑制剂，因与SMZ-TMP作用机制不同，两者合用具有协同作用，所以，HIV感染的患者发生卡氏肺孢子虫病时，可在SMZ-TMP标准治疗的基础上加用卡泊芬净，尤其是脏器功能不全且不能耐受SMZ-TMP、克林霉素等抗肺孢子菌药物的患者，更适合选择安全性高的（1，3）-β-D-葡聚糖合成酶抑制剂。对于免疫健全宿主，建议给予口服氟康唑治疗，推荐起始予氟康唑400mg/d，临床稳定后减量至200mg/d，也可选择伊曲康唑400mg/d，总疗程6个月，并随诊1年。对免疫缺陷宿主而言，多伴有脑膜炎、播散性病灶或症状较严重者，推荐使用两性霉素B[0.7~1.0mg/（kg·d]）+氟胞嘧啶[100mg/（kg·d）]，总疗程在10周左右。应用氟胞嘧啶治疗的患者，有条件者应根据血药浓度调整剂量。对于AIDS且CD4+T细胞计数＜200μl，隐球菌感染已有播散病灶或累及中枢神经系统的患者，建议氟康唑200mg/d维持治疗并可无限期延长，直至CD4T细胞计数＞200μl，HIVRNA持续3个月检测不到，患者病情稳定达1~2年。变应性支气管肺曲霉菌病（ABPA）是一种非侵袭性的过敏性疾病，治疗的目标是预防和治疗该病的急性加重，并预防肺纤维化的发生，系统性使用糖皮质激素是根本的治疗方法，推荐泼尼松（或其他等剂量糖皮质激素），起始剂量为0.5mg/（kg·d），症状改善后逐渐减量。轻度急性发作可应用吸入糖皮质激素和支气管扩张药，白三烯受体调节剂作为辅助用药可能发挥一定的作用。

（二）呼吸道病毒感染

可引起呼吸道的感染病毒多达100～200余种，有RNA病毒和DNA病毒两种类型，其中最常见的致病病毒包括流感病毒、副流感病毒、呼吸道合胞病毒、腺病毒、鼻病毒及冠状病毒等。博卡病毒、麻疹病毒、水痘-疱疹病毒和巨细胞病毒等感染相对少见。但近年来，不断出现一些不同种类以感染呼吸道为主的新型高致病性病毒，如严重急性呼吸综合征冠状病毒、甲型H5N1人禽流感病毒。2009年新甲型H1N1流感病毒和2013年甲型H7N9人禽流感病毒等，加之社会人口老龄化、器官移植、免疫抑制剂在免疫相关疾病中的应用、人类获得性免疫缺陷综合征发病率增加和患病人数的累积等因素，使新发或再发呼吸道病毒感染的发病率不断增加，而且有些病毒感染所致的病死率极高。

（三）甲氧西林耐药的金黄色葡萄球菌

甲氧西林耐药的金黄色葡萄球菌（MRSA）是引起医院相关性和社区相关性感染的重要致病菌之一，自1961年首次发现以来，其临床分离率不断增加，2010年我国10个省市14所不同地区医院临床分离菌耐药性监测（CHINET）结果显示，临床分离出的4452株金黄色葡萄球菌（以下简称金葡菌）中MRSA比例高达51.7%，占革兰阳性球菌的第一位。MRSA已是医院相关性感染最重要的革兰阳性球菌，国外已报道金葡菌（VRSA）对万古霉素耐药。而更令人震惊的是近年来世界各地不断报道危及生命的社区获得性MRSA感染，防治形势极为严峻。MRSA肺炎（无论HA-MRSA还是CA-MRSA肺炎），推荐应用万古霉素、利奈唑胺或克林霉素治疗，疗程7～21天。伴脓胸者，应及时引流。MRSA非复杂性血流感染患者至少给予两周万古霉素或达托霉素静脉滴注，而对于复杂性血流感染者，依据感染的严重程度建议疗程4～6周。到目前为止全球共报道9株耐药金黄色葡萄球菌（VRSA），大量耐药监测数据显示万古霉素对MRSA仍保持很好的抗菌活性。

（四）鲍曼不动杆菌感染

鲍曼不动杆菌已成为我国院内感染的主要致病菌之一。根据2010年中国CHINET细菌耐药性监测网数据显示，我国10省市14家教学医院鲍曼不动杆菌占临床分离革兰阴性菌的16.11%，仅次于大肠埃希菌与肺炎克雷伯菌。首先明确了鲍曼不动杆菌的相关概念，如多重耐药鲍曼不动杆菌（MDRAB）是指对下列5类抗菌药物中至少3类抗菌药物耐药的菌株，包括：抗假单胞菌头孢菌素、抗假单胞菌碳青霉烯类抗生素、含有伊内酰胺酶抑制剂的复合制剂（包括哌拉西林/他唑巴坦、头孢哌酮/舒巴坦、氨苄西林/舒巴坦）、氟喹诺酮类抗菌药物、氨基糖苷类抗生素。广泛耐药鲍曼不动杆菌（XDRAB）是指仅对1~2种潜在有抗不动杆菌活性的药物（主要指替加环素和/或多黏菌素）敏感的菌株。全耐药鲍曼不动杆菌（PDRAB）则指对目前所能获得的潜在有抗不动杆菌活性的抗菌药物（包括多黏菌素、替加环素）均耐药的菌株。在治疗方面给予了指导性建议：非多重耐药鲍曼不动杆菌感染：可根据药敏结果选用伊内酰胺类抗生素等抗菌药物；MDRAB感染：根据药敏选用头孢哌酮/舒巴坦、氨苄西林/舒巴坦或碳青霉烯类抗生素，可联合应用氨基糖苷类抗生素或氟喹诺酮类抗菌药物等；XDRAB感染：常采用两药联合方案，甚至3药联合方案。两药联合方案包括：①以舒巴坦或含舒巴坦的复合制剂为基础的联合以下一种：米诺环素（或多西环素）、多黏菌素E、氨基糖苷类抗生素、碳青霉烯类抗生素等；②以多黏菌素E为基础的联合以下一种：含舒巴坦的复合制剂（或舒巴坦）、碳青霉烯类抗生素；③以替加环素为基础的联合以下一种：含舒巴坦的复合制剂（或舒巴坦）、碳青霉烯类抗生素、多黏菌素E、喹诺酮类抗菌药物、氨基糖苷类抗生素。药联合方案有：含舒巴坦的复合制剂（或舒巴坦）+多西环素+碳青霉烯类抗生素、亚胺培南+利福平+多黏菌素或妥布霉素等。上述方案中，国内目前较多采用以头孢哌酮/舒巴坦为基础的联合方案如头孢哌酮/舒巴坦+多西环素（静脉滴注）/米诺环素（口服）；另外含碳青霉烯类抗生素的联合方案主要用于同时合并多重耐药肠杆菌科细菌感染的患者。④PDRAB感染：常需通过联合药敏试验筛选有效的抗菌药物联合治疗方案。

（五）肺炎支原体

肺炎支原体（MP）因无细胞壁而对伊内酰胺类、万古霉素等作用于细胞壁生物合成的药物完全不敏感，但肺炎支原体含有DNA和RNA两种核酸，所以可选择干扰和抑制微生物蛋白质合成的大环内酯类抗生素（红霉素、螺旋霉素、交沙霉素、罗红霉素、阿奇霉素和克拉霉素等）；还可选择作用于核糖体30s，阻止肽链延伸和细菌蛋白质合成、抑制DNA复制的四环素类抗生素（如多西环素、米诺环素等）和抑制DNA旋转酶并造成染色体不可逆损害以阻断DNA复制的喹诺酮类抗菌药物（如诺氟沙星、环丙沙星、左氧氟沙星、吉米沙星和莫西沙星等）。北京朝阳医院报道：67例流动人员成人肺炎支原体肺炎，大环内酯类耐药高达69%。冯学威等的调查显示，与喹诺酮类相比，大环内酯类抗生素对支原体肺炎的治疗整体疗效不佳，表现为治疗疗程延长、发热及呼吸道症状改善缓慢、影像吸收延迟，与同类抗生素疗效的比较显示，阿奇霉素和红霉素疗效相仿，左氧氟沙星和莫西沙星之间的疗效比较，差异无统计学意义。但Goto最近报道，克拉霉素治疗成人肺炎支原体肺炎有效率达96.8%。

第二节　重症支气管哮喘

一、基本概念

支气管哮喘（简称哮喘）是由多种细胞（如嗜酸性粒细胞、肥大细胞、

T细胞、中性粒细胞、平滑肌细胞、气道上皮细胞等）和细胞组分参与的气道慢性炎症性疾病。世界各国的哮喘防治专家共同起草并不断更新全球哮喘防治创议（GINA），中华医学会呼吸病学分会哮喘学组也结合国情制订并不定期更新我国的《支气管哮喘防治指南（2008版）》及《中国支气管哮喘防治指南（基层版）》（2013年）以规范哮喘防治。按照目前国内外指南，支气管哮喘分为急性发作期和非急性发作期，而急性发作期按其严重程度又分为轻度、中度、重度、危重哮喘。

重症支气管哮喘（SBA）多指重度及危重哮喘，患者可因接触变应原或者治疗不当等导致严重喘息、咳嗽或上述症状数分钟至数天内加重，严重者危及生命。患者休息时即感气短，大汗淋漓，呼吸频率 > 30次/分，脉率 > 120次/分常有奇脉，肺部可闻及响亮、弥漫哮鸣音，PaO_2（吸空气）< 60mmHg，SaO_2（吸空气）≤90%。危重者意识模糊或者嗜睡，出现胸腹矛盾运动，哮鸣音反而减弱或者消失、呼吸衰竭。据调查，全球成人哮喘患病率1.2% ~ 25.5%，中国成人哮喘患病率0.31% ~ 3.38%，2011年中国哮喘联盟的CARE研究结论为1.24%，北京市16家大型综合医院1988—1998年10年间共收治6410例哮喘患者，死亡56例，病死率0.86%。

二、常见病因

哮喘病因复杂，确切病因尚不清楚，其发病危险因素包括宿主因素（遗传因素）和环境因素两方面。

1.宿主因素

遗传因素在哮喘发病中占有重要地位，哮喘患者具有家族聚集性，哮喘患者亲属患病率高于普通人群患病率，亲缘关系越近，患病率越高。目前认为染色体6p21-23决定变态反应易感性HLA-Ⅱ分子多态性，决定IgE调节及气道慢性炎症的细胞因子基因位于11q13。Sq31-33，至2006年发现的哮喘相关基因已达120余个。哮喘还与性别有关，女性患者多于男性，肥胖和代谢综合征可能是哮喘发生的危险因素。

2.环境因素

（1）变应原：哮喘多由接触变应原致敏而触发，常见变应原分为室内变应原和室外变应原，室内变应原常见者为屋尘、尘螨、猫毛、蟑螂和真菌；室外变应原有花粉、真菌和食物变应原，花粉以豚草及蒿属花粉最为常见，曲霉菌是导致0~3岁儿童哮喘的独立危险因素，食物变应原以鱼、虾、蟹、牛奶常见。

（2）感染：腺病毒、流感病毒在哮喘患者支气管肺泡灌洗液中常见，肺炎衣原体感染与哮喘相关。

（3）职业致敏物：目前报道已发现300多种职业致敏物，动植物蛋白、无机化合物、有机化合物为主要致敏物。国外易患哮喘的职业为印刷工人、面包师、锯木工，我国以喷漆工、塑料化工为主要发病工种。

（4）空气污染：室内外烟雾、废气、交通相关污染物如PM2.5等均可诱发哮喘发作，导致肺功能下降，增加人类对变应原过敏的风险。

三、发病机制

支气管哮喘的病理特征是气道慢性炎症，虽然哮喘的发病机制至今不完全清楚，但免疫-炎症机制、神经机制和气道高反应性是支气管哮喘发病机制的关键环节。

1.免疫-炎症机制

体液免疫和细胞免疫均参与哮喘的发病。外源性变应原通过吸入或者摄入等途径进入易感者体内，经巨噬细胞、树突状细胞吞噬处理，并递呈抗原激活T淋巴细胞，活化的辅助性T细胞产生白介素IL-4、IL-5、IL-13等细胞因子，进一步激活B淋巴细胞，B细胞合成特异性IgE并结合于肥大细胞和嗜碱性粒细胞等细胞表面的IgE受体。若变应原再次进入体内，与结合在细胞表面的IgE交联，使该细胞合成并释放多种活性介质，如组胺、白三烯、前列腺素导致平滑肌收缩、黏液分泌增加、血管通透性增高、炎症细胞浸润等。炎症细胞在介质的作用下又可分泌多种介质，如嗜酸性粒细胞趋化因子（ECF-A）、中性粒细胞趋化因子（NCF-A），使气道病变加重；同时，气道上皮细胞释放内皮素-1、基质金属蛋白酶（MMP）等促使平滑肌细胞、成纤维细胞增殖，导致气道重塑。

2.神经机制

神经因素是哮喘发病的重要机制。支气管哮喘发作与迷走神经张力增高、β肾上腺能受体功能降低有关。此外，非肾上腺能非胆碱能神经（NANC）合成释放神经递质失调也可致病，舒张支气管的神经递质—氧化氮（NO）、血管活性肠肽（VIP）减少，收缩气道的神经递质P物质、神经激肽增多，二者失衡可引起支气管平滑肌收缩，哮喘发作。例如精神紧张、愤怒等也可能通过迷走神经反射引发哮喘。

3.气道高反应性（AHR）

气道高反应性是指气道对正常不引起或仅引起轻度反应的刺激信号出现过度的气道收缩反应，表现为气道对各种刺激因子出现过强或过早的收缩反应，是哮喘的基本特征。气道炎症引起气道上皮损伤及脱落。气道高反应性产生的组织学和化学根源，是以嗜酸性粒细胞和肥大细胞为主的多种炎性细胞浸润。气道高反应性可以通过支气管激发试验确定，虽然气道高反应性是支气管哮喘的病理生理特征，但长期吸烟、接触臭氧、病毒感染、慢性阻塞性肺疾病等也可出现气道高反应性。

四、临床特征

1.症状

患者接触变应原后突然出现鼻和咽部发痒，打喷嚏，流鼻涕，继而出现胸闷、咳嗽等，胸部有紧迫感，伴有哮鸣音的发作性喘息、呼气性呼吸困难，严重者可出现端坐呼吸，甚至有窒息感。多于夜间或凌晨突然发作，短则持续数分钟，长则持续数小时甚至数天。重症哮喘可表现为严重哮喘发作持续24小时以上不缓解，即哮喘持续状态；发作2小时以内死亡，即哮喘猝死。

2.体征

哮喘发作时胸部呈过度充气状态，两肺可闻及广泛的哮鸣音，但当哮喘发作严重，支气管极度狭窄，哮鸣音反而减弱甚至消失，称为寂静肺。奇脉、三凹征、胸腹矛盾运动，都是重症哮喘的体征。

3.并发症

急性发作时可并发自发性气胸、纵隔气肿、肺不张；长期发作可并发COPD、肺源性心脏病、支气管扩张和肺纤维化等。

五、辅助检查

1.血液检查

血常规检查常见嗜酸性粒细胞增高，继发细菌感染时白细胞总数和中性粒细胞分类升高。血清特异性IgE抗体检测阳性结果有助于哮喘的诊断。

2.痰液检查

涂片在显微镜下可见较多的嗜酸性粒细胞。有时可见嗜酸性粒细胞退化形成的夏科-雷登结晶体（charcort-leyden结晶体）、透明的哮喘珠和黏液栓。

3.胸部X线检查

哮喘发作时可见两肺透亮度增加，呈过度充气状态，继发呼吸道感染时可见肺部炎性浸润阴影。合并气胸、肺不张和纵隔气肿可见相应影像学改变。胸部CT可见轻度间质性改变、支气管壁增厚、气道内黏液栓。

4.动脉血气分析

严重发作时可有缺氧、PaO_2下降，由于过度通气可使$PaCO_2$下降，表现为呼吸性碱中毒。病情进一步发展可有缺氧及二氧化碳滞留，PaO明显下降，$PaCO_2$上升，表现为呼吸性酸中毒，可同时合并代谢性酸中毒，严重者多出现Ⅰ型或Ⅱ型呼吸衰竭。

5.呼吸功能检查

包括通气功能检查、支气管舒张试验、支气管激发试验、呼吸峰流速监测。但严重哮喘患者临床通常仅仅检测呼吸峰流速（PEF）。

六、诊断思路

（一）重症哮喘的诊断

中华医学会呼吸病学分会哮喘学组制订了我国的《支气管哮喘防治指南（2008版）》以规范哮喘防治。重症哮喘的诊断必须符合支气管哮喘的诊断标准和急性发作期病情严重程度分级中的重度或者危重程度。

1.支气管哮喘诊断标准

（1）反复发作的喘息、气急、胸闷或咳嗽，多与接触变应原、冷空气、理化刺激，上呼吸道感染及运动有关。

（2）发作时双肺可闻及散在或弥漫性、以呼气相为主的哮鸣音，呼气相延长。

（3）上述症状可经治疗缓解或自行缓解。

（4）除外其他原因引起的喘息、气急、胸闷、咳嗽。

（5）临床表现不典型者，应至少具备下列试验中的一项：①支气管激发试验或运动试验阳性；②支气管舒张试验阳性；③呼气流量峰值（PEF）昼夜变异率＞20%。

符合（1）~（4）或者（4）、（5）者可以诊断为哮喘。

2.哮喘急性发作时病情严重程度的分级

哮喘急性发作时病情严重程度的分级，见表4-1。

表4-1　哮喘急性发作时病情严重程度的分级

临床特点	轻度	中度	重度	危重
气短	步行、上楼时	稍事活动	休息时	
体位	可平卧	喜坐位	端坐呼吸	
讲话方式	连续成句	常有中断	单字	不能讲话
精神状态	可焦虑/尚安静	时有焦虑或烦躁	常有焦虑、烦躁	嗜睡、意识模糊
出汗	无	有	大汗淋漓	
呼吸频率	轻度增加	常＞30次/分		
辅助呼吸肌活动及三凹征	常无	可有	常有	胸腹矛盾运动
哮鸣音	散在，呼吸末期	响亮、弥漫	响亮、弥漫	减弱、乃至无
脉率（次/分）	＜100次/分	100~120次/分	＞120次/分	＞120次/分或脉率变慢或不规则
奇脉（收缩压下降）（10mmHg）	无	可有		
（10~25mmHg）	常有			
（＞25mmHg）	无			
使用β2-受体激动剂后PEF预计值或个人最佳值	＞80%	60%~80%	＜60%或＜100L/min或作用时间＜2h	
PaO_2（吸空气）	正常	60~80mmHg	＜60mmHg	
$PaCO_2$	＜45mmHg	≤45mmHg	＞45mmHg	
SaO_2（吸空气）	＞95%	91%~95%	＜90%	
pH			降低	降低

（二）鉴别诊断

重症支气管哮喘患者病情发作来势凶险，部分患者病史很短或者问诊困难，临床易与左心衰竭引起的喘息样呼吸困难、气道异物等所致呼吸困难混淆，需谨慎鉴别。

1.左心衰竭引起的喘息样呼吸困难

中老年人多见，常有高血压、冠心病、风心病等基础疾病，常见发作诱因为感染、劳累、过量或过快输液而非吸入变应原。临床表现为混合性呼吸困难，咳嗽，咳粉红色泡沫痰，端坐呼吸。听诊两肺可闻及广泛的湿啰音和哮鸣音，左心界扩大，可闻及奔马律，风心病患者心脏瓣膜有器质性杂音。X线可见肺淤血、心脏增大表现，血脑钠肽（BNP）升高。心脏彩超可发现左室射血分数下降。鉴别困难时可静脉注射氨茶碱和雾化吸入食肾上腺素受体激动剂或者静推呋塞米20mg观察呼吸困难和肺内啰音变化。忌用肾上腺素或者吗啡。

2.上气道阻塞

气管肿瘤、异物、气管支气管黏膜结核、气管支气管软化及复发性多软骨炎引起气道狭窄也可出现喘息和哮鸣音，但多为吸气性呼吸困难，肺功能呈特征性曲线变化，胸部CT及纤维支气管镜检查有助于鉴别。

3.变态反应性肺浸润

热带肺嗜酸性粒细胞增多症、外源性过敏性肺泡炎、变态反应性支气管肺曲菌病（ABPA）、变应性肉芽肿性血管炎（churg-strauss综合征）等均有喘息、肺内闻及哮鸣音表现。但患者常有发热及肺外表现，胸部影像学检查见多发性、此起彼伏游走性淡薄斑片状浸润影。血清免疫学检查异常。肺组织活检有助于鉴别。

七、救治方法

1.氧疗

重症支气管哮喘患者由于肺通气不足、通气血流比值失调、氧耗量增加等原因出现低氧血症，因此应吸氧尽快纠正低氧血症。通常用鼻塞或者鼻导管吸氧，氧流量1～3L/mm，吸氧浓度不超过40%。也可以面罩吸氧或者储氧面罩氧疗，维持SpO_2在90%以上即可。注意氧气加温加湿，避免气道损伤。部分重症患者氧疗效果不佳或者二氧化碳潴留较重者需机械通气治疗。

2.缓解支气管痉挛

（1）气道雾化治疗：雾化吸入支气管扩张剂具有起效快、副作用少等优点，重症哮喘患者常由于呼吸急促、张口呼吸、大汗淋漓等导致气道水分大量丢失、痰液黏稠、痰痂形成气道阻力增加，因而雾化治疗可以快速缓解气道痉挛。但重症哮喘患者吸气峰流速和深吸气量较低，吸入干粉药物很难进入下呼吸道，故临床不推荐应用干粉吸入器。可以借助储物罐使用定量雾化吸入器（MDI），也可以高压氧气为驱动力雾化吸入短效β2肾上腺素受体激动剂（如沙丁胺醇）和M-胆碱能受体阻滞剂异丙托溴铵。β2-受体激动剂主要通过作用于呼吸道的β2-受体，激活腺苷酸环化酶，使细胞内的环磷腺苷（cAMP）含量增加，游离Ca_2减少，从而松弛支气管平滑肌，是控制哮喘急性发作症状的首选药物。胆碱能受体拮抗剂可以阻断节后迷走神经通路，降低迷走神经兴奋性而起舒张支气管作用，并有减少痰液分泌的作用，与β2-受体激动剂联合吸入有协同作用。可用MDI，每天3次，每次25～75/g或用100～250/g/mL的溶液持续雾化吸入，约10分钟起效，维持4～6小时。实践证明，初期持续雾化吸入，住院后按需雾化吸入（每6～8小时一次）治疗方式安全有效。

（2）静脉应用茶碱类药物：茶碱类药物除能抑制磷酸二酯酶、提高平滑肌细胞内的cAMP浓度外，还能拮抗腺苷受体；刺激肾上腺分泌肾上腺素；增强呼吸肌的收缩；增强气道纤毛清除功能和抗炎作用。具有舒张支气管平滑肌、强心、利尿、扩张冠状动脉、兴奋呼吸中枢和呼吸肌等作用。茶碱类药物与糖皮质激素合用具有协同作用。重症患者静脉注射氨茶碱首次剂量为4～6mg/kg，注射速度不超过0.25mg/（kg-min），静脉滴注维持量为0.6～0.8mg/（kg·h）。日注射量一般不超过1.0g。有条件者可以监测血茶碱浓度指导治疗，以6～15mg/L为宜。二羟丙茶碱、多索茶碱虽然疗效只有氨茶碱的1/2～1/3，但不良反应只有氨茶碱的1/4～1/5，临床应用安全有效。

（3）静脉应用糖皮质激素：糖皮质激素是当前控制哮喘发作最有效的药物。其主要作用机制是抑制炎症细胞的迁移和活化；抑制细胞因子的生成；抑制炎症介质的释放；增强平滑肌细胞 β2-受体的反应性。

重症哮喘发作时应及早应用琥珀酸氢化可的松，注射后4～6小时起作用，常用量100～400mg/d；或甲泼尼龙，80～160mg/d，起效时间更短（2～4小时）。地塞米松因在体内半衰期较长、对下丘脑-垂体-肾上腺轴抑制时间较长、不良反应较多，目前临床应用日渐减少。无激素依赖者症状缓解后可于3～5天内停药；有反复应用激素或激素依赖者症状缓解后逐渐减量，然后改口服和吸入制剂维持。

3.纠正水、电解质酸碱失衡

重症哮喘患者由于张口呼吸、大汗等致水分丢失，且进食少等都可引起脱水，导致痰液黏稠，加重气道阻力，故鼓励患者多饮水。重症患者常需要静脉补液，心功能正常者可每日补液3000～4000mL，老年人和心功能不全者适当减少输液。哮喘初期过度通气常导致呼吸性碱中毒，后期缺氧、二氧化碳潴留等导致代谢性酸中毒和呼吸性酸中毒，呼吸性酸中毒通过改善通气纠正，pH＜7.2时酌情应用少量碱性药物，如5%碳酸氢钠，避免过度补碱。呼吸衰竭患者常出现电解质紊乱，如低钠血症、低钾血症、低氯血症、低镁血症，应及时予以纠正。

4.合理应用抗菌药物

由于情绪因素或者接触变应原所致重症哮喘多不提倡应用抗菌药物，但由细菌感染所致重症哮喘或者需机械通气治疗者可以结合当地常见致病菌类型、耐药趋势和药敏情况尽早选择敏感抗菌药物。

5.机械通气治疗

重症患者给予氧疗、雾化吸入、静点糖皮质激素等治疗哮喘仍无缓解，且病情持续加重而出现意识障碍、呼吸肌疲劳、血气分析示$PaCO_2 > 45mmHg$者可以考虑机械通气治疗。

（1）无创正压通气（NPPV）：无创正压通气并发症少且避免气管插管，患者易于接受，早期应用可以改善患者呼吸困难。开始时使用低水平吸气压（IPAP5 ~ 7cmH_2O）和PEEP（3 ~ 5cmH_2O），压力视患者耐受情况及氧合状况逐步增加至14 ~ 16cmH_2O，使呼吸频率 < 25次/分，吸气峰压 < 25cmH_2O。严密监测患者病情变化，如果患者出现呼吸困难进一步加重、昏迷、血流动力学不稳定、$PaCO_2$进一步升高等状况需停止无创通气，行气管插管有创机械通气治疗。

（2）有创机械通气：重症哮喘患者插管上机宜早不宜迟。凡既往出现心跳呼吸停止，行气管插管、应用糖皮质激素前提下再发重度哮喘，喘息进行性加重出现意识障碍，血气分析示$PaCO_2 > 45mmHg$经NPPV治疗进一步升高者，均可以考虑有创机械通气治疗。人工气道建立首选经口气管插管，原因是经口气管插管操作简便、气管插管口径大，便于痰液引流和降低气道阻力、插管上机时间较短。通气模式早期多选择控制通气，病情好转后改为辅助通气。鉴于哮喘患者呼吸力学特点为动态性肺部过度充气（PHI），存在内源性呼气末正压（PEEPi），所以机械通气必须降低气道高压和减轻肺过度充气，临床多采用"允许性高碳酸血症"通气策略。初始通气参数：容量通气模式，每分通气量 < 10L/min，潮气量6 ~ 8mL/kg，呼吸频率10 ~ 14次/分，吸气末平台压 < 30 ~ 35cmH_2O，气道峰压 < WcmH_2O。对于严重气流受限的重症哮喘患者PEEP可能导致功能残气量增加、胸膜腔内压升高而回心血量减少，所以初始治疗不加PEEP，适量应用镇静剂和肌松剂如咪达唑仑、异

丙酚等，以减少人机对抗和增加患者舒适度。当患者呼吸困难明显好转、动态肺过度充气明显减轻、PaCO2恢复正常，即可考虑撤机。

八、最新进展

1.哮喘流行病学和发病相关的危险因素

支气管哮喘发病率及病死率依然呈上升趋势，目前全球约有3亿人患有支气管哮喘。美国哮喘的发病率从2001年的7.3%上升到2010年的8.4%。遗传因素在哮喘的发病中占有重要地位，至2006年发现的哮喘相关基因已达120余个，涉及多条生物学通路。50%的哮喘患者有特应质，白人哮喘25%～60%归因于特应质。气道高反应是哮喘的病理生理学特征，其发生可能与深呼吸时气道平滑肌纤维缩短速度过快有关。肥胖和代谢综合征可能是哮喘发病的重要危险因素，研究发现，高甘油三酯或低水平高密度脂蛋白与哮喘相关，可能作为预测哮喘发作的重要生物标志物。随着大气污染日渐严重，PM2.5与哮喘的关系为人们所重视，PM2.5明显促进气道炎症，加重哮喘患者气道高反应性，降低哮喘患者肺功能，24小时暴露于PM2.5 10μg/min就可以使呼气峰流速降低。此外，社会经济状况、家庭人口数量、环境多样性都与哮喘有关，工作压力增大、变应原种类增多都将增加哮喘发生的概率。

2.哮喘发病机制研究

除Th2型细胞因子如IL-4、IL-5、IL-T-13外，新型细胞因子如IL-9、JL-17、IL-25、IL-33以及胸腺基质淋巴细胞生成素（TSLP）等在哮喘气道炎症发生发展中起到关键调控作用。树突状细胞、Th17细胞成为新型气道炎症细胞。DNA甲基化等表明遗传因素可能是哮喘气道炎症调控的新靶点。气道重塑是气流受限、肺功能受损的病理基础，新近发现气道炎症和重塑可能是平行发展的而不是炎症-气道重塑序贯发生。细胞外基质如胶原、弹性纤维、纤维连接蛋白等蛋白修复和移除失衡，气道上皮受损后上皮-间质营养单位活化，引起成纤维细胞活化增殖都加重气道重塑。气道上皮细胞在启动气道重塑和纤维增殖的炎症反应中起关键作用。

2.哮喘治疗

定量吸入气雾剂（MDI）是治疗哮喘的一线药物，含氟氯化碳抛射剂的气雾剂已经淘汰，四氟乙烷、氟丙烷等新型抛射剂上市。而且，雾粒直径1.3μm～1.4μm的超细雾粒MDI吸入到肺内的沉积量可由10%提高到30%以上，可以减少吸入激素的剂量、减少吸入激素引起的全身副作用。新型长效β2肾上腺素受体激动剂除沙美特罗和福莫特罗外，超细二丙酸倍氯米松（BDP）/福莫特罗具有良好临床疗效和耐受性，使用较低剂量即可达到2.5倍相同剂量的CFC-MDI的疗效。新型吸入激素环索奈德、吸入激素二丙酸倍氯米松与长效β2肾上腺素受体激动剂福莫特罗组成的小颗粒复方气雾剂由于肺部沉积率高、进入小气道的药物多，可以有效抑制哮喘患者小气道炎症，减少小气道阻塞和肺内气体陷闭，临床疗效更为理想。

支气管热成形术通过对支气管壁的加热使增生肥厚的平滑肌细胞发生凝固坏死，达到削减气道平滑肌层、部分逆转气道结构重塑的目的，可以用于难治性哮喘治疗。高频胸壁振荡技术（HFCWO）是一种胸部物理治疗，可以促进患者排除气道分泌物。文献报道高频胸壁振荡技术配合无创机械通气技术成功救治1例18岁误吸有机化学溶剂诱发的重症支气管哮喘患者。

第三节 急性肺栓塞

一、基本概念

肺栓塞（PE）是以各种栓子阻塞肺动脉系统为其发病原因的一组疾病或

临床综合征的总称，包括肺血栓栓塞症（PTE）、脂肪栓塞、羊水栓塞、空气栓塞、肿瘤栓塞、细菌栓塞等。

PTE为来自静脉系统或右心的血栓阻塞肺动脉或其分支所致的疾病，以肺循环障碍和呼吸功能障碍为其主要特征。PTE是最常见的PE类型，通常所称的PE即指PTE。PE所致病情的严重程度取决于以上机制的综合和相互作用。栓子的大小和数量、多个栓子的递次栓塞间隔时间、是否同时存在其他心肺疾病、个体反应的差异及血栓溶解的快慢对发病过程有重要影响。肺动脉发生栓塞后，若其支配区的肺组织因血流受阻或中断而发生坏死，称为肺梗死（PI）。

引起PTE的血栓主要来源于深静脉血栓形成（DVT）。PTE常为DVT的并发症。PTE与DVT共属于静脉血栓栓塞症（VTE），为VTE的两种类别。

急性PE是指深静脉血栓等栓子突然脱落进入肺循环，造成肺动脉较广泛阻塞，可引起肺动脉高压，至一定程度导致右心失代偿，右心扩大，出现急性肺源性心脏病。临床上常表现为呼吸困难、胸痛、咯血，严重者可以导致猝死。

PTE和DVT近数十年已经超过感染性疾病和肿瘤，成为全球性的重要医疗保健问题，其发病率较高，病死率也高。西方国家DVT和PTE的年发病率分别约为1.0%。和0.5%。在美国，VTE的年新发病例数约为20万，其中1/3为PE，成为美国的第3位死亡原因，未经治疗的PTE的病死率为25%~30%。由于PTE发病和临床表现的隐匿性和复杂性，对PTE的漏诊率和误诊率普遍较高。近年来随着PE指南及各种专家共识发表和普及，PE不再是少见病，普遍受到临床医生尤其是骨外科、神经内科等科室医务人员的重视。随着国人出行增多，临床也出现了所谓的经济舱综合征和旅行者血栓形成等新型PE名称。

二、常见病因

任何可以导致静脉血液淤滞、静脉系统血管内皮损伤和血液高凝状态的因素都可以导致DVT，而DVT是急性PE的主要原因。DVT危险因素包括原发性和继发性两类。

原发性危险因素由遗传变异引起，可导致参与抗凝、凝血、纤溶的抗凝蛋白缺乏和凝血因子活性异常增强，包括抗凝血酶缺乏、先天性异常纤维蛋白原血症、血栓调节因子异常、高同型半胱氨酸血症、抗心磷脂抗体综合征、纤溶酶原激活物抑制因子过量、M因子缺乏、V因子Leiden突变、纤溶酶原缺乏、纤溶酶原不良血症、蛋白S缺乏、蛋白C缺乏等，常以反复静脉血栓形成和PE为主要临床表现。

继发性危险因素是指后天获得的易发生DVT和PTE的多种病理和病理生理改变。包括血小板异常、克罗恩病、脊髓损伤、充血性心力衰竭、外科手术后、急性心肌梗死、恶性肿瘤、肿瘤静脉内化疗、肥胖、脑卒中、因各种原因的制动/长期卧床、肾病综合征、长途航空或乘车旅行、中心静脉插管、口服避孕药、慢性静脉功能不全、真性红细胞增多症、吸烟、高龄、巨球蛋白血症、妊娠/产褥期、植入人工假体、静脉注射毒品等。

三、发病机制

各种栓塞物如静脉血栓等通过血液循环进入肺循环，阻塞肺动脉主干或其分支，产生机械梗阻，并通过神经体液因素产生一系列继发病理生理学变化。

1.血流动力学异常

栓子阻塞肺动脉及其分支达一定程度后，通过机械阻塞作用，加之神经体液因素和低氧所引起的肺动脉收缩，导致肺循环阻力增加、肺动脉高压；右心室后负荷增高，右心室壁张力增高，至一定程度引起急性肺源性心脏病、右心室扩大，可出现右心功能不全，回心血量减少，静脉系统淤血；右心扩大致室间隔左移，使左心室功能受损，导致心排出量下降。

外周DVT后脱落，随静脉血流移行至肺动脉内，形成肺动脉内血栓栓塞，体循环低血压或休克；主动脉内低血压和右心房压升高，使冠状动脉灌注压下降，心肌血流减少，特别是右心室内膜下心肌处于低灌注状态，加之PTE时心肌耗氧增加，可致心肌缺血，诱发心绞痛。

若急性PTE后肺动脉内血栓未完全溶解，或反复发生PTE，则可能形成慢性血栓栓塞性肺动脉高压，继而出现慢性肺源性心脏病、右心代偿性肥厚和右心衰竭。

2.呼吸功能异常

栓塞部位的肺血流减少，肺泡无效腔量增大；肺内血流重新分布，通气/血流比例失调；右心房压升高，可引起功能性闭合的卵圆孔开放。产生心内右向左分流；神经体液因素可引起支气管痉挛；栓塞部位肺泡表面活性物质分泌减少；毛细血管通透性增高，间质和肺泡内液体增多或出血；肺泡萎陷，呼吸面积减小；肺顺应性下降，肺体积缩小，并可出现肺不张；如累及胸膜，则可出现胸腔积液。以上因素导致呼吸功能不全，出现低氧血症、代偿性过度通气（低碳酸血症）或相对性低肺泡通气。

3.肺梗死

当肺动脉阻塞时，被阻塞远端肺动脉压力降低，富含氧的肺静脉血可逆行滋养肺组织，同时由于肺组织接受肺动脉、支气管动脉和肺泡内气体弥散等多重氧供，故PTE时较少出现肺梗死。如存在基础心肺疾病或病情严重，影响到肺组织的多重氧供，则可能导致肺梗死。

四、临床特征

急性PE临床表现多种多样，临床表现主要取决于栓子的大小、数量、栓塞的部位及患者是否存在心、肺等器官的基础疾病。较小栓子可能无任何临床症状，较大栓子可引起呼吸困难、紫绀、昏厥、猝死等。有时昏厥可能是急性PE的唯一或首发症状，不同病例常有不同的症状组合，但均缺乏特异性。各病例所表现症状的严重程度亦有很大差别，可以从无症状到血流动力学不稳定，甚或发生猝死。PE三联征（胸痛、呼吸困难、咯血）临床发生率仅20%～30%，过分强调这些症状容易引起漏诊和误诊。

1.症状

（1）呼吸困难：是最常见的症状，尤以活动后明显，80%～90%的患者可以有不同程度的胸闷、气短。

（2）胸痛：包括胸膜炎性胸痛，占40%～70%，或心绞痛样疼痛，占4%～12%。部分患者可以没有胸痛表现。

（3）咯血：常为小量咯血，大咯血少见。

（4）昏厥：可为PTE的唯一或首发症状，11%～20%的患者可有昏厥。

（5）其他：烦躁不安、惊恐甚至濒死感（55%）；咳嗽（20%～37%）；心悸（10%～18%）。

2.体征

呼吸急促，呼吸频率＞20次/分，是最常见的体征；心动过速，血压变化，严重时可出现血压下降甚至休克；紫绀；发热，多为低热，少数患者可有中度以上的发热；颈静脉充盈或搏动；肺部可闻及哮鸣音（5%）和（或）细湿啰音（18%～51%），偶可闻及血管杂音；出现胸腔积液时可有相应体征；肺动脉瓣区第二音亢进或分裂，P2＞A2，三尖瓣区可闻及收缩期杂音。

3.深静脉血栓的症状与体征

当注意PTE的相关症状和体征，并考虑PTE诊断时，要注意是否存在DVT，特别是下肢DVT。下肢DVT主要表现为患肢肿胀、周径增粗、疼痛或压痛、浅静脉扩张、皮肤色素沉着、行走后患肢易疲劳或肿胀加重，约半数或以上的下肢深静脉血栓患者无自觉临床症状和明显体征，应测量双侧下肢的周径来评价其差别。大、小腿周径的测量点分别为髌骨上缘以上15cm处，髌骨下缘以下10cm处，双侧相差＞1cm即考虑有临床意义。

五、辅助检查

1.动脉血气分析

动脉血气分析是诊断急性PE的初筛指标，常表现为低氧血症、低碳酸血症、肺泡-动脉血氧分压差［P（A-a）O2］增大。部分患者的结果可以正常，部分患者由于过度通气可以出现呼吸性碱中毒。

2.心电图

大多数病例表现有非特异性的心电图异常，较为多见的表现包括V1~V4的T波改变和ST段异常；部分病例可出现SⅠQⅢTⅢ征，即Ⅰ导S波加深，m导出现Q波及T波倒置；其他心电图改变包括完全或不完全右束支传导阻滞；肺型P波；电轴右偏，顺钟向转位等。心电图改变多在发病后即刻开始出现，以后随病程的发展演变而呈动态变化。观察到心电图的动态改变较之静态异常对于提示PTE具有更大意义。

3.胸部X线检查

急性PE患者胸部X线检查多有异常表现，但缺乏特异性。可表现为：区域性肺血管纹理变细、稀疏或消失，肺野透亮度增加；肺野局部浸润性阴影；尖端指向肺门的楔形阴影；肺不张或膨胀不全；右下肺动脉干增宽或伴截断征；肺动脉段膨隆以及右心室扩大征；患侧横膈抬高；少-中量胸腔积液征等。仅凭X线胸片不能确诊或排除PTE，但在提供疑似PTE线索和除外其他疾病方面，X线胸片具有重要作用。

4.超声心动图

超声心动图在提示诊断和除外其他心血管疾患方面有重要价值。对于严重的PTE病例，超声心动图检查可以发现右室壁局部运动幅度降低；右心室和（或）右心房扩大；室间隔左移和运动异常；近端肺动脉扩张；三尖瓣反流速度增快；下腔静脉扩张，吸气时不萎陷。这些征象说明肺动脉高压、右室高负荷和肺源性心脏病，提示或高度怀疑PTE，但尚不能作为PTE的确定诊断标准。超声心动图为划分次大面积PTE的依据。检查时应同时注意右心室壁的厚度，如果增厚，提示慢性肺源性心脏病，对于明确该病例存在慢性栓塞过程有重要意义。若在右房或右室发现血栓，同时患者临床表现符合PTE，可以作出诊断。超声检查偶可因发现肺动脉近端的血栓而确定诊断。

5.血浆D-二聚体

D-二聚体是交联纤维蛋白在纤溶系统作用下产生的可溶性降解产物，为一个特异性的纤溶过程标记物。在血栓栓塞时，因血栓纤维蛋白溶解致其血中浓度升高。D-二聚体对急性PTE诊断的敏感性达92%～100%，但其特异性较低，仅为40%～43%。手术、肿瘤、炎症、感染、组织坏死等情况均可使D-二聚体升高。在临床应用中D-二聚体对急性PTE有较大的排除诊断价值，若其含量低于500yg/L，可基本除外急性PTE。酶联免疫吸附法（ELISA）是较为可靠的检测方法，建议采用。

6.核素肺通气/灌注扫

描肺通气/灌注扫描检查是PTE重要的诊断方法。典型征象是：呈肺段分布的肺灌注缺损，并与通气显像不匹配。但是由于许多疾病可以同时影响患者的肺通气和血流状况，致使通气/灌注扫描在结果判定上较为复杂，需密切结合临床进行判读。一般可将扫描结果分为3类：

（1）高度可能。其征象为至少一个或更多叶、段的局部灌注缺损，而该部位通气良好或X线胸片无异常。

（2）正常或接近正常。

（3）非诊断性异常。其征象介于高度可能与正常之间。

7.CT肺动脉造影（CTPA）

CTPA能够发现段以上肺动脉内的栓子，是PTE的确诊手段之一。PTE的直接征象为：肺动脉内的低密度充盈缺损，部分或完全包围在不透光的血流之间（轨道征），或者呈完全充盈缺损，远端血管不显影（敏感性为53%~89%，特异性为78%~100%）。间接征象包括：肺野楔形密度增高影，条带状的高密度区或盘状肺不张，中心肺动脉扩张及远端血管分支减少或消失等。CT扫描可以同时显示肺及肺外的其他胸部疾患，对亚段PTE的诊断价值有限。电子束CT扫描速度更快，可在很大程度上避免因心跳和呼吸的影响而产生的伪影。

8.核磁共振成像（MRI）

MRI对段以上肺动脉内栓子诊断的敏感性和特异性均较高，避免了注射碘造影剂的缺点，与肺血管造影相比，患者更易于接受。适用于碘造影剂过敏的患者。MRI具有潜在的识别新旧血栓的能力，有可能为将来确定溶栓方案提供依据。

9.肺动脉造影

为诊断PTE的经典与参比方法。直接征象有：肺动脉内造影剂充盈缺损，伴或不伴轨道征的血流阻断；间接征象有：肺动脉造影剂流动缓慢，局部低灌注，静脉回流延迟等。肺动脉造影是一种有创性检查技术，有发生致命性或严重并发症的可能性，故应严格掌握其适应证，CTPA广泛应用以来肺动脉造影已经很少。

10.下肢深静脉检查

由于PTE和DVT关系密切，且下肢静脉超声操作简便易行，因此下肢静脉超声在急性PE诊断中的价值应引起临床医师重视，对怀疑PE的患者应检测有无下肢DVT。除常规下肢静脉多普勒超声检查外，对可疑患者推荐行加压静脉多普勒超声成像诊断下肢DVT，静脉不能被压陷或静脉腔内无多普勒超声信号是DVT特征性超声征象。

六、诊断思路

PTE的临床表现多样，具有胸痛、咯血、呼吸困难三联征者仅约20%左右。早期准确诊断PTE的关键是对有疑似表现、特别是高危人群中出现疑似表现者以及时安排相应检查。诊断程序一般包括疑诊、确诊、求因3个步骤，同时注意与相关疾病鉴别诊断。

（一）诊断

存在危险因素的患者出现不明原因的呼吸困难、胸痛、晕厥、休克，或伴有单侧或双侧不对称性下肢肿胀、疼痛等，应进行血D-二聚体、血气分析、心电图、胸部X线检查、超声心动图以及下肢深静脉血管超声检查。疑诊病例可安排CT肺动脉造影（CTPA）、核素肺通气-血流灌注扫描、磁共振扫描或磁共振肺动脉造影（MRPA）进一步检查以明确PTE的诊断（确诊）。经典的肺动脉造影临床应用日渐减少，需注意严格掌握适应证。对某一病例只要疑诊PTE，无论其是否有DVT症状，均应进行体检，并行静脉超声、放射性核素或X线静脉造影、CT静脉造影（CTV）、MRI静脉造影（MRV）、肢体阻抗容积图（1PG）等检查，以帮助明确是否存在DVT及栓子的来源。

（二）临床分型

1.大面积PTE

临床上以休克和低血压为主要表现，即体循环动脉收缩压＜90mmHg，或较基础值下降幅度＞40mmHg，持续15分钟以上。须除外新发生的心律失常、低血容量或感染中毒症所致的血压下降。

2.非大面积PTE

不符合以上大面积PTE的标准，即未出现休克和低血压的PTE。非大面积PTE中一部分病例临床出现右心功能不全，或超声心动图表现有右心室运动功能减弱（右心室前壁运动幅度＜5mm），归为次大面积PTE亚型。

（三）鉴别诊断

1.冠状动脉粥样硬化性心脏病（冠心病）

一部分PTE患者因血流动力学变化，可出现冠状动脉供血不足、心肌缺氧，表现为胸闷、心绞痛样胸痛，心电图有心肌缺血样改变，易误诊为冠心病所致心绞痛或心肌梗死。冠心病有其自身发病特点，冠脉造影可见冠状动脉粥样硬化、管腔阻塞证据，心肌梗死时心电图和心肌酶水平有相应的特征性动态变化。而急性PE患者心电图典型改变为SIQⅢTⅢ征，很少出现动态演变。

2.主动脉夹层

PTE可表现胸痛，部分患者可出现休克，需与主动脉夹层相鉴别。后者多有高血压，疼痛较剧烈。胸片常显示纵隔增宽，心血管超声和胸部CT造影检查可见主动脉夹层征象。

3.其他原因所致的胸腔积液

PTE患者可出现胸膜炎样胸痛，合并胸腔积液，需与结核、肺炎、肿瘤、心功能衰竭等其他原因所致的胸腔积液相鉴别。其他疾病有其各自临床特点，胸水检查常有助于作出鉴别。

4.其他原因所致的晕厥

PTE有晕厥时，需与迷走反射性、脑血管性晕厥及心律失常等其他原因所致的晕厥相鉴别。

5.其他原因所致的休克

PTE所致的休克，需与心源性、低血容量性、过敏性休克、血容量重新分布性休克等相鉴别。

此外尚需与肺血管炎、原发性肺动脉肿瘤、先天性肺动脉发育异常等少见疾病鉴别。

七、救治方法

早期诊断，早期治疗；根据危险度分层决定不同治疗策略和治疗手段，急性PE危险度分层；基于危险度分层的急性肺血栓栓塞（APTE）治疗策略，处理深静脉血栓和防治慢性血栓栓塞性肺动脉高压。

1.一般治疗

对高度疑诊或确诊PTE的患者，应该严密监测患者神志、呼吸、心率、血压、血氧饱和度、静脉压、心电图及血气的变化；绝对卧床，保持大便通畅，避免用力；可适当使用镇静、止痛、镇咳等相应的对症治疗。低氧血症可采用经鼻导管或面罩吸氧纠正。对于出现右心功能不全，但血压正常者，可使用多巴酚丁胺和多巴胺；若出现血压下降，可增大剂量或使用其他血管加压药物，如去甲肾上腺素等。对于液体负荷疗法须持审慎态度，一般所给负荷量限于500~1000mL之内。出现呼吸衰竭者可以行无创或者有创机械通气治疗。

2.溶栓治疗

适应证为大面积PTE病例；对于次大面积PTE，若无禁忌证可考虑溶栓，但存在争议。溶栓治疗时间窗一般定为14天以内。

溶栓治疗主要是通过溶栓药物促进纤溶酶原转化为纤溶酶，以降解血栓中的纤维蛋白原，从而溶解肺动脉内血栓，使肺动脉再通。其主要并发症为出血，最严重的是颅内出血，发生率1%~2%，近半数死亡。用药前应充分评估出血的危险性，必要时应配血，做好输血准备。溶栓前应留置外周静脉套管针，以方便溶栓中取血监测，避免反复穿刺血管。

溶栓治疗的绝对禁忌证有活动性内出血、近期自发性颅内出血。相对禁忌证有：10天内的胃肠道出血；2周内的大手术、分娩、器官活检，或不能以压迫止血部位的血管穿刺门5天内的严重创伤；1个月内的神经外科或眼科手术；2个月内的缺血性脑卒中；难于控制的重度高血压（收缩压 > 180mmHg，舒张压 > 110mmHg）；近期曾行心肺复苏；血小板计数

<100×109/L；妊娠；细菌性心内膜炎；严重肝、肾功能不全；糖尿病出血性视网膜病变等。对于致命性大面积PTE，上述绝对禁忌证应被视为相对禁忌证。

常用的溶栓药物有尿激酶（UK）、链激酶（SK）和重组组织型纤溶酶原激活剂（rt-PA）。溶栓方案与剂量：①2小时溶栓方案：尿激酶：按20 000IU/kg剂量，持续静滴2小时。②链激酶：负荷量250 000IU，静注30分钟，随后以100 000IU/h持续静滴24小时。链激酶具有抗原性，故用药前需肌注苯海拉明或地塞米松，以防止过敏反应。链激酶6个月内不宜再次使用。③rt-PA：50~100mg持续静脉滴注2小时。

溶栓治疗结束后，应每2~4小时测定一次凝血酶原时间（PT）或活化部分凝血活酶时间（APTT），当其水平降至正常值的2倍时，即应开始规范的肝素抗凝治疗。

3.抗凝治疗

临床疑诊PTE时，即可使用肝素或低分子肝素进行有效的抗凝治疗。抗凝的禁忌证：活动性出血、凝血功能障碍、未予控制的严重高血压等。对于确诊的PTE病例，大部分禁忌证属相对禁忌证。

（1）普通肝素：予3000~5000IU或按80IU/kg静注，继之以18IU/（kg·h）持续静滴。在开始治疗后的最初24小时内每4~6小时测定APTT一次，根据APTT调整剂量，尽快使APTT达到并维持于正常值的1.5~2.5倍。达稳定治疗水平后，改每天测定APTT一次。肝素亦可用皮下注射方式给药。一般先予静注负荷量3000~5000IU，然后按250IU/kg剂量每12小时皮下注射一次。调节注射剂量，使注射后6~8小时的APTT达到治疗水平。

因肝素可能会引起肝素诱导的血小板减少症（HIT），在使用肝素的第3~5天必须复查血小板计数。若较长时间使用肝素，尚应在第7~10天和14天复查。若出现血小板迅速或持续降低达30%以上，或血小板计数<100×1012/L应停用肝素。

（2）低分子肝素：根据体重给药，建议每次100IU/kg，皮下注射每日

1～2次。使用该药的优点是无需监测APTT，但对肾功能不全的患者需谨慎使用低分子量肝素，并应根据抗Xa因子活性来调整剂量。对于有严重肾功能不全的患者在初始抗凝时，使用普通肝素是更好的选择（肌酐清除率＜30mL/mm），因为普通肝素不经肾脏代谢。对于有严重出血倾向的患者，也应使用普通肝素进行初始抗凝，因为其抗凝作用可被很快逆转。此外对过度肥胖患者或孕妇应监测血浆抗Xa因子活性，并据以调整剂量。而对于其他APTE患者，都可使用皮下注射低分子量肝素进行抗凝。低分子量肝素的分子量较小，HIT发生率较普通肝素低，可在疗程大于7天时每隔2～3天检查血小板计数。

（3）华法林：在肝素开始应用后的第1～3天加用口服抗凝剂华法林，初始剂量为3.0～5.0mg。由于华法林需要数天才能发挥全部作用，因此与肝素重叠应用至少需4～5天，当连续两天测定的国际标准化比率（INR）达到2.5（2.0～3.0）时，或PT延长至正常值的1.5～2.5倍时，方可停止使用肝素，单独口服华法林治疗，华法林的剂量应根据INR或PT调节。

抗凝治疗的持续时间因人而异。一般口服华法林的疗程至少为3～6个月。部分病例的危险因素短期可以消除，例如服雌激素或临时制动，疗程可能为3个月即可；对于栓子来源不明的首发病例，需至少给予6个月的抗凝；对复发性VTE、并发肺心病或危险因素长期存在者，抗凝治疗的时间应更为延长，达12个月或以上，甚至终生抗凝。

妊娠的前3个月和最后6周禁用华法林，可用肝素或低分子肝素治疗。产后和哺乳期妇女可以服用华法林，育龄妇女服用华法林者需注意避孕。

华法林的主要并发症是出血。华法林所致出血可以用维生素K拮抗。华法林有可能引起血管性紫癜，导致皮肤坏死，多发生于治疗的前几周。

（4）新型抗凝药物：选择性Xa因子抑制剂磺达肝癸钠起效快，不经肝脏代谢，不与非特异蛋白结合，生物利用度高达100%，而且因药物半衰期为15～20小时，药代动力学稳定，可根据体重固定剂量每天皮下注射1次，无需监测凝血指标，但对肾功能不全患者应减量或慎用。使用剂量为5mg（体重

＜50kg）；7.5mg（体重50～100kg）；10mg（体重＞100kg）。此外，直接凝血酶抑制剂阿加曲班、直接Xa因子抑制剂利伐沙班等均可应用。

4.肺动脉血栓摘除术

本手术风险大，死亡率高，需要较高的技术条件，仅适用于经积极的内科治疗无效的紧急情况，如致命性肺动脉主干或主要分支堵塞的大面积PTE，或有溶栓禁忌证者。

5.肺动脉导管碎解和抽吸血栓

用导管碎解和抽吸肺动脉内巨大血栓，同时还可进行局部小剂量溶栓。适应证为肺动脉主干或主要分支的大面积PTE，并存在以下情况者：溶栓和抗凝治疗禁忌；经溶栓或积极的内科治疗无效；缺乏手术条件。

6.腔静脉滤器放置

为防止下肢深静脉大块血栓再次脱落阻塞肺动脉，可考虑放置下腔静脉滤器。对于上肢DVT病例，还可应用上腔静脉滤器。置入滤器后如无禁忌证，应长期口服华法林抗凝，定期复查有无滤器上血栓形成，

八、最新进展

1.D-二聚体相关研究

D-二聚体作为肺栓塞诊断的血清学指标在临床应用十分广泛，可以作为机体高凝状态、血栓形成、继发纤溶的重要标志物。它主要通过凝血酶、FXMa、纤溶酶3个酶促反应而产生。临床常用检测方法有全血D-二聚体检测、乳胶凝集实验、酶联免疫吸附法等。从目前研究看，纤溶过程不是PE的特异性病理生理过程，其诊断价值不是特异性的；由于检测方法不同，各医疗机构的检测结果有所不同。

血浆D-二聚体水平与静脉血栓栓塞症栓子位置和负荷相关，栓子越靠近近心端，血浆栓子负荷越高，血浆D-二聚体水平越高；其水平与PE死亡率相

关，血浆D-二聚体＞3000ng/mL是肺栓塞死亡率的独立预测因子。此外，其水平与PE复发相关，持续异常血浆D-二聚体水平也是静脉血栓栓塞症的独立预测因子，其危险比达4∶1。

2.几个重要临床研究

LIFENOX研究选取8307例内科急症入院患者，随机分入低分子肝素+弹力袜组和单独应用弹力袜组，结果发现，药物预防可以有效减少静脉血栓栓塞症发生。EINSTErN-PE研究选取38国263个研究中心的4832名患者，分别接受利伐沙班治疗或者接受标准治疗（依诺肝素+华法林），研究证实利伐沙班的疗效与标准治疗疗效相当，颅内出血和腹膜后出血发生率明显降低。PEITHO研究讨论了溶栓治疗对于次大面积PE的价值，在标准溶栓治疗基础上加用溶栓治疗可以显著减低1周内死亡或者血流动力学恶化的风险，但也显著增加了严重出血的风险，PE患者是否溶栓治疗需要综合考虑实施个体化治疗。

第五章　心血管系统危重病

第一节　急性心力衰竭

心力衰竭是指由于心脏收缩和（或）舒张功能障碍，或心室的前后负荷过重，导致心排血量下降，以致不能满足机体正常代谢需要而致体循环或肺循环淤血的临床综合征。按发病急缓可分为急性与慢性，急救医学中主要是对急性心力衰竭（AHF）的处理。AHF分为急性左心衰竭和急性右心衰竭，晚期多为全心衰竭，病人同时有肺循环和体循环淤血的表现。本节重点讨论急性左心衰竭。

左心衰竭又分为左房衰竭和左室衰竭。单纯的左房衰竭较为少见，仅见于单纯二尖瓣狭窄。先心病中的三房心，由于左房附腔出口狭窄，也可发生如二尖瓣狭窄那样严重的肺淤血。左房黏液瘤，可由于瘤体阻塞二尖瓣口，产生左房衰竭。左心室衰竭发生于高血压病、冠心病、主动脉瓣病变及二尖瓣关闭不全等。右心衰竭常由左心衰竭发展而来。急性右心室梗死和急性大块肺栓塞常导致急性右心衰竭，主要表现为体循环淤血。肺栓塞引起者可伴有突然出现的严重的呼吸困难、胸痛、咯血、剧烈咳嗽、发绀等。

一、病因

决定心输出量的主要因素有5个，即心脏前负荷、后负荷、心肌收缩力、心率及心室收缩的协调性。凡影响这5个因素的临床情况，均可成为心力衰竭的基本病因或诱因。

1.基本病因

（1）心肌收缩力减低：急性弥漫性心肌炎（病毒性、风湿性、中毒性），急性大面积心肌梗死或心肌缺血，扩张型心肌病等。

（2）前负荷过度：瓣膜关闭不全，房室间隔缺损，动脉导管未闭，甲亢，严重贫血等。

（3）后负荷过度：高血压，肺动脉高压（如二尖瓣狭窄、肺心病、肺梗死），主动脉和肺动脉瓣狭窄。

（4）心室舒张受阻：心包积液，缩窄性心包炎，限制型心肌病，严重心律失常等。

2.诱发因素

（1）感染，如肺部感染、感染性心内膜炎。

（2）过度的体力活动和情绪激动。

（3）风湿病变活动。

（4）妊娠及分娩。

（5）严重心律失常，尤其是快速型，如阵发性心动过速，心房颤动等。

（6）其他诱因，如严重贫血或大出血，输液过量或过快，不适当地调整和中断治疗等。

二、发病机制

急性左心衰竭时，心搏出量急剧下降，导致左心室舒张期末压

（LVEDP）迅速增高，从而使左房压、肺静脉压和肺毛细血管压（PCWP，正常为5～12cmH₂O）相继升高，当PCWP达20cmH2O时，液体就会透过血管壁到达肺组织间隙，形成间质性肺水肿。此时若病情得到控制，潴留于肺间质的液体量少，则可通过肺淋巴引流汇入静脉；若压力进一步升高达30～35cmH₂O，则可因渗入液体迅速增多，肺淋巴引流不及，引起急性肺泡性肺水肿。在肺泡内液体与气体形成许多泡沫，可阻碍通气和肺毛细血管自肺泡内摄取氧气，加重缺氧；同时肺水肿可减低肺的顺应性，引起换气不足和肺内动静脉分流，导致动脉血氧饱和度降低。缺氧又可很快使组织产生过多的乳酸，发生代谢性酸中毒，从而使病情恶化，并可引起电解质紊乱、休克或严重的心律失常而致死。另外，肺泡表面活性物质、血浆蛋白的浓度和毛细血管通透性的改变等因素均可影响肺水肿产生的速度。

二尖瓣狭窄病人，在心率突然增快、尤其是伴有快速房颤时，往往因舒张期缩短，左室充盈受限，左房及肺静脉压突然增高，或在原有慢性肺组织间隙水肿的基础上，使肺循环血量突然增多而致急性肺水肿。

肺淤血的程度与PCWP升高密切相关。当PCWP为18～20cmH2O时，发生肺淤血；21～25cmH2O时，中度肺淤血；26～30cmH2O时，重度肺淤血；30cmH2O以上时即可发生肺水肿。但在慢性心衰，如二尖瓣病变或慢性肺心病时，由于肺毛细血管壁及肺泡壁增厚，虽然PCWP超过30cmH2O，仍可不发生肺水肿。

心源性哮喘的发生机制：①平卧位使静脉回心血量增加，加重肺淤血；②熟睡后迷走神经兴奋性增加，支气管痉挛影响呼吸，冠状动脉痉挛使心肌供血减少，心肌收缩力减弱；③熟睡时呼吸中枢兴奋性降低，只有当缺氧显著时呼吸中枢才有反应。

三、临床表现

1.症状和体征

急性左心衰竭以肺循环淤血为主要表现，临床症状的轻重可因肺淤血的程度不同而不一。

（1）在肺泡细胞内水肿期，可有胸闷或胸痛感，轻度烦躁不安，容易疲劳，心悸、多汗及干咳等症状，这是由于交感神经兴奋，血儿茶酚胺增多及肺淤血的缘故。此时病人心率多增快，肺部听诊可能仅有呼吸音稍增粗或无明显异常。

（2）病情继续发展可进入间质性肺水肿期，此时病人可出现端坐呼吸，阵发性呼吸困难及心源性哮喘症状，这些症状多发生于原有不同程度心衰的病人，但也可发生于心功能代偿期的病人。发作时间多为熟睡1～2h后，病人突然感到胸闷、气急而惊醒，被迫坐起，两腿下垂。轻者呼吸困难可逐渐减轻；重症者坐起或站立后仍感到气急、胸闷，并出现咳嗽；咳白色泡沫样痰，可伴哮喘音，此时肺部听诊可闻及干性啰音，可有少量湿性啰音。多数病人进而发展为急性肺水肿。

（3）急性肺水肿（肺泡性）可由上述阵发性呼吸困难发展而来，也可突然发生于心功能代偿期或心功能正常的病人，它是急性左心衰竭的典型表现。发作时先出现呼吸困难，呈端坐呼吸、胸闷、恐惧感、焦虑、大汗淋漓、咳嗽，并咳出大量白色或粉红色泡沫样痰。发作开始时，肺部可无啰音或仅有哮鸣音，但很快于两肺底出现湿性啰音，且由下而上迅速扩散至整个肺部，此时病人面色苍白、口唇发绀。血压开始时正常或升高，但随之即下降，脉搏细弱，最后病人出现神志模糊、休克或窒息，甚至死亡。

严重的左心衰竭常有外周灌注不足的表现。心排血量减低至一定程度，外周器官的灌注减低。正常时的心脏指数（CI）为2.6～4.0L/（min·m²）。低于2.6就可出现外周低灌注，低于2.0就可出现心源性休克。周围低灌注以脑、肾、皮肤最明显，表现为低血压、脉细、少尿、皮肤苍白、出冷汗、烦躁或昏睡。但在慢性心衰时，虽然CI低于2.0，却无明显低灌的临床表现。

急性左心衰竭的主要体征包括：①心尖搏动弥散，心界扩大（左心室增大，但二尖瓣狭窄时左心房扩大而左心室不大），心动过速；②肺动脉瓣区第二心音亢进，可伴分裂，与肺淤血致肺动脉高压有关；③舒张期奔马律，在心尖区尤其是左侧卧位及心率较快时明显。舒张早期奔马律是左心衰竭较可靠的体征，部分病人也可闻及房性奔马律；④交替脉是左心衰竭的另一重要体征；⑤肺部干性啰音及湿性啰音；⑥左心室扩大致相对性二尖瓣关闭不全可在心尖部闻及收缩期吹风样杂音；⑦原有心脏病的体征。

2.辅助检查

（1）心电图：可发现心率增快，心律失常，左心室肥大。心电图检查对判断急性心衰的病因有一定帮助，如急性心肌梗死或快速心律失常引起的急性心衰，心电图有相应的表现。

（2）X线检查：X线胸片有助于了解心脏大小，有无心包积液或胸腔积液，尤其对辨认不同程度的肺淤血有重要意义。肺淤血的征象在X线片上可早期出现。在肺泡细胞内水肿阶段，可发现肺下部血管收缩，血流减少，而肺上部血流增多；在间质性肺水肿时，可见肺门阴影增大，肺血管扩张，边界模糊，在肺底部肋膈角处可见数条KerleyB线，亦可见到由肺门伸向肺实质的KerleyA线；当肺泡性肺水肿时，典型表现是满肺或大小不等的结节状阴影，边界模糊不清，肺门呈放射状大片云雾样阴影，并累及肺中带，即蝴蝶状阴影。

四、诊断与鉴别诊断

（一）诊断

根据有引起急性左心衰竭的病因，突然出现呼吸困难，咳出大量白色或粉红色泡沫样痰，两肺布满湿啰音及哮鸣音等临床表现，诊断并不困难。由于急性肺水肿的预后严重，因此在发作初始阶段，当仅有呼吸困难和两肺湿性啰音时，及时做出诊断，从而采取积极有效的治疗措施甚为重要。一些特殊检查，如心电图及X线胸片等对了解心衰的病因或血流动力学改变的程度有帮助。

（二）鉴别诊断

急性左心衰竭应与下列伴有呼吸困难的疾病相鉴别。

1.急性肺心病

系由大块或广泛的肺动脉栓塞使肺动脉突然大部分阻塞所致，常有突发的呼吸困难、烦躁、发绀、休克，与急性左心衰相似。但此类病人多见于手术后、长骨骨折、分娩及长期卧床者；发病时胸痛剧烈，常伴有咳嗽、咯血而咳痰较少，肺部听诊多有呼吸音粗糙，可伴有哮鸣音，但多无大量湿性啰音；肺动脉瓣区第二心音亢进及分裂，并有响亮的收缩期杂音及右心室扩张的表现；心电图可出现急性右心室扩张表现，如电轴右偏、Ⅵ导联出现Q波及T波倒置、右胸导联及aVR导联R波增大等。

2.自发性气胸

多发生于原来健康的青壮年或有肺气肿、肺大泡、肺结核等病史者。发作时胸痛剧烈，刺激性干咳；患侧胸廓膨胀，肋间隙增宽，叩诊为鼓音，听诊呼吸音减低或消失而无干湿性啰音；胸部X线检查可确诊。

3.支气管哮喘

多发生于青少年，常有反复发作的病史，且发作多在冬春季，也可有家族史。常突然发作突然停止，X线胸片示心脏正常、肺野透亮度增加。而心源性哮喘多见于中年以上，多发生于高血压、冠心病、二尖瓣狭窄的病人，常在夜间熟睡后突然发作，多有相应的心脏体征。

4.ARDS

常因创伤、感染、休克、误吸、氧中毒等因素引起，喜平卧而不愿端坐位，PCWP≤18cmH2O，X线示双肺弥漫性间质浸润等，可与左心衰鉴别。

5.其他原因

引起的肺水肿如农药中毒、海洛因中毒及高原性肺水肿等。

五、救治措施

急性心力衰竭的治疗原则以增强心肌收缩力和减轻心脏负荷为主。由于该病发病急骤，病情严重，病死率高，故应争分夺秒紧急处理。防止左心衰竭发展到急性肺水肿阶段，是降低死亡率的关键。对院前急救病人，现场处理至关重要。

（一）急性左心衰竭的初发阶段，及时采取下列措施，往往使病情很快得到控制

1.适当体位

使病人采取坐位或半卧位，两腿下垂，以减少静脉回流。必要时加止血带轮流结扎四肢。

2.吸氧

以6～8L/min鼻导管吸入，或面罩高流量吸氧，可给60%～100%的氧吸入。

3.应用吗啡

5～10mg皮下或肌注，特别适用于间质性肺水肿及早期肺泡内水肿期。有镇静、抑制过度兴奋的呼吸中枢、扩张小动脉及静脉、增加内脏循环血量等作用。对伴有支气管痉挛者可用哌替啶50～100mg，肌注。但对肺水肿晚期、休克及呼吸衰竭者，则禁用吗啡及哌替啶，以免加重对呼吸的抑制。

4.血管扩张剂

硝酸甘油0.5mg或硝酸异山梨酯10mg舌下含化，可扩张小静脉。也可选用硝苯地平（心痛定）10～20mg含化，扩张小动脉。

5.快速利尿

呋塞米20～40mg或依他尼酸钠25～50mg静注。已有心源性休克者不用。一般静注5～10min起作用，30min达高峰。可在15～20min重复注射。

6.病因治疗

如高度二尖瓣狭窄的紧急二尖瓣分离术，急性心包填塞者的心包穿刺减压，严重心律失常的纠正等。

（二）若以上治疗无效或肺水肿已较严重，即应在上述治疗的基础上，采用以下治疗措施

1.应用强心药

（1）最常用的是强心苷类：能直接增强心肌收缩力，同时延长房室传导，使心率减慢，适用于以心肌收缩功能异常为特征的心衰及室上性因素所致的心室率过速，对房颤或室上速诱发的心衰尤为适宜。常用毛花苷C（西地兰）0.4mg稀释于5%葡萄糖液20mL缓慢静注，5～10min起作用，0.5～2h达高峰，维持1～2d，必要时于首剂2～6h后再给0.2～0.4mg。冠心病者可用毒毛花苷K0.25～0.5mg静注。若两周内用过洋地黄，则应酌情减量。急性症状控制后可予地高辛0.125～0.25mg/d维持疗效。

以下情况应慎用或不用：预激综合征伴室上速或房颤者，显著心动过缓，Ⅱ度以上房室传导阻滞，肥厚型梗阻性心肌病，缩窄性心包炎，明显低钾血症，急性心肌梗死后12～24H内不宜常规使用。避免与钙剂同时应用。

（2）儿茶酚胺类：常用多巴胺及多巴酚丁胺。直接兴奋心脏B受体而使心肌细胞内cAMP增加，增强心肌收缩力，还能改善心脏的舒张功能；兴奋肾、肠系膜、脑、冠状动脉小血管的多巴胺受体，使这些血管扩张而增加血流量，并有利尿作用。多巴胺剂量大于10～15rug/（kg·min）时兴奋a受体，使血压升高，对心衰伴血压偏低或心源性休克者有利。多巴酚丁胺对血压及心率影响较小，常用2.5～10/g/（kg-min）静滴。临床上常以多巴胺与硝酸甘油合用。

（3）磷酸二酯酶抑制剂：常用氨力农（氨联吡啶酮）及米力农（二联吡啶酮）。可减慢心肌细胞内cAMP的降解速度而起正性肌力作用，且直接扩张外周血管，并可改善左室舒张功能。米力农的正性肌力作用为氨力农的10～30倍，在增强收缩力同时，降低后负荷，不增加心肌的耗氧量，常用于急性心肌梗死后伴发心力衰竭。米力农用法：50μg/kg用5%葡萄糖溶液稀释至10mL，缓慢静注，可继以0.5μg/（kg·min）静滴。

如系单纯二尖瓣狭窄引起的肺水肿，则不宜用强心药，以免因右心输出量增加而加重肺淤血。此时宜利尿或用扩血管药，但伴心房颤动心室率快时可使用洋地黄。

2.静脉应用血管扩张剂

酚妥拉明静脉滴注0.1～2mg/min。对于血压高而急需降压者静滴硝普钠15～200/g/min，需作血压和心电监护，二尖瓣狭窄及主动脉瓣狭窄者忌用。亦可选用硝酸甘油静滴。

3.应用氨茶碱

具有扩张支气管，改善通气作用。特别适用于伴有支气管痉挛者；具有正性肌力作用及轻度扩张小静脉、冠状动脉，并有加强利尿作用，尤其是在难以判断心源性哮喘或支气管哮喘时，使用该药较为安全。一般以0.25g加入10%葡萄糖溶液20mL中缓慢静注，可以0.9mg/（kg·h）的剂量持续静滴，有肝、肾功能不全者注意减量，静注过快易引起心律失常。

4.去泡沫剂及机械辅助呼吸

在肺泡性肺水肿阶段，应尽早使用消泡剂，改善通气，可把氧气通过盛有20%～30%的乙醇瓶中，也可用二甲基硅油消泡气雾剂吸入。对极严重的肺水肿，有神志不清、休克而痰液较多时，宜作气管内吸痰，作气管插管配合机械通气，常用的方式有间歇正压呼吸，对血容量低、气胸、肺大泡及急性心肌梗死病人，应用机械呼吸应慎重。

5.肾上腺皮质激素

提高机体应激反应能力，对支气管有扩张作用，减低肺毛细血管通透性，并有促进利尿、抗休克等作用。可给予地塞米松10~20mg静注或稀释于5%葡萄糖液中静滴，亦可用氢化可的松100~300mg加入5%葡萄糖液中静滴。

6.纠正酸中毒

对于病程稍长的病人，由于缺氧，体内乳酸产生增多，应注意纠正代谢性酸中毒，可给予5%碳酸氢钠液40~60mL静注。

第二节　急性冠状动脉综合征

急性冠状动脉综合征（ACS）是冠心病心肌缺血急性发作过程中的一个类型，冠状动脉粥样硬化是其病理基础，心肌急性缺氧是其发病原因，大多是由慢性稳定性心绞痛演变或恶化而来。ACS根据其临床表现可分为不稳定性心绞痛、心电图ST段不抬高的心肌梗死及ST段抬高性心肌梗死。不论引起不稳定性心绞痛是何种原因，持续心肌缺血的结果将是心肌梗死。ACS的早期识别，快速有效的治疗，能挽救部分缺血心肌，缩小梗死面积，甚至避免心肌梗死发生。

一、临床分类

1.ACS分类

第一类：包括不稳定性心绞痛及非ST段抬高心肌梗死。非ST段抬高心肌梗死的发病率为75%，高于ST段抬高性心肌梗死（发病率为25%）。非ST段抬高心肌梗死的血栓是以血小板为主，又称白色血栓，血管腔未完全闭塞。

第二类：为ST段抬高心肌梗死。其血栓是以纤维蛋白为主，又称红色血栓，血管腔完全闭塞。

2.心肌标志物

肌钙蛋白是鉴别不稳定心绞痛与非ST段抬高心肌梗死的主要依据。目前测定的肌钙蛋白有两种，即肌钙蛋白T（TnT）与肌钙蛋白I（TnI）。不稳定心绞痛，肌钙蛋白不升高。急性心肌梗死时肌钙蛋白升高。TnI的特异性高于TnT。TnI及TnT一般每6h测一次，连续两次正常，可除外心肌梗死。

3.ACS危险程度分类

ACS低危——发作时ST段抬高 < 1mV，胸痛 < 20min，TnI及TnT正常。

ACS中危——发作时ST段抬高 < 1mV，胸痛 < 20min，TnI及TnT轻度升高。

ACS高危——发作时ST段抬高 > 1mV，胸痛 > 20min，TnI及TnT明显升高。

二、临床表现、诊断与鉴别诊断

ACS诊断主要依据冠心病病史及临床表现。包括冠心病易患因素、心肌缺血临床表现（由稳定性心绞痛转为不稳定心绞痛或心肌梗死）、心电图及心肌标志物的改变等，可以作出诊断。

1.稳定性心绞痛

胸痛发作持续时间多为5～15min，一般不超过15min，多于劳累后过度紧张激动后发病，休息及服用硝酸酯类药物可以缓解。

2.不稳定性心绞痛

胸痛发作持续时间一般达到或超过15min，主要有以下三种类型：

（1）新近发生的劳累后心绞痛，发病时间在一个月之内。

（2）心绞痛发作频率及持续时间增加，硝酸甘油不能缓解。

（3）静息性心绞痛，包括变异性心绞痛、卧位性心绞痛等。

不稳定性心绞痛肌钙蛋白TnT及Tnl不升高。

3.心电图ST段不抬高的心肌梗死

临床有不稳定性心绞痛表现，肌钙蛋白Tnl、TnT升高，应考虑有心肌梗死可能。

4.ST段抬高心肌梗死

根据超早期巨大T波及弓背型ST段抬高、ST-T波动态演变、肌钙蛋白阳性等，结合临床表现不难诊断。

胸痛是ACS诊断的重要依据之一，但也有少数病人可以无痛或疼痛部位不典型或仅有颈、颌、耳、上腹等不适。

三、ACS治疗

1.院前治疗

开放静脉通路，氧气吸入，舌下含硝酸甘油，氧饱和度监测，心电监测等。2000年国际复苏指南建议采用MONA方针，M（吗啡）能有效止痛，降低氧需及前负荷；0（氧气）改善缺氧；N（硝酸甘油）能对抗血管痉挛，降低心脏前后负荷及氧需；A（阿司匹林）抑制凝血酶诱导的血小板聚集。

2.院内治疗

（DST段抬高心肌梗死的治疗：无禁忌的病人立即给予溶栓或直接作介入治疗。急诊溶栓不再受到年龄限制。溶栓时间窗由6h延长至12h。

溶栓治疗常用药物：①尿激酶（UK）2万单位/千克，30min，静注；②

链激酶（SK）150万单位，30min，静注；③重组纤溶酶原激活物（rt-PA）50～100mg，90min，静注，③重组链激酶（r-SK）150万单位，30min，静注。

介入治疗（PTCA）指证：AMI发生于老年，年龄＞75岁，或有溶栓禁忌证，有心衰或心源性休克者。

（2）非ST段抬高心肌梗死或不稳定性心绞痛的治疗：加强临床观察，监测EKG及TnI、TnT的动态变化，进行综合治疗，包括抗凝、硝酸甘油、β-受体阻滞剂、钙拮抗剂等。

1）抗凝药物：①阿司匹林160～324mg/d，最低维持量为75mg/d。②低分子肝素1mg/（kg·d），皮下注射，每12h一次，该药半衰期长，生物利用度高，出血危险少。③噻氯匹啶、氯吡格雷是ADP受体拮抗剂，对阿司匹林不能耐受者可选用此类药物。噻氯匹啶剂量为250mg，口服，每日2次，氯吡格雷首服300mg，口服，继以75mg，每日1次。④阿昔单抗是强效广谱抗凝药物，可使血小板聚集减少80%，静脉注射后作用持续48H，适用于PTCA。用法为0.25μg/kg，静注，继以0.125μg/（kg·min），静注，共12h。最大剂量为10μg/min。

2）抗心肌缺血治疗：可用下列药物：①硝酸酯类含服、口服或静脉内注射。②B受体阻滞剂。有抗心律失常，抗高血压，降低心肌缺血，减少心肌氧供需不平衡，缩小心肌梗死面积，改善近期及远期预后。口服倍他乐克，自小剂量开始，12～25mg，每日2次。有心衰、哮喘及传导阻滞者忌用。③钙拮抗剂：能扩张冠脉，改善侧支循环，有稳定斑块作用。

非ST段抬高心肌梗死不主张溶栓，也不作直接PTCA，而应给予综合治疗、观察，必要时择期作间接PTCA。

第三节　急性心肌梗死

急性心肌梗死（AMI）大多数是由于冠状动脉粥样硬化所引起（偶见由于冠状动脉炎症、栓塞及先天性畸形），当冠状动脉在粥样硬化病变基础上发生血供急剧减少或中断，以致供血区域的心肌发生持久而严重的缺血性损害，形成不可逆坏死。

不同类型的冠状动脉阻塞使梗死的心肌呈现为不同类型的病理改变，从而亦造成病人的临床表现、心电图演变及血清心肌损伤相关标记物出现不同的改变。归纳起来大致有以下几种心肌梗死病理类型：①贯穿全层心壁的区域性、透壁性梗死；②非透壁性梗死；③呈层状（或环状）的坏死；④在层状梗死基础上有局部小范围透壁梗死（即呈镶嵌型）；⑤镜下灶性梗死。

急性心肌梗死根据其临床症状结合心电图表现及血清中心肌损伤相关标志物的测定，常分为急性期（坏死损伤期）、亚急性期（恢复期）及愈合期（纤维疤痕形成期）。此可为临床治疗、预后判断提供指导。

一、临床表现

1.前驱症状（先兆征象）

有20%～60%的病人有前驱症状，以频发心绞痛和/或心绞痛加重为最多见，亦可表现为休息时或较轻活动时发生胸部不适。

2.胸闷痛症状

除呈典型心肌梗死表现外，也有胸痛为反复多次发作与缓解交替，呈波浪形发展而难以确定哪一次是造成心肌梗死的胸痛；亦有无胸痛症状者，特别是70岁以上的高龄者。

3.其他症状

有50%以上的病人可出现恶心和呕吐，特别多见于有下壁梗死的病人；少数还会出现难治性呃逆；其他尚可有极度虚弱、出冷汗、心悸甚至濒死感觉。

4.体征

随病人所出现的血液动力学变化、心电图变化及心脏组织结构受损情况而出现相关体征。

二、心电图表现

常规12导联心电图检查获得的阳性显示仅70%～80%，增加检查导联并按临床情况增加检查频度可提高阳性率，但无S-T段抬高、无病理性Q波甚至始终显示为正常心电图者亦为数不少。以下情况常会造成心电图上不出现病理性Q波：①并发完全性左束支传导阻滞；②外层心肌仍保留未坏死（＞1/4）；③坏死灶＜15mm；④初始向量的影响（0.03～0.04s）；⑤预激综合征；⑥电轴+30～+90度；⑦起初梗死坏死量小；⑧梗死的边缘地区血供较好；⑨血管未完全阻塞；⑩血栓已有自动溶解。

三、血清心肌损伤相关标志物测定

急性心梗时出现血清相关心肌酶的变化。由于与心肌相关的大多数酶也存在于心脏以外的组织，故其特异性并不高，除须考虑心脏以外的许多情况外（如胰腺炎、胆囊炎、肺炎、脑血管病等）；还要考虑心脏本身其他情况（如心肌炎、心力衰竭等）；另更要考虑其敏感性又与检测的时间、方法、梗死的范围相关。

急性心梗时血清相关心肌结构蛋白的变化以肌红蛋白出现时间最早，但特异性远不及肌钙蛋白I及T，后者还具有较长的诊断时间窗，并还可应用作为判断再灌注的参考指标。

四、相关影像学的检查

冠状动脉造影不仅对急性心梗具有确定性诊断价值，而且对治疗选择、病情及预后判断具有较高的客观依据，但对微血管性梗死（又称镜下梗死）及冠脉痉挛性梗死尚不能提供依据，前者临床上仍依靠心肌肌钙蛋白的测定，后者则主要根据心电图及与临床结合。

五、诊断与鉴别诊断

（一）诊断

对于具有典型的临床表现、特征性心电图改变和实验室检查发现的病人可诊断本病。

（二）鉴别诊断

1.不稳定性心绞痛

心绞痛部位和心肌梗死相同，但心绞痛的时间一般不超过半小时，不伴有恶心、呕吐、休克、心力衰竭，也无血清酶的改变，发作时虽有ST段和T波的改变，但多为一过性。

2.肺动脉栓塞

发生胸痛、气促、休克等，无咯血症状者类似于AMI，心电图表现电轴右偏，1导联S波加深，一般不出现Q波，瓦导联Q波加深，V1呈现QR型，有时出现肺性P波。肺动脉栓塞较心肌梗死心电图改变快速而短暂，血清乳酸脱氢酶稍高。发热及白细胞升高多在24H内出现。

3.主动脉夹层动脉瘤

表现为突然的前胸痛，开始即较为剧烈。疼痛范围广泛，可同时有相应的脏器受累的症状和体征。发病常伴有休克症状，血压可以很高，X线检查主动脉进行性增宽，超声检查、CT和MRI检查可明确诊断。

4.急性心包炎

急性心包炎在胸痛的同时或以前有发热和白细胞增高，在发病当天或数小时内即听到心包摩擦音，其疼痛与体位有关，常于深呼吸时加重。心电图上多个导联ST段抬高，ST段升高的程度 < 0.5mV，不具有定位性。伴有心包积液时可出现低电压，不引起Q波，也无心肌酶升高。

5.急腹症

急性胆囊炎、胆石症、胃及十二指肠穿孔、急性胰腺炎、急性胃炎等产生的急性上腹部疼痛常伴有呕吐或休克，可与AMI的胸痛波及上腹部痛相混淆。但急腹症的腹部体征明显，根据病史、腹部平片、心电图及心肌酶谱检查，可作鉴别。

6.其他

如肺炎、急性胸膜炎、肋间神经炎、自发性气胸、纵隔气肿、胸部带状疱疹等疾病均可引起胸痛，但注意体征、X线胸片和心电图特征不难鉴别。

六、急性心肌梗死的治疗

（一）急性心肌梗死治疗发展史

第一阶段（1912～50年代末）——临床观察阶段，住院死亡率在30%左右。

第二阶段（60年代早期～70年代）心电监护+心律失常处理，使住院死亡率下降50%，但后期死亡及病残率升高。

第三阶段（70年代末开始）——高新技术应用阶段，医院内死亡率下降至10%以下。但治疗过度、昂贵及不必需的检查做得太多，诊疗费用猛涨。

第四阶段（目前推广采用）——按临床资料论据进行诊治。即在病程中连续作好评估，包括：早期再通，心律失常，心功能情况，冠脉病变，心室重构，预后判断及二级预防等，并根据评估予以处理。

（二）急性心梗治疗原则

急性心梗治疗原则是提高心肌供氧、降低心肌耗氧、改善心肌代谢、防止因不稳定引起心律紊乱、缩小甚至消除梗死区域、保护心功能、控制避免心脏泵衰竭的发生。

（三）冠脉再通治疗

1.溶栓治疗

（1）以下情况在选择溶栓治疗时应予考虑：①心电图上仅表现为T波倒置者溶栓治疗无益处。②心电图正常的急性心梗病人常预后良好，其进行溶栓治疗的死亡率与不作溶栓治疗者无显著差异，故不能从溶栓治疗中得益，应密切监测，一旦出现S-T段抬高可立即进行溶栓治疗。③心电图上仅表现为S-T段下降者，有认为非但不能从溶栓治疗中受益反而可能有害。④对临床诊断为急性冠脉综合征者，当扩冠、抗凝、降纤等治疗均无效时可以试行溶栓治疗，但药物剂量应选择小剂量（不超过正常用量一半）。⑤确定为心绞痛病人原则上不宜行溶栓治疗（对小剂量溶栓仍有争议）。

（2）溶栓药物选择：①链激酶与重组链激酶；②尿激酶与重组尿激酶；③组织型纤维蛋白酶原激活剂（rt-PA）；④酰化纤维蛋白溶酶原—链激酶激活剂复合剂（APSAC）。

（3）冠脉再通的判断：

1）确切指标：冠脉造影-TIMI达到0级

2）间接指标：①溶栓后2h内胸痛基本缓解。②溶栓后2h内抬高的ST

段下降≥50%。③溶栓2h内出现新的心律失常。④心肌酶峰值前移（CK-MBC14H）。具备上述4项中2项或以上可判断再通，但2与3组合不能判定再通。⑤早期终末T波倒置（必须在溶栓后1h之内）。

（4）溶栓治疗存在的主要问题：①严重出血并发症（发生率为0.5%～1%），并且无法预测，若发生在脑部常是致死性的。②再灌注损害，再灌注心律失常，其出现时间常与再通相吻合，但如不及时处理亦可致命。③再灌注顿抑，可影响心肌收缩功能，其发生与恢复无法预测。

（5）溶栓治疗禁忌证：①有脑出血或蛛网膜下隙出血史。②近期（2周内）有各种活动性出血情况或手术史。③近半年内有头颅损伤。④颅内占位性病变或动静脉畸形。⑤出血性疾病或有出血倾向。⑥妊娠。⑦严重未控制的高血压（收缩压＞200mmHg，舒张压＞120mmHg）。⑧出血性视网膜病变或其他出血性眼病。

另外，发病在12～24h之间的病人仍可从溶栓中受益，但要具体分析对待，超过24h的病人已无治疗价值。

2.经皮冠脉腔内成形术（PTCA）

大致可分为以下三种情况：①立即PTCA（直接PTCA）；②补救性PTCA；③延迟PTCA（选择性PTCA）。

对溶栓成功者均应避免进行立即PTCA。冠脉造影显示狭窄＜50%者进行PTCA要慎重考虑，对＞90%狭窄者要尽早行PTCA。

对发现新鲜斑块者要作支架安置。

3.冠状动脉旁路移植术（CABG）

急诊冠脉搭桥术的适应证有：①PTCA治疗失败，有持久的胸痛和（或）血流动力学不稳定；②冠状动脉左主干或3支血管病变者心肌梗死发生后仍有心绞痛发作，或左前降支近端病变，有两支血管受累，或双支血管病变并左室功能差，不宜行PTCA者；③合并急性室间隔缺损或急性二尖瓣关闭不全行手术修补的同时行冠脉搭桥术；④其他不适合行PTCA者。

（四）急性心肌梗死的药物治疗

1.硝酸酯类药物

硝酸甘油10mg加入5%葡萄糖注射液500mL中静脉滴注，或硝酸异山梨酯50mg加入葡萄糖注射液250～500mL中静脉滴注，能扩张冠状动脉及外周功脉。根据血压来调整滴速，必要时适当加用升压药物。

2.钙拮抗剂

主要有硝苯地平10～20mg/d，口服20min起效，半衰期3～4H。

3.β-受体阻滞剂的应用

如果病人心率较快，血压不低而且无心力衰竭，可给予伊受体阻滞剂。严重心力衰竭，房室传导阻滞及下壁心肌梗死病人忌用。

4.血管紧张素转换酶抑制剂（ACEI）

可减小外周阻力，减轻心脏负担，缩小梗死面积。应在血压稳定后从小剂量开始，逐步调整剂量。

5.抗血小板药物

阿司匹林75～150mg，口服，1次/天。氯噻匹定250mg，口服，1～2次/天。氯吡格雷75mg，口服，1次/天。

6.止痛、镇静

疼痛剧烈者可给予吗啡5～10mg或哌替啶50～100mg肌注，以后每4～6h可重复应用。上述药物有降低血压、抑制呼吸以及致恶心、呕吐等副作用。对于高龄、慢性肺疾患、房室传导阻滞、心动过缓等应慎用吗啡。疼痛较轻者给予可待因或罂粟碱0.03～0.06g肌注。

7.极化液

10%氯化钾10mL+25%硫酸镁20mL+胰岛素8～12U加入到10%葡萄糖注射液500mL中静滴，以改善心肌细胞代谢及维持心电活动稳定性。

8.抗心律失常药物

不支持常规预防性应用抗心律失常药物，但对急性心梗时出现的室性心律失常及其他严重心律失常仍宜尽早应用。而频发复杂室性早搏及室速常是病人预后不良的独立危险因素。

（五）心源性低排与泵衰的治疗

右室梗死应慎用利尿剂和硝酸甘油制剂，并需在应用时密切注意血流动力学变化。当右室梗死出现低排时可试以扩容治疗，以维持右室足够的前负荷，而近来更倾向于应用多巴胺加上适当扩容治疗，必要时亦可再加阿拉明、多巴酚丁胺治疗。对急性心梗并发心源性休克，单用内科药物治疗，其死亡率可高达80%～100%。近年来临床治疗表明及时恢复梗死心肌的血供，减轻受累心肌的负荷，能明显提高存活率。其治疗方法应根据临床具体情况，权衡利弊来考虑。

对并发心源性休克病人直接PTCA治疗可使死亡率由传统疗法的80%以上降至40%左右。

尽早溶栓治疗亦可降低死亡率，如果失败可即刻行补救性PTCA。

对行PTCA失败或无指证的心源性休克病人可在主动脉内球囊反搏术（IABP）或人工心肺旁路的支持下进行急诊冠脉搭桥术。

第四节　严重心律失常

严重心律失常是指各种原因所致的突发的、紧急的严重心律紊乱或原有的心律失常进一步加重与恶化，导致病人严重的血流动力学障碍甚至对生命构成威胁。主要包括阵发性室上速、阵发性房颤、某些室性早搏、持续性室速、尖端扭转型室速、室颤及n度以上房室传导阻滞等。

一、陈发性室上性心动过速（PSVT）

（一）临床特点

突然发作、突然终止，发作时间可持续数分钟、数小时或数日，部分病人发作时可伴有晕厥先兆或晕厥。

（二）心电图特点

PSVT分为房性与交界区性，但因P波常不易辨别，故将两者统称之为室上性，心律绝对规则，频率多在150~240次/分钟，QRS波与窦性者相同，但若有束支传导阻滞或因差异传导时可宽大畸形，S「T可有继发性改变。

（三）急救处理

可先用简单的迷走神经刺激法，无效者可采用药物治疗。

1.机械刺激迷走神经

（1）用压舌板刺激悬雍垂，诱发恶心呕吐；

（2）深吸气后屏气再用力做呼气动作（Valsava法）；

（3）颈动脉按摩，病人取仰卧位，先按摩右侧5~10s，无效再按摩左侧，切忌两侧同时按摩，以防引起脑部缺血；

（4）压迫眼球：嘱病员眼球向下，用拇指压迫一侧眼球上部10~15s，如无效可试另一侧。老人不宜用此法，有青光眼或高度近视者禁用此法。

2.抗心律失常药物

（1）维拉帕米（异搏定）：5mg稀释后静注（5min），发作中止即停止注射。15min后未能转复者可重复1次；

（2）普罗帕酮（心律平）：70mg稀释后静注（5min），10~20min后无效可重复

（3）三磷酸腺苷（ATP）：常用ATP10~20mg稀释后快速静注。5~l0s注射完毕，未复律者可3~5min后重复1次；

（4）洋地黄：毛花苷C（西地兰）0.4mg稀释后缓慢静注。无效者可于2h后再给予0.2~0.4mg，室上速伴有心功能不全者首选，不能排除预激综合征者禁用。

3.电复律

药物无效且发生明显血流动力学障碍者，可考虑同步直流电复律，能量不超过30J，但洋地黄中毒者忌用此法。

二、阵发性室性心动过速（PVT）

（一）临床特点

为突发、突止的心动过速，发作时心排血量减少，症状取决于心室率及持续时间，持续30s以上者有心排血不足表现，包括气急、少尿、低血压、心绞痛或晕厥。

（二）心电图特点

连续3个或3个以上的室性异位搏动，QRS波群宽大畸形。QRS时限大于0.12s，心室律基本规整，频率多为140~200次/分钟，可有继发性ST-T改变，有时可以见到保持固有节律的窦性P波融合于QRS波的不同部位，并可发生心室夺获。

（三）急救处理

力争在最短时间内控制发作，在选用抗心律失常药物的同时，应做好直流电同步复律的准备，伴有休克者应予抗休克及必要的病因治疗。

1.利多卡因

为首选药物，50~100mg静注，1~2min注完，必要时5~10min后再给

50mg，直至心律转复或总量达300mg为止，有效后以1～4mg/min的速度静脉滴注24～48h。

2.普罗帕酮（心律平）

以1.0～1.5mg/kg剂量稀释后缓慢静注，20min后可重复，总量可用至280～350mg，室速中止后可以0.3mg/min静脉滴注维持。禁忌证有重度心衰、严重心动过缓、窦房、房室、室内传导阻滞等。

3.普鲁卡因

酰胺以100mg静注（3～5min），每隔5～10min重复1次，直至有效或总量达1000mg。有效后以1～4mg静脉滴注维持。静脉应用过程中，如出现血压下降应立即停止注射。

4.胺碘酮

以3mg/kg稀释后缓慢静注，或以5～10mg/kg加入液体100mL中于30min内静脉滴注直至发作停止，一般一日量不超过300～450mg。主要禁忌证有严重心动过缓、高度房室传导阻滞等。

5.苯妥英钠

最佳适应证为洋地黄中毒病人。可用100～250mg加入注射用水20～40mL中缓慢静注（5min以上），必要时10min后可重复静注100mg，2h内不宜超过500mg，一日量不超过1000mg。禁忌证有低血压、高度房室传导阻滞（洋地黄中毒例外）、严重心动过缓等。

6.溴苄胺

5～10mg/kg稀释后缓慢静注（至少8min），必要时隔15～30min重复应用。主要副作用有恶心、呕吐、严重低血压。禁忌证为严重心衰、休克等。

7.电复律

对室速伴有明显血流动力学障碍、药物治疗无效以及室速持续时间超过2h者应用同步直流电复律，初次能量为50J，转复不成功再加大能量至100～200J，或先静注利多卡因或溴苄胺后再加大电击能量，转复成功后尚需抗心律失常药物静滴维持，预防复发，洋地黄引起的室速药物无效时宜用低能量电复律。

三、尖端扭转型室速（Tdp）

（一）临床特点

Tdp是一种较为严重的室性心律失常，发作时呈室性心动过速特征，QRS波的尖端围绕基线扭转，典型者多伴有Q-T间期延长。其发生机理与折返有关，因心肌细胞传导缓慢、心室复极不一致引起。常反复发作，易致昏厥，可发展为室颤致死。常见病因为各种原因所致的Q-T间期延长综合征、严重的心肌缺血或其他心肌病变、使用延长心肌复极药物（如奎尼丁、普鲁卡因酰胺、胺碘酮等）以及电解质紊乱（如低钾、低镁）。

（二）心电图特点

①发作时，QRS波群每隔3~10个绕着等电位线扭转。②室速常由联律间距较长的室早诱发，室早呈二联律伴RonT或RonP。③发作间歇期QT间期延长，常超过0.6s。④发作时心室率大于150次/分钟，常大于200次/分钟，有时可达300次/分钟。⑤有自发终止倾向，但常发展为室颤。

（三）急救处理

1.属于获得性病因者（间歇依赖性Tdp）

（1）静脉补钾和补镁：低钾可使细胞膜对钾的通透性降低，使复极延迟，根据缺钾程度通常用氯化钾静脉滴注；镁可激活细胞膜上ATP酶而使复极均匀化以及改善心肌代谢等，可予1~2g硫酸镁稀释后缓慢静注，继以1~8mg/min持续静滴。

（2）异丙肾上腺素：1~4/g/min静脉滴注，随时调节剂量，使心室率维持在90~110次/分钟。应用异丙肾上腺素可缩短QT间期及提高基础心率，使心室复极差异缩小，有利于控制Tdp的发作。

（3）Tdp发作时，可试用lb类抗心律失常药物如利多卡因、苯妥英钠，禁用Ia、Ic和0类抗心律失常药。

（4）Tdp持续发作时，应按心搏骤停原则救治，有室颤倾向者，可用低能量电复律。

（5）对顽固发作伴严重心动过缓、严重传导阻滞者，宜安装永久起搏器。

2.属先天性病因者（肾上腺素能依赖性Tdp）

（1）（3受体阻滞剂为首选药物，常用美托洛尔25~50mg，每日2~3次，口服，或普萘洛尔10~30mg，每日3次，口服。β受体阻滞剂可使心率减慢，Q-T间期因此延长，但QTc可能缩短。治疗效果以长期随访不再有晕厥发作来衡量，而Q-T间期可能并不明显缩短。

（2）对上述药物治疗无效的持续性发作者可采用直流电复律或安装永久性起搏器。

（3）病人应避免剧烈体力活动及精神刺激，禁用延长心室复极和儿茶酚胺类药物。

四、心室扑动（VF）与心室颤动（Vf）

（一）临床特点

心室扑动与颤动是急救中最危重的心律失常，如处理不及时或处理不当可使病人在短时间内死亡，故又称为临终心律。发生室扑与室颤时，心脏失去排血功能，病人有晕厥及阿-斯综合征表现。

（二）心电图特点

1.心室扑动

无正常QRS-T波群，代之以连续快速而相对规则的大振幅波动，频率多在200-250次/分钟，室扑常为暂时性，大多数转为室颤。室扑与室速的区别在于后者QRS与T波能分开，波间有等电位线且QRS时限不如室扑宽。

2.心室颤动

心电图表现为形状不同、大小各异、极不规则的快频率波形，频率多在250~500次/分钟。根据室颤波振幅可分为粗颤型（室颤波幅 > 0.5mV）和细颤型（室颤波幅 < 0.5mV），如室颤波幅 < 0.2mV预示病人存活机会极小，往往是临终前改变。室颤与室扑的识别在于前者波形及节律完全不规则，且电压较小。

（三）急救处理

1.紧急非同步直流电转复为唯一的治疗手段，能量从200~360J进行电除颤，若室颤波甚细，可静脉注射肾上腺素1~3mg，使室颤波变粗，有利于除颤成功。

2.在没有除颤设备的情况下，如发生在目击下或1min之内，应立即单手叩击心前区，并实施心肺复苏术之基本生命支持；同时也可使用药物除颤，但效果不及电转复快捷和确切，用药方法同室速的处理。

五、预激综合征伴快速性心律失常

（一）临床特点

预激综合征又称WPW综合征，是指病人除正常的房室传导途径外还存在附加的房室旁路，其心电图有预激表现，临床上有心动过速发作。频率过快的心动过速尤其是持续发作的房颤，冲动经不应期短的旁路下传，会产生极快的心室率并可能诱发室颤而导致休克、晕厥甚至猝死，应予重视。预激综合征合并室上性心动过速，临床以顺向型房室折返性心动过速最为常见，其次为心房颤动及逆向型或预激性房室折返性心动过速。

（二）心电图特点

1.预激综合征合并室上性心动过速

（1）顺向型房室折返性心动过速：呈反复发作性，频率180～260次/分钟以上，节律规整，QRS波群形态正常（伴束支传导阻滞或室内差异性传导时QRS波群可增宽），常伴有QRS波电交替和（或）心动周期长短交替。

（2）逆向型或预激性房室折返性心动过速：心室率常大于200次/分钟，△波明显，QRS波群宽大畸形，若不经电生理检查，此型极易与室速混淆。

2.预激综合征并发房颤

大致可分为房室结-希浦系统前传优势型、旁路前传优势型和中间型三种。其中旁路前传优势型病人因旁路前传能力强或因误用了房室结阻滞剂（洋地黄类、B受体阻滞剂、钙离子拮抗剂）使房室结-希浦系统前传封闭，冲动仅能或主要经旁路下传，由于其不应期短，心室率极快（大于200次/分钟），QRS波群呈完全预激形，极少数呈部分预激或室上性，血流动力学改变较明显，易诱发室颤而危及生命。

（三）急救处理

1.药物治疗

（1）主要作用于房室结的药物：通过延长房室结的不应期，终止顺向型折返性心动过速。常用普萘洛尔（3～5mg稀释后缓慢静注）、ATP（20～40mg快速静注，3～5min后可重复1次）、洋地黄（西地兰0.4mg稀释后缓慢静注。2h后无效可追加0.2mg）。维拉帕米（5～10mg稀释后静注，30min后可重复1次）等。但对逆向型折返性心动过速和旁路下传为主的房

实用ICU重症监测与治疗学

颤，普萘洛尔、ATP常无效或可使病情加重而不用，洋地黄缩短旁路有效不应期应禁用，维拉帕米也因加速旁路前传和诱发室颤而禁用。

（2）主要作用于旁路的药物：其共同特征是延长旁路有效不应期，主要用于冲动经旁路下传的快速性心律失常如逆向型房室折返性心动过速和房颤。目前认为应首选普罗帕酮（1.0～1.5mg/kg静注，20min后可重复）或普鲁卡因酰胺（50～100mg静注，5～10min一次，直至有效或总量达1000mg）。奎尼丁尚有缩短房室结有效不应期的作用，可用于伴病窦综合征（SSS）者，用法为0.2g口服，每2h一次，共用5次。1～2d无效者，增至0.3g或0.4g，每2h一次，共用5次。

（3）作用于房室结和旁路的药物：常用Ic类和0类药物，其中普罗帕酮抗心律失常起效快，副作用小，已被列为预激伴快速心律失常的首选药物。胺碘酮的剂量为5～10mg/kg，稀释后缓慢静注。

2.直流电复律

是紧急处理预激综合征伴任何类型的快速性心律失常最有效的措施。若伴有明显血流动力学障碍应首选电复律，对药物疗效不佳或缺乏有效药物时，亦可用电复律，电击能量一般选100～150J。

六、严重的缓慢型心律失常

（一）临床特点

严重的缓慢型心律失常主要包括急性窦房结功能不全、窦房传导阻滞、：n度n型房室传导阻滞、高度房室传导阻滞及0度房室传导阻滞。这类心律失常往往对病人血流动力学产生明显影响，病人可感头晕、乏力、胸闷、心悸、黑蒙，有可能发生阿-斯综合征，甚至猝死。n度及0度房室传导阻滞听诊可有心音和脉搏脱落，或心率缓慢（30～40次/分钟），第一心音强弱不等，偶闻大炮音。

194

（二）心电图特点

1.窦房传导阻滞

Ⅱ度窦房传导阻滞系在规律的窦性心律中突然出现一个漏搏间歇，这一长间歇恰等于正常窦性P-P的倍数，此称Morbizn型；另一种窦房传导逐渐延缓，直至出现一次漏搏，由于每次窦房传导时间增量递减，故P-P间隔反而逐渐缩短，于出现漏搏后又突然增长（文氏现象），称为MorbizI型。0度窦房阻滞表现为较正常P-P间期显著长的间期内无P波发生，或P-QRS均不出现，长的P-P间期与基本的窦性P-P间期无倍数关系，其与窦性静止较难鉴别。

2.Ⅱ度Ⅱ型房室传导阻滞

又称Morbizn型，表现为p-r间期恒定（正常或延长），几个P波之后脱落一个QRS波，呈3∶2，4∶3等传导阻滞。Ⅱ度Ⅱ型易发展高度房室传导阻滞连续出现两次或两次以上的QRS波群脱漏者，如3∶1，4∶1房室传导阻滞。

3.0度房室传导阻滞

又称完全性房室传导阻滞，P波与QRS波无固定关系，P-P间期相等，房率高于室率，QRS波群形态取决于起搏点部位，频率20~40次/分钟。心房颤动时，如果心室律慢而绝对规则，即为房颤合并m度房室传导阻滞。

（三）急救处理

救治原则是尽量提高过于缓慢的心率，促进传导，以改善或保证重要器官的血供；同时还要针对病因治疗及消除诱因，包括停用致心动过缓及传导阻滞的药物、纠正电解质失调等。

1.药物治疗

（1）异丙肾上腺素：1~4/g/min静脉滴注，使心室率维持在60次/分钟左右，该药适用于任何部位的房室传导阻滞，有较强心脏兴奋作用，增加心肌耗氧量，且可引起快速型心律失常，对心绞痛、急性心肌梗死或心衰者慎用或禁用。

（2）阿托品：1~2mg加入250~500mL液体中静脉滴注，也可以

0.5～1mg皮下注射或静脉注射。临床主要用于迷走神经张力过高引起的心动过缓及各种原因引起的房室传导阻滞。其不良反应有口干、皮肤潮红、排尿困难等，对前列腺肥大的老年人慎用，青光眼者禁用。

（3）糖皮质激素：地塞米松10～20mg静脉滴注，用于急性窦房结功能不全或急性房室传导阻滞，有利于病变的恢复。

（4）碱性药物（碳酸氢钠或乳酸钠）：有改善心肌细胞应激性、促进传导、增强心肌细胞对拟交感药物反应的作用，尤其适用于高血钾或伴酸中毒时。

2.心脏起搏器治疗

对急性窦房结功能不全、Ⅱ度Ⅱ型、Ⅲ度房室传导阻滞伴晕厥或心源性休克者，应及时给予临时人工心脏起搏。对于经药物治疗无效的各种严重缓慢型心律失常应考虑植入永久性起搏器。

第五节 高血压危象

高血压危象一般指血压在短时间内（数小时至数日）急剧升高，舒张压>130mmHg和（或）收缩压>200mmHg，如不能迅速控制将危及生命。死亡原因主要是肾功能衰竭与脑卒中。接受合理治疗，预后改善，5年存活率可达70%。

一般将高血压危象分为两大类。严重高血压伴有新的或进行性神经系统、心血管及肾脏等靶器官损害，须立即给予有效降压治疗，以减轻器官功能不全者称高血压急危症；严重高血压不伴有新的急性并发症，允许在24H左右控制血压者称高血压急症。

高血压危象涉及的疾病很多，如急性脑卒中、急性左心衰肺水肿、主动脉夹层瘤、急性冠脉综合征、急性肾功能衰竭、围手术期高血压、妊娠子痫或先兆子痫、急进性或恶性高血压、高血压脑病等。

一、病因与病理生理

原发性高血压与继发性高血压在各种诱因影响下均可引起高血压危象。原发性高血压的病程大多呈慢性渐进性发展，仅3%~4%的病例表现为恶性或急进性高血压。另一些原发性高血压病人由于未接受合理治疗，也可以发展为高血压危象。

继发性高血压的原发病常见有肾动脉狭窄、肾小球肾炎、肾盂肾炎、间质性肾炎、多囊肾、原发性醛固酮增多症、嗜铬细胞瘤、肾素分泌瘤等。其中大部分发病较急，病程较短，引起高血压危象相对较多。但因原发性高血压发病率高，高血压危象来自原发性高血压的病人仍不在少数。

高血压危象不完全取决于血压升高的绝对值，还与血压上升幅度及升高速度有关。心排量与外周血管阻力是影响血压高低的决定因素。心排出量受心率、心收缩力、前负荷、后负荷等因素影响，但是心动过速通常并不会引起高血压。过量输液，尤其过多输入盐水，会使血压升高。许多危重病人对钠与水的排泄能力有限，急性肾功能衰竭病人更是如此。当血压突然升高，机体将通过自动调节机制，降低外周血管阻力，防止血压过高。

高血压危象发病时外周血管阻力增高，与血液循环中儿茶酚胺浓度升高、α-肾上腺能活性增高、肾素-血管紧张素-醛固酮系统（RAAS）的激活有关。动脉压升高，将增加肾脏的血流灌注，引起利尿反应。而尿钠排泄过多将导致低血容量，而有效循环血量的降低又刺激了压力感受器，结果使α-肾上腺素能及伊肾上腺素能张力进一步升高，从而促使血压居高不下。

高血压危象引起的脑损害较为突出。以往认为高血压脑病是由于弥漫性小动脉痉挛，脑实质缺血所致。正常人平均动脉压在80~120mmHg范围内脑血流量保持恒定。这主要取决于脑血管的自动调节机制。如果短时间内血压突然升高超过自动调节极限，脑血管不能有效收缩，反而被动地扩张，脑血流增多，这是促发脑水肿的重要原因。原有慢性高血压病人，平均动脉压极限高于正常，超过极限，脑血管自动调节机制失常，脑血流增多，诱发高血压脑病。

二、临床表现与诊断

1.急进性与恶性高血压

中、重型高血压3%～4%可发生急进性或恶性高血压，40～50岁多见。来自肾性高血压病人更年轻。

（1）临床表现：多发病急剧，症状明显。剧烈头痛，位于枕部或前额，清晨更甚；头晕或眩晕，伴恶心呕吐；视力模糊；一过性意识障碍；心慌，气急等。少数病人血压很高但症状不明显。高血压视网膜病变，如视神经乳头有火焰状出血、渗出物或乳头水肿等改变是恶性高血压特征性改变。若脑、心、肾等靶器官明显受损，则将出现各器官功能不全的相应表现。

（2）诊断：血压在短时间内（几小时至数日）急剧升高。收缩压超过200mmHg，舒张压超过130mmHg，一般均以舒张压＞130mmHg为准。结合上述临床表现可以确诊。

2.高血压脑病

（1）临床表现：常有急进性恶性高血压的临床表现，临床特征性表现与颅内压增高或脑水肿有关。主要为头痛，呕吐，视力模糊，短暂意识障碍或抽搐，视乳头水肿、出血及渗出等改变。一般无定位体征，如伴有急性缺血性或出血性脑卒中，则可有相应定位体征。

（2）诊断：血压在短时间内（几小时至几天）急剧升高伴有上述临床表现即可确诊。血压升高幅度、升高速度以及脑血管自我调节机制的个体差异对高血压脑病发病的影响更大。血压＜130mmHg也可以发生高血压脑病，颅内压增高及脑水肿表现是诊断高血压脑病的主要依据。血压急剧升高，伴头痛、呕吐，眼底检查视乳头水肿，缺少神经系定位体征，这些均有助于高血压脑病的诊断。

3.高血压危象某些病因的鉴别诊断

（1）肾动脉狭窄：无明显高血压家族史，腹部一侧听到性质粗糙的血管杂音，持续时间长，腰腹部有外伤史，舒张压升高特别明显，降压药治疗效果欠佳。静脉肾盂造影或核素肾血流图有助鉴别。确诊必须进行腹主动脉造影或选择性肾动脉造影。

（2）嗜铬细胞瘤：阵发性血压升高，怕热多汗，不明原因体温升高，休克或晕厥，血压很高，无肾性高血压表现，降压药效不佳，用伊受体阻滞剂血压反而更高。测24h尿儿茶酚胺及其代谢产物（VMA）或血浆儿茶酚胺测定及B超、CT等有助诊断。

（3）原发性醛固酮增多症：血压很高，四肢无力或下肢瘫痪。心电图示低钾，血钾低而尿钾排出增多。血及尿醛固酮增多。B超及CT检查有助腺瘤的定位。原发性醛固酮增多症虽有可能引起高血压危象，但也有血压正常的。

三、救治措施

1.治疗原则

（1）降低血压：使平均动脉压迅速降低20%～25%。

（2）最初48H，降低血压不要太快。舒张压不低于100mmHg，收缩压不低于160mmHg，有脑卒中的病人数日内随颅内水肿消退血压会自动下降。

（3）药物选择：选择作用快、副作用小、应用方便的药物，如硝普钠作用快，持续时间短，可随时调整；硝酸甘油也可选用。静脉快速利尿剂，可促使血容量进一步下降，导致加压反射，不利于血压稳定，如有脑水肿或肺水肿则可应用。伊受体阻滞剂能增加脑血管阻力，减低脑血流灌注。

（4）血压下降后，争取短期内（1~2d）停止静脉用药，加用口服降压药物。

2.救治措施

（1）硝普钠可扩张小动脉及静脉，静注后立即起作用，高峰时间1~2min，作用持续时间<3min。①剂量：0.3~10μg/（kg·min）。②用法：硝普钠50mg加于500mL葡萄糖液中，静脉点滴自15μg/5min起始，根据监测血压，逐步增加剂量，争取1h内，使血压降至160/100mmHg，并保持此有效剂量，继续静滴1~2d，24h后应加口服降压药物，逐步停用静脉用药。③注意事项：静滴时须避光。输液外渗可产生较强刺激反应。硝普钠在红细胞中代谢为氰化物，以硫氰酸盐形式经尿排泄。血浆硫氰酸盐浓度>100mg/L时，可表现中毒症状，如出汗，乏力，恶心，呕吐，耳鸣，肠痉挛，肌肉抽搐，定向障碍和精神失常等，立即停药并可用羟钴胺或硫代硫酸钠解毒。

（2）硝酸甘油：能同时扩张动脉与静脉，静注后1~2min起作用。高峰时间1~2min，作用持续时间V3min。①剂量5~300/g/min；②用法：硝酸甘油40mg加于500mL葡萄糖液中静脉点滴。自30/g/5min起始，根据监测血压，逐步增加剂量，争取1h内使血压降至160/100mmHg，并保持此有效剂量，继续静滴1~2d，尽早应用口服降压药物，逐步停止静脉用药。③注意事项：滴速过快，可引起头痛、心动过速或呕吐；滴注12h后易发生耐药现象，须增加剂量或调换其他药物。

（3）其他可供选择的用药：①尼卡地平：是二氢吡啶类短效钙通道阻滞剂，10~20mg溶于葡萄糖液100mL中静脉点滴，剂量按0.5~6/g/（kg·min）递增，5min后出现降压作用，30~60min达高峰。不良反应有心动过速、潮红等。有颅内出血或脑水肿者禁用。②酚妥拉明：a肾上腺素能受体阻滞剂，适用于血液循环儿茶酚胺增多的高血压危象，尤其是嗜铬细胞瘤病人。降压作用快，持续时间短。先用酚妥拉明5~10mg静脉注射（可用葡萄糖液20mL稀释），继以0.2～2mg/min的速度静脉滴注。③拉贝洛尔：伊受体阻滞剂，兼有α-肾上腺素能阻滞作用。50mg入20mL葡萄糖液稀释缓慢静注，速度5mg/min。间隔15min可重复用药，总剂量不超过150mg，心功能不全者慎用。④阿方那特：是伴有主动脉夹层动脉瘤的高血压危象的最佳选用药物。按0.5～5mg/min的速度静脉点滴。5～10min后血压开始下降，停药后作用持续时间为5～10min。该药可致直立性低血压、排尿及排便困难等副作用。主动脉夹层动脉瘤在应用阿方那特同时，可加用α-受体阻滞剂。⑤硫酸镁：妊娠子痫者选用，必要时加用拉贝洛尔。忌用硝普钠及血管紧张素转换酶抑制剂。

3.各种高血压急症治疗的药物选择

（1）急进型恶性高血压：首选为硝普钠，其次可选用低压唑或柳胺苄心定。慎用减少肾血流量降压药如β受体阻滞剂、利尿剂及长压定等；老年病人，尤其是既往有一过性脑缺血或脑卒中的老年病人更应谨慎。

（2）高血压脑病：治疗目标为1～2h内将舒张压降至100mmHg，治疗中要密切观察血压动态变化和意识改变。用药基本同急进型恶性高血压。但血管扩张剂肼苯达嗪等应慎用，以免增加脑血流量，加重脑水肿。能通过血脑屏障、对神经系统有抑制作用的降压药，如可乐定、甲基多巴、利血平也要禁用，以免干扰意识观察。

（3）高血压合并左心衰竭：高血压引起心源性肺水肿时，迅速降压最为重要，一旦血压降至安全水平，则临床症状迅速得以控制。选用药物同急进型恶性高血压，静脉给药。将血压降至平日血压低限后改服钙离子拮抗剂、转换酶抑制剂或其他血管扩张剂，可与利尿剂联合使用；酌情使用洋地黄制剂，血压下降后即可停用洋地黄。慎用β受体阻滞剂。

（4）高血压合并急性冠状动脉供血不足：首选硝普钠、硝酸甘油，柳胺苄心定也可选用。利血平还有镇静及减慢心率的作用，是此型较理想的降压药。禁用或慎用肼苯达嗪，因其反射性致心率增快、心输出量增加而使心肌耗氧量增加。

（5）高血压合并颅内出血：需尽快控制血压以防进一步出血，但降压过低过快也影响脑供血，一般主张仅在血压＞200/130mmHg时方考虑在严密血压观测下降压。既往血压正常时降至160/95mmHg左右，慢性高血压病人降至180/105mmHg左右。硝普钠为首选药物，低压唑与柳胺苄心定因能使血压突降且持续时间长，故不宜用。利血平和甲基多巴可抑制神经系统，影响临床观察。用肼苯达嗪后发生头痛、呕吐，易与病情混淆。

（6）高血压合并脑梗死：大多数脑梗死病人随病程发展血压会自动下降，一般不予降压处理。

（7）高血压合并急性主动脉夹层动脉瘤：应立即在监测下静脉降压治疗，在15～30min使血压降至收缩压100～120mmHg，平均动脉压小于或等于80mmHg。不能控制血压和（或）疼痛是预后不良的征兆。首选药为阿方那特，肌注利血平，需配伍β受体阻滞剂以降低心肌收缩力及心率，控制心率在60次/分钟左右。肼苯达嗪因增加心率，心输出量及压力变化率而禁用。

第六节　主动脉夹层动脉瘤

主动脉夹层动脉瘤是指由各种原因造成主动脉壁内膜破裂，主动脉腔内血液从主动脉内膜撕裂处进入主动脉中膜，使中膜分离，并沿主动脉长轴方向扩展，形成主动脉壁的两层分离状态。绝大部分胸主动脉夹层动脉瘤病人发病急骤凶险，如果不及时诊治死亡率很高。约50%的病人在48H内死亡，70%在1周内死亡，90%在3月内死亡。胸主动脉夹层动脉瘤一经诊断，须积极地抢救治疗。

一、病因与病理生理

胸主动脉夹层动脉瘤的病因很多，包括动脉硬化、高血压病、动脉中层囊性坏死、主动脉缩窄、马凡综合征、梅毒、妊娠及外伤等，其病变基础主要是动脉壁弹力纤维层（中层）和平滑肌层发生退行性变。

各种诱发因素使主动脉壁中层变薄，在流体动力学和剪力的作用下产生内膜撕裂。主动脉夹层分离的外层部分或全部中层和外膜受主动脉腔内压力及血流冲击力的影响，促使夹层分离范围进一步扩展，管壁膨大形成夹层动脉瘤。涉及主动脉根部的夹层分离可引起主动脉瓣关闭不全。主动脉内膜破口最易发生于升主动脉的近心段和降主动脉的起始段，内膜一旦撕裂，则由于血流的顺向和逆向冲击，内膜剥离的范围迅速扩大，此时高血压如不能很好控制，则病情会进一步恶化。夹层血肿蔓延，可破入胸腔、心包，导致猝死或心脏压塞致死。

目前常用的分类方法有DeBakey和Stanford两种。根据主动脉夹层剥离的部位和涉及的范围，DeBakey将其分为三型：Ⅰ型，破口在升主动脉，但夹层剥离累及升主动脉、主动脉弓及降主动脉；Ⅱ型，破口在升主动脉，但夹层剥离限于升主动脉；Ⅲ型，破口在左锁骨下动脉远端，夹层剥离限于胸降主动脉（Ⅲa）或延及腹主动脉（Ⅲb）。Miller等根据手术的需要提出Stanford分类，将胸主动脉夹层动脉瘤分为两型：A型，夹层分离涉及升主动脉段，而不论其内膜破口源自何处（相当于De-BakeyI型和n型）；B型，夹层分离未涉及升主动脉者（相当于DeBakeyM型和该型兼有弓部夹层分离者）。Stanford分型法应用最为广泛，而且对选择治疗方法及预后更有确切的价值。

临床上根据病情的缓急，将胸主动脉夹层动脉瘤分为急性和慢性两类。主动脉夹层动脉瘤急性发病在2周以内者属急性，急性发病后病程超过2周或无急性发病史者属慢性。

二、临床表现

病人常有高血压病史，发病时血压通常升高，很难用药物控制，多数病人表现为突然发作的剧烈胸痛，呈撕裂样，难以忍受，往往有濒死感。约10%病人并无胸痛，约30%病人因主动脉的分支动脉受累而出现脏器缺血表现。如颈动脉分支夹层可以出现晕厥、精神异常、脑卒中、偏瘫；四肢动脉夹层缺血可以出现肢体麻木、疼痛、发凉、（间歇性）跛行，脉搏消失、四肢血压不对称；肾动脉夹层可出现腰痛或肾功能不全；肠系膜上动脉受累可引起腹胀、腹痛、肠坏死、腹膜炎等症状和体征。如果夹层破裂到心包可引起急性心脏压塞而突然死亡，破入胸腔则可出现胸腔积液，也可破入腹腔、食管、气管等出现休克、胸痛、呼吸困难、心悸及咯血、呕血等表现。当夹层撕裂累及主动脉瓣时可引起主动脉瓣膜关闭不全，出现相应的症状和体征。此外，主动脉瘤样扩张可以压迫气管、食管、喉返神经、交感神经丛、上腔静脉引起相应的症状，分别表现为呼吸困难、吞咽困难、呛咳和声音嘶哑、Horner综合征、上腔静脉阻塞综合征。部分病人可有心动过速、轻度黄疸及发热等症状。

三、诊断与鉴别诊断

首先要确定是否存在主动脉内膜撕裂剥离，内膜剥离的位置、范围，撕裂部位与近心端与主动脉瓣情况，主动脉大血管分支血管的情况，明确真、伪腔等。病史和体检可以提供重要的临床依据，确诊及分型则主要依据影像学检查。磁共振成像（MRI）结合超声（包括经食管腔探头）检查多能取得可靠的诊断；CT亦可确诊，唯其为横断面成像，对明确内膜破口的位置和夹层分离的范围受到一定的限制。必要时可做主动脉造影，但创伤性检查具有一定的风险。

急性主动脉夹层动脉瘤的胸痛很容易被误诊为心肌梗死，心肌梗死的胸痛不会向胸部以下放射，很少引起两侧肢体脉搏、血压不等，心电图的特征性改变可资鉴别。

四、救治措施

手术仍然是Stanford分类A型夹层动脉瘤的首选治疗方法，对B型夹层动脉瘤则药物保守治疗优于手术治疗。近年来介入治疗的应用，为B型夹层动脉瘤的治疗提供了全新的治疗手段。

急性主动脉夹层动脉瘤的处理原则：①急性主动脉夹层动脉瘤一经诊断应立即将病人送入ICU，并采取有力措施尽快使生命体征稳定；②立即开始镇痛、降压和减低心肌收缩力的药物治疗，以便减缓或防止主动脉夹层的剥离范围进一步扩展，缓解或消除疼痛。最好将血压控制在100～120mmHg，平均动脉压在60～70mmHg，心率控制在60～70次/分钟；③生命体征平稳后应尽快完善影像学检查，以便明确病变范围和类型，选择适当的治疗方案；④如果出现威胁生命的严重并发症，应立即考虑手术治疗。

第七节　急性心包填塞

心包腔过快的液体聚集导致其压力迅速升高而挤压心脏，严重影响心脏的充盈功能，称为急性心包填塞。其后果是心输出量明显减少，甚至最终导致休克或死亡。临床主要表现为急性体循环衰竭，如低血压、休克、颈静脉怒张、奇脉等。超声心动图是确诊的主要手段。急救原则是心包腔排液减压，心包穿刺或切开引流是有效的急救手段。

一、病因与发病机制

（一）病因

1.心包、心脏和大血管外伤破裂出血。

2.AMI后的心脏破裂、主动脉瘤、冠状动脉瘤破裂。

3.心脏术后出血、心肺复苏并发症、心血管介入诊治等医源性因素。

4.急性全身感染或邻近器官组织感染穿破至心包腔的产气菌感染。

5.心包结核或新生物出血、出血性疾病所致的心包出血等。

（二）发病机制

积液的速度是决定急性心包填塞的主要因素，慢性心包积液时由于心包逐渐膨胀扩大，1000～2000mL也不一定引起明显的症状，但快速的积液只需200～300mL液体即可导致心脏舒张期充盈受限而引起体循环静脉淤血，心输出量减少，从而出现急性心包填塞症状。

二、临床表现

1.低血压休克症状

如出汗、面色苍白、四肢冷、呼吸浅快、烦躁不安，甚至意识障碍等。

2.体静脉淤血体征

如颈静脉怒张，肝脏可不肿大，但肝颈回流征阳性，测量肘静脉压明显升高（＞200mmHg），Kussmal征阳性，吸气时颈静脉充盈更明显。

3.奇脉

即吸气时脉搏减弱或消失，是心包填塞的重要体征之一。

4.心音与呼吸音

心音遥远低钝，心界可不增大，两肺呼吸音清晰。

5.辅助检查

心脏超声波是检查心包积液最简单和准确的一种非侵入性诊断方法，特异性98%；心电图可出现电交替、T波高尖等改变；X线检查积液量少于250mL者，心影可正常，但计波摄影可见心脏搏动减弱。

三、诊断与鉴别诊断

（一）诊断

临床根据低血压休克症状、体静脉淤血、奇脉等症状体征，结合心脏B超、心电图、X线等辅助检查，一般可作出诊断。

（二）鉴别诊断

1.充血性心力衰竭

可出现低血压休克症状和体静脉淤血体征及少量心包积液，但一般有慢性心脏病病史，多数能听到心脏收缩期杂音及肺部湿性啰音，无奇脉及Kussmal征，超声检查见心腔扩大而无或仅有少量心包积液。

2.急性充血性右心衰竭

亦可有低血压和体静脉淤血等表现，但一般都继发于右室心肌梗死或大面积肺梗死，超声波检查可见右心扩大而无或极少量心包积液。

四、救治措施

急性心包填塞一旦确诊，需立即行心包抽液减压，如心包穿刺术、心包开窗引流或心包切开术等。

1.吸氧、心电血压监测

2.抗休克

（1）扩容及升压药：可于30min内快速滴注300～500mL晶体溶液，同时给予升压药多巴胺5～30/g/（kg·min）或阿拉明2～4/g/min，若能维持收缩压在90mmHg左右较为安全。

（2）强心药：异丙肾上腺素能增加心率和心肌收缩力，同时降低外周血管阻力，可改善心包填塞病人的心输出量，但其有降低血压的作用，不宜用于血压较低病人或单独使用；其他如肾上腺素、洋地黄制剂不宜使用。

（3）无论静脉压多高，避免使用利尿剂和静脉扩张剂，以保持心脏的适当充盈。

3.心包穿刺放液

一旦确诊急性心包填塞，在给予抗休克治疗的同时，应迅速行心包穿刺放液，放出100～300mL液体即能迅速有效缓解心脏压迫症状，改善生命体征，为进一步诊治争取时间。若高度怀疑心包填塞又来不及行心脏超声检查证实，亦可先行紧急心包穿刺放液以挽救病人生命，再行心脏超声检查明确诊断。

心包穿刺部位常选剑突下或心前区两个穿刺点，剑突下径路较安全，不易刺破冠状血管和心肌，是最常用的穿刺径路，但进针较深，要求操作技巧要高些；心前区穿刺点进针较浅，易进入心包腔，但相对较易损伤冠状血管和心肌，故一般均需在心脏超声标测引导下穿刺，尤其是积液量不大时。

4.心包开窗引流或心包切开术

对心包穿刺失败或化脓性积液不易抽出时，应采取心包开窗引流术。对活动性出血引起的心包填塞在穿刺放液后很快又出现心脏压塞者应立即行心包切开术来探查及修补出血点。

第六章　消化系统危重病

第一节　肝性脑病

一、基本概念

肝性脑病（HE）过去又称肝性昏迷，多为急性肝功能衰竭、慢性肝炎、肝硬化及门体静脉分流等严重肝病引起的以代谢紊乱为基础的中枢神经系统功能失调综合征。其临床主要表现是意识障碍、行为失常和昏迷。世界消化病学会将肝性脑病分为3种类型：A型：与急性肝衰竭相关的肝性脑病，不包括慢性肝病伴发的肝性脑病；B型：不伴内在肝病的严重门–体分流，并通过肝活检提示肝组织学正常，此型不易确诊，较少见；C型：慢性肝病，肝硬化基础上发生的肝性脑病。急性肝衰竭（AHF）是指原来无肝脏疾病（主要指肝硬化）的患者，由于肝细胞大量坏死或功能丧失发生急性严重肝功能不全，导致以肝性脑病和凝血功能障碍为主要特征的临床综合征。A型肝性脑病在国内外均不少见，病死率高达80%以上，为临床较为常见的急危重症。

中华医学会消化病学分会、中华医学会肝病学分会在2013年中国肝性脑病诊治共识意见中指出：肝性脑病确切的发生率尚难评估，主要原因可能是导致肝性脑病的病因和疾病严重程度差异较大，以及报道时是否包括了轻微型肝性脑病。急性肝功能衰竭中肝性脑病的流行病学尚缺乏系统报道。失代偿期肝硬化患者常发生肝性脑病，发生率至少为30%，而且随着肝功能损害的加重，其发生率也增加，并提示预后不良。

二、常见病因

1.导致肝功能严重障碍的肝脏疾病

各种原因引起急性肝功能衰竭及肝硬化是肝性脑病的主要原因，目前在我国引起肝功能衰竭及肝硬化的主要病因仍然是重症病毒性肝炎，其次是中毒性肝炎、药物性肝病。妊娠急性脂肪肝、自身免疫性肝病、肝癌及严重感染等也可导致肝功能衰竭的发生。

2.门-体分流异常

患者存在明显的门-体分流异常，可伴或不伴有肝功能障碍。

3.其他代谢异常

尿素循环的关键酶异常或其他任何原因导致的血氨升高（如先天性尿素循环障碍）均可诱发肝性脑病，而肝活组织检查证实肝组织学结构正常。

4.诱发因素

常见上消化道出血、各种感染（如自发性腹膜炎、尿路感染、肺部感染、肠道感染等）、电解质及酸碱平衡紊乱（如脱水、低血钾、低血钠）、医源性因素（如大量放腹水、过度利尿、服用镇静药物等）、肾功能不全、高蛋白饮食、便秘、经颈静脉肝内门-体分流术。

三、发病机制

肝性脑病的发生机制目前尚未完全清楚，有多种因素参与，存在多种假设学说，如：氨中毒学说，假性神经递质学说、锰中毒、乙酰胆碱减少、氨基丁酸/苯二氮卓（GABAIBZ）复合体学说，胺、硫醇和短链脂肪酸的协同毒性作用，氨基酸代谢不平衡学说。而氨中毒学说是肝性脑病的主流学说：由于氨水平升高以及感染-应答的协同效应导致星型胶质细胞肿胀及脑水肿而引发肝性脑病。认为是多种因素相互协同、相互依赖、互为因果，共同促进了肝性脑病的发生和发展。其病理生理基础是肝细胞功能衰竭和门-体分流存在。

四、临床特征

临床主要表现是意识障碍、行为失常和昏迷。其临床特征取决于原有肝病的性质、肝细胞损害的轻重缓急以及诱因而异。

1.肝性脑病的分类

1998年维也纳第11届WCOG将肝性脑病按肝病类型分为A、B、C型3种类型。

A型肝性脑病：发生在急性肝功能衰竭基础上，多无明显诱因和前驱症状，常在起病数日内由轻度的意识错乱迅速陷入深昏迷，甚至死亡，并伴有急性肝功能衰竭的表现，如黄疸、出血、凝血酶原活动度降低等，其病理生理特征之一是脑水肿和颅内高压。

B型肝性脑病：由门-体分流所致，无明显肝功能障碍，肝活组织检查证实肝组织学结构正常。

C型肝性脑病：患者除脑病表现外，还常伴有慢性肝损伤及肝硬化等肝脏基础疾病的表现。C型肝性脑病以慢性反复发作的性格与行为改变、言语不清，甚至木僵、昏迷为特征，常伴有扑翼样震颤、肌张力增高、腱反射亢进、踝阵挛或巴宾斯基征阳性等神经系统异常表现。

2.肝性脑病的分级

目前West-Haven分级标准应用最广泛，将肝性脑病分为0至4级。

0级：没有能觉察的人格或行为变化，无扑翼样震颤。

1级：轻度认知障碍，欣快或抑郁，注意时间缩短，加法计算能力降低，可引出扑翼样震颤。

2级：倦怠或淡漠，轻度定向异常（时间和空间定向），轻微人格改变，行为错乱，语言不清，减法计算能力异常，容易引出扑翼样震颤。

3级：嗜睡到半昏迷，但是对语言刺激有反应，意识模糊，有明显的定向障碍，扑翼样震颤可能无法引出。

4级：昏迷，对语言和强刺激无反应。

3.肝性脑病的临床分期

临床上将肝性脑病从轻微的精神改变到深昏迷分为4期。

Ⅰ期（前驱期）：有轻度的性格改变和行为失常，如欣快激动或淡漠少言，衣冠不整或随地便溺。应答尚准确，但吐词不清、较慢，扑翼样震颤，脑电图多数正常。

Ⅱ期（昏迷前期）：表现以意识错乱、睡眠障碍、行为失常为主，前一期的症状加重，定向力和理解力均减退，对时、地、人的概念混乱，不能完成简单的计算和智力构图，言语不清、书写障碍、举止反常。多有睡眠倒错，精神症状。此期有明显的神经体征。腱反射亢进、张力增高、锥体束征阳性，扑翼样震颤存在，脑电图有特征性改变。

Ⅲ期（昏睡期）：病人以昏睡和精神错乱为主，大部分时间呈昏睡状态，但可唤醒，醒时可应答，但常有神志不清和幻觉。肌张力增高、四肢被动运动常有抵抗力。锥体束征阳性，扑翼样震颤存在，脑电图异常。

Ⅳ期（昏迷期）：神志完全丧失，不能唤醒，进入浅昏迷、深昏迷。扑翼样震颤无法引出，脑电图明显异常。

以上各期的分界不很清楚，前后期临床表现可有重叠。

五、辅助检查

1.肝功能试验

如胆红素升高和白蛋白、凝血酶原活动度明显降低等，提示有肝功能严重障碍。

2.血氨

空腹动脉血氨比较稳定可靠。有研究表明，动脉氨分压可能比血氨浓度能更好地反映肝性脑病的严重程度。肝性脑病尤其是门-体分流性脑病患者多有血氨增高，但是血氨水平与病情严重程度之间无确切关系，慢性肝性脑病多增高，急性多正常。

3.神经生理学检测

包括脑电图和脑诱发电位。①脑电图节律变慢，4~7次/秒的波或三相波，也有1~3次/秒的波，只有在严重肝性脑病患者中才能检测出特征性三相波，所以不能作为肝性脑病早期诊断的指标。②诱发电位分为有视觉诱发电位（VEP）、听觉诱发电位（AEP）和躯体感觉诱发电位（SEP）。SEP价值较大。以听觉诱发电位P300诊断肝性脑病的效能较高，而视觉诱发电位P300检测结果的可重复性差。

4.影像学检查

（1）头颅CT及MRI主要用于排除急性脑血管病、颅内肿瘤等疾病，同时在A型肝性脑病患者中可发现脑水肿。

（2）磁共振质谱分析（MRS）和功能MRI可获得脑内分子和功能变化的证据，诊断肝性脑病的效能尚处于研究阶段。此外，腹部CT或MRI有助于肝硬化及门-体分流的诊断。

六、诊断思路

（一）肝性脑病的诊断

1.肝性脑病的诊断

主要依据急性肝功能衰竭、严重肝病和/或广泛门-体分流病史；精神错乱、昏睡或昏迷；存在肝性脑病的诱因；肝功能损害或血氨增高等辅助检查；扑翼样震颤和典型的脑电图改变有重要参考价值；排除其他神经精神异常。心理智能测验可发现亚临床肝性脑病。虽然这些方法分别从症状、影像、生化等不同角度对肝性脑病进行诊断评估，但各种方式各有利弊，目前还没有能够诊断肝性脑病的"金标准"。

2.分级

用West-Haven分级法对肝性脑病分级，对3级以上者可进一步采用Glasgow昏迷量表评估昏迷程度。

（二）鉴别诊断

与精神病和其他可引起昏迷的疾病相鉴别。

1.精神疾病

以精神症状，如性格改变或行为异常等为唯一突出表现的肝性脑病易被误诊为精神疾病。

2.中毒性脑病

包括酒精性脑病或酒精戒断综合征、急性中毒、重金属（汞、锰等）脑病等。可通过追寻相应病史和（或）相应毒理学检测进行鉴别诊断。

3.其他代谢性脑病

包括酮症酸中毒、低血糖症、低钠血症、肾性脑病、肺性脑病及韦尼克脑病等。可通过对相应的原发疾病及其血液生物化学特点进行分析，做出鉴别诊断。

4.颅内病变

包括蛛网膜下腔、硬膜外或脑内出血，脑梗死，脑肿瘤，颅内感染及癫痫等。通过检查神经系统定位体征，结合影像学、脑电图等检查做出相应诊断。

七、救治方法

1.去除引起肝性脑病的诱因

（1）控制细菌感染。肝性脑病患者机体免疫功能减退，易引起各种感染，侧支循环广泛地建立，病原微生物可由肠道进入体循环，引起感染，从而容易诱导出高血氨。根据"星形细胞功能异常"假说，星形胶质细胞在感染时被激活，代谢产氨增加，促发肝性脑病。针对肝性脑病患者感染的病原菌来源多为肠道菌群，可选择二、三代头孢、氨基糖苷类、喹诺酮类控制感染，待血培养结果回报后再调整用药。近来利福昔明为治疗肝性脑病较为理想的抗生素，它在肠道内吸收率<0.4%，对肠道有害菌有很广的抗菌谱，很少引起耐药和不良反应，起效快。每日给予1200mg，疗程21天，神经症状显著改善，血氨浓度明显下降。Bass对利福昔明进行了随机双盲实验，也证明利福昔明可作为治疗肝性脑病的一线用药。

（2）避免大量排钾利尿和排放腹水，保持水、电解质和酸碱平衡。大量利尿或大量放腹水可致严重脱水、低钾、低钠、低钙、低镁血症等，诱发肝性脑病。

（3）预防和治疗消化道出血、纠正休克、缺氧和肾前性尿毒症。消化道出血引起低血容量、肠道产氨增多，肠道积血也可使肠道产氨增多，均可诱发或加重肝性脑病。禁食过硬、过辣、过热、不易消化的食物。

（4）避免过量蛋白质的摄入并保持大便通畅。急性肝性脑病患者在首日可禁食蛋白质食物，以后可视病情增加，但总量不超过40g/d，并强调以摄入植物蛋白为主，辅以奶制品，尽量不吃猪、牛、羊肉和蛋类。因为其含甲硫氨酸和芳香族氨基酸较少，含支链氨基酸和非吸收纤维较多，有利于维持结肠正常菌群和酸化肠道，利于通便和氨的排出。

（5）慎用麻醉、镇痛、催眠、镇静等药物，因为肝硬化时药物在体内半衰期延长，大脑对有害物质的耐受力下降。

2.减少氨的生成和参与

（1）合理的蛋白质摄入：HE患者急性期，首日应禁食优质蛋白质，但短期内及慢性HE患者则无禁食必要，可适当补充奶制品或植物蛋白。植物蛋白不仅含纤维，有利于通便，又因其含芳香族氨基酸较少，而支链氨基酸较多，因此可以改善肝性脑病患者氨基酸代谢不平衡。肝性脑病1级和2级患者推荐非蛋白质能量摄入量为104.6~146.4kJ/（kg·d），蛋白质起始摄入量为0.5g/（kg·d），之后逐渐增加至1.0~1.5g/（kg·d）。肝性脑病3级和4级患者，推荐非蛋白质能量摄入量为104.6~146.4kJ/（kg·d），蛋白质摄入量为0.5~1.2g/（kg·d）。

（2）减少氨的形成与吸收：①通便或灌肠：最常用生理盐水加食醋保留灌肠或生理盐水清洁灌肠；也可口服或鼻饲25%硫酸镁以导泻；乳果糖：乳果糖是美国FDA批准用于治疗肝性脑病的一线药物，可有效改善肝硬化患者的肝性脑病/轻微型肝性脑病，提高患者的生活质量以及改善肝性脑病患者的生存率，曾被作为肝性脑病治疗的金指标。其常用剂量是每次口服15~30mL，2~3次/天，以每天产生2~3次pH<6的软便为宜，当无法口服时，可保留灌肠给药。拉克替醇散和乳果糖类似，口味较好，更容易被患者所接受，两者均是推荐治疗肝性脑病的一线药物。拉克替醇散可改善肝硬化患者的肝性脑病，提高患者的生活质量，疗效与乳果糖相当。推荐的初始剂量为0.6g/kg，分3次于就餐时服用。以每日排软便2次为标准来增减本药的服用剂量。部分通便效果不明显的HE患者可考虑应用醋酸或新霉素等保留灌肠，以减少肠道氨的吸收；近来发现口服利福昔明能迅速减少肠道氨的吸收且易于被患者接受，利福昔明-α晶型被美国FDA批准用于治疗肝性脑病，

可有效维持肝性脑病的长期缓解并可预防复发、提高肝硬化患者智力测验结果、改善轻微型肝性脑病。我国批准剂量为400mg/次，每8小时口服1次。但有研究报道，当肝性脑病患者血钠低、血氨过高时，单一使用肠道酸化剂效果差，更多需要综合治疗。②补充微生态制剂等：服用不产生尿素酶的微生态制剂如双歧杆菌、乳酸杆菌、肠球菌等，可抑制产尿素酶细菌的生长，并酸化肠道，对防止氨和其他有毒物质的吸收有一定好处。多巴胺能物质（如溴隐亭和左旋多巴等）可能具有螯合血浆中过高浓度的锰、改善肝性脑病患者的锥体外系症状的作用，但改善意识状况并不满意。③补充锌：临床给HE患者补锌600mg/d可使患者血氨降低，但需较长期口服，至少3周。

（3）促进氨的代谢与清除：因肝脏代谢功能减弱，能促进假性神经递质合成的芳香族氨基酸过多的与支链氨基酸竞争性透过血-脑脊液屏障，使内源性多巴胺和去甲肾上腺素与受体结合受阻，导致脑干网状结构上行激动系统功能障碍，对意识的清醒状态起了抑制作用，而表现谵妄和烦躁等。为平衡两类氨基酸在脑中分布，一是降低体内芳香族氨基酸水平，谷氨酸可与氨结合成谷氨酰胺而降低血氨含量，但因为谷氨酸不易通过血脑屏障，故认为其效果并不好，且其为碱性药物，易引起碱中毒，现临床已较少应用；醋谷胺可作为支链氨基酸进入脑细胞的载体，且其本身具有降氨作用，可以视情况搭配使用；精氨酸清除血氨的效果也差，但此药偏酸性，在肝性脑病碱中毒时，可首先选用，以纠正代谢性碱中毒；天门冬氨酸参与肝脏内谷氨酰胺和核酸的合成，加速血氨的代谢，同时也保护肝细胞功能。二是激活尿素循环降血氨，鸟氨酸是尿素循环的起始产物，是鸟氨酸氨基甲酰转移酶的活化剂，直接参与了尿素循环，促使尿素合成，使体内的有害血氨成分顺利排泄至体外。近年来鸟氨酸制剂较多，使用最广泛的为天冬氨酸鸟氨酸，其他可以选择L-鸟氨酸-乙酸苯酯、L-鸟氨酸苯乙酸等制剂，可以直接口服或静脉。

3.改善脑神经功能

（1）保护脑功能：预防脑灌注不足、局部亚低温脑保护是临床常用的治疗措施。针对肝性脑病患者血渗透压较低，加上放腹水容易导致患者脑水肿，因此积极地防治脑水肿十分重要。可视情况定期补充白蛋白等胶体液，以提高渗透压，必要时使用高渗液体，如甘露醇搭配呋塞米脱水治疗。

（2）昏迷治疗：中枢神经系统中的氨基丁酸/苯二氮卓受体复合体以及β内啡肽等物质增多可能是诱发肝性脑病的重要原因。肝性脑病患者抗昏迷药物主要为阿片受体阻断剂，如纳洛酮可以阻断内源性阿片肽的继续损伤，增加脑血流量及脑灌注区，减轻脑水肿及脑细胞坏死。

（3）苯二氮卓类受体拮抗剂的应用：在提出内源性苯二氮卓类参与肝性脑病的发病后，随即出现了中枢苯二氮卓类受体拮抗药氟马西尼，推荐使用剂量为0.5mg加0.9%氯化钠注射液10mL，5分钟内推注完毕，再用1.0mg加入250mL生理盐水中滴注30分钟。氟马西尼的唤醒效果明显，只是BZ受体拮抗药不能完全阻断GABA/BZ复合受体，故不推荐常规使用，

4.营养支持和维持水电解质平衡

目前共识就是肝硬化患者应该接受高蛋白饮食，2006年欧洲肠道内外营养社团推荐肝硬化患者每日至少食用每公斤体重1.2g的蛋白质。主要目的在于促进机体的合成代谢，抑制分解代谢，保持正氮平衡。给予葡萄糖保证能量的供给，补充支链氨基酸液可逆转血浆支链/芳香族氨基酸比值，同时支链氨基酸溶液内还含有其他必需氨基酸，可以减少负氮平衡，促进蛋白质合成，对肝硬化所至的肝性脑病效果较好，对急性肝衰竭肝性脑病效果不满意，对门–体分流性脑病的疗效尚有争议；补充大量维生素C可降低pH值，使氨从脑向血液中转移。补充能量可清除体内的血氨，如使用三磷腺苷注射液、能量合剂等。控制液体人量，建议每日1000mL液体左右，同时要注意纠正电解质紊乱及酸碱平衡失调。

5.其他

（1）分子吸附再循环系统（MARS）：是一种新的人工肝支持系统，其可以清除血浆白蛋白结合毒素，不同情况下的肝性脑病患者都可以使用。用于肝硬化合并肝性脑病患者，可以减轻肝性脑病的程度；用于急性肝衰竭患

者，能减轻脑水肿，改善精神状态，可显著改善患者的生存质量，提高生存率。但MARS系统仅仅是模仿了肝脏的解毒功能，对肝脏的合成功能并无直接的支持作用，且治疗时需要使用肝素，可能会引起血小板降低和出血，因此在临床应用中需要监测凝血时间等以防并发症的发生。

（2）适当应用镇静剂：对于肝性脑病患者出现严重精神异常，如躁狂、危及自身或他人安全以及不能配合治疗者，可适当应用镇静剂。药物选择和剂量需个体化，应充分向患者家属告知利弊和潜在风险，并获得知情同意。

（3）改善肝功能：肝性脑病发生的重要基础为肝功能受损，在肝性脑病的综合治疗中，肝功能仍是必须正视的一个方面，除使用改善肝功能药物，如多烯磷胆酰酯、促肝细胞生长素、甘草酸制剂等外，其他治疗措施可以视情况配合使用。

（4）肝移植：肝移植应用于其他方法治疗失败的患者，是目前认可的有效治疗方案，能够从根本上解决肝功能失代偿的问题，但涉及肝源获得、手术损害、长期免疫抑制剂应用、费用昂贵，使肝移植应用受到限制。

（5）干细胞移植：国外相关研究发现，经过干细胞治疗后的患者临床症状和检验指标都得到改善，且复发率极低，可以作为肝移植的替代治疗方案，但国内使用经验较少。

（6）门-体分流术和封堵：肝门脉左支主要接受来自血氨浓度较低的脾静脉血，而肝门脉右支主要接受来自血氨浓度较高的肠系膜上静脉血，选择更多的经门静脉左支分流的血液进入体循环，和通过介入或直接手术方法把右支暂时性堵塞或缩小管径，减少肠系膜上静脉血氨进入体循环，对门-体分流性肝性脑病患者尤为适用。

（7）血液净化：主要用于肝功能衰竭患者辅助治疗，包括血浆置换、血液透析滤过、血液/血浆灌流、持续血液滤过、白蛋白透析、透析吸附与吸附滤过、血浆置换联合血浆灌流或MARS等。是以机械方式清除体内所蓄积的代谢产物和毒性物质，对肝功能衰竭并发肝性脑病患者的临床症状有明显改善作用。

总之，在起始的24~48小时给予治疗，大部分肝性脑病患者临床症状都能得到改善。如果肝性脑病持续72小时以上，那么将有以下的可能性：存在其他引起脑病的原因；可能遗漏和（或）对诱因治疗不当，或诱因仍持续存在；未使用经验用药或用药错误。故药物治疗以及早诊断、早发现诱因、早纠正诱因，是防治肝性脑病最基本的治疗策略。

八、最新进展

目前研究最多的是关于肝性脑病的发病机制。肝性脑病发病机制的主要假说有：氨中毒假说、假性神经递质假说、血浆氨基酸失衡假说、GABA/BZ假说、神经毒物的协同假说。

虽然有关肝性脑病发病机制的假说众多，观点不尽一致，随着研究的深入，各假说间倾于融合，高血氨症是各假说的共同通路，多种毒素对中枢神经系统的协同毒性学说可能在肝性脑病的发病机制中有重要作用，多种因素相互协同、互为因果、相互依赖共同促进肝性脑病的发生与发展，探讨并明确毒素之间的相互作用甚有研究意义。其中，氨触发了星形细胞聚集谷氨酰胺，导致渗透物的代偿性缺失，如硫磺酸和肌醇。星形细胞容量调节功能的耗竭使脑对肝性脑病诱发因素的致水肿作用敏感，这些诱发因素能协同导致脑水肿。国外报道暴发性肝衰竭（FHF）时重度肝性脑病均存在脑水肿，最终导致脑疝、死亡。黄疸至肝性脑病时间越短，脑水肿往往越为突出，由此造成的神经损伤甚至可持续至成功的肝移植之后。

（一）氨中毒学说

脑细胞对氨极敏感。正常人的骨骼肌、肝和脑组织能摄取血中过多的氨（分别占50%、24%和7.5%），肝硬化时常因肌肉消耗而摄氨减少，由于门腔分流又使肝摄氨减少，故大脑承受较大的氨负荷。

1.高血氨与脑的能量代谢

一般认为氨对大脑的毒性作用是干扰脑的能量代谢，引起高能磷酸化合物浓度降低。氨可直接干扰大脑能量代谢的若干位点，包括糖酵解、三羧酸循环和电子传递链。一方面，氨妨碍a-酮戊二酸脱氢酶（三羧酸循环限速酶）和较低程度干扰丙酮酸脱氢酶，引起三羧酸循环减慢，还原型辅酶I和还原型黄素腺嘌呤二核苷酸的产生相对减少；另一方面，氨过剩激活谷氨酰胺合成酶（GS），GS将谷氨酸转变成谷氨酰胺需消耗能量，最终导致能量生成减少而消耗增加，大脑能量供应不足。

2.高血氨与脑星形胶质细胞

星形胶质细胞占大脑细胞总量的40%，并在氨基酸神经递质和离子平衡中发挥重要作用。研究证明，高血氨影响星形胶质细胞的生理功能。不同的肝损伤脑星形胶质细胞水通道蛋白4（AQP4）、胶质原纤维酸性蛋白（GFAP）蛋白表达存在差异。对肝损伤大鼠的实验研究得出，急性肝功能衰竭组AQP4表达增加、GFAP表达下降，表现为严重的脑病和脑水肿。最近有学者发现，肝性脑病病人皮质脊髓束星形胶质细胞的肿胀可以导致MRI沿皮质脊髓束出现T2高信号影，在肝移植后信号影消失，提示皮质脊髓通路的星形胶质细胞肿胀会导致脑功能的失代偿，从而证明了星形胶质细胞肿胀是肝性脑病发病机制中的一个参与因素。谷氨酰胺合成酶主要存在于星形胶质细胞中，故星形胶质细胞是脑内清除氨的主要细胞。在ALF时，肝脏对氨的代谢减少，导致过多的氨进入中枢神经系统，使谷氨酰胺合成过多；而谷氨酰胺又是一种很强的有机渗透剂，过多聚集会致渗透压增高、星形胶质细胞肿胀，细胞肿胀能够影响细胞膜的通透性、干扰细胞的能量代谢、离子转运、各种酶及其他蛋白分子的表达，从而影响脑细胞的各种生物化学功能。对于星形胶质细胞，细胞肿胀刺激糖原合成，因此，肝性脑病时星形胶质细胞中糖原的聚集可能是细胞肿胀的结果；细胞肿胀能够激活ERK1/ERK2和p38信号通路，可能与胶质细胞的增生有关；细胞肿胀增加细胞囊泡中的pH值，而碱性环境影响神经受体的密度及神经递质地加工；细胞肿胀伴随着细胞内渗透性物质减少，如肌醇和牛磺酸的减少。最近研究显示：牛磺酸具有拮抗GABA受体的作用，细胞肿胀上调外周苯二氮受体（PBR）的表达，PBR能够刺激神经性类固醇的合成，而神经性类固醇对GABA受体活性具有调节作用，这可能与HE中神经元GABA-ergic张力增强有关。另外，胶质细胞肿胀能够减慢兴奋性神经递质地清除速度，干扰胶质细胞与神经元之间的信息传递，因此在一定程度上加重了神经功能紊乱。

3.高血氨与其他致病因素的协同作用

在ALF相关的HE发病中，氨与其他致病因素之间的协同作用一直备受关注。近年来，在ALF和肝性脑病的动物模型中发现γ-氨基丁酸（GABA）血浓度增高，甚至与HE的严重程度相关。首先，ALF时常引起肠源性内毒素血症，导致肠源性GABA能透过通透性异常增高的血脑屏障，与高敏感度的GABA受体结合，使突触后GABA受体的数目及敏感性均增加，从而引起显著的抑制作用。其次，ALF时，高氨血症常伴随脑组织中氨浓度的升高，氨本身既可以与GABA-A受体作用，也可与苯二氮卓类受体激动剂产生协同作用，并释放GABA-A受体的神经固醇类激动剂，来增加GABA抑制神经元活性的能力，从而抑制中枢神经系统功能。此外，氨还可以与一些外周细胞因子协同，例如一些炎性细胞因子能诱导脑血管内皮细胞NO合成酶的表达、扩张脑血管，从而增加脑血流，引起颅内压增高。ALF时，血氨和颅内压增高有一定的关联，但细胞因子和氨造成的颅内压增高有无协同作用，其机制值得进一步探讨。

临床观察发现，肝性脑病的患者中约有20%血氨仍保持在正常水平，有些肝硬化患者血氨水平虽明显增高，但并不发生肝性脑病。此外，有些肝性脑病患者其昏迷程度与血氨水平无平行关系，当给昏迷患者采取减氨疗法后，血氨虽降至正常水平，但患者的昏迷程度并无相应好转，说明氨中毒学说不是解释肝性脑病发生的唯一机制。

（二）锰中毒

锰在肝性脑病患者发病中的作用是近年来的新发现。锰是人体内必需的微量元素之一，锰元素在人体内发挥着重要作用。锰也是一种神经毒物，若长期慢性接触锰，可导致中毒。实验证明：锰的摄入与抗氧化酶的活性有着密切的关系，高浓度的锰对抗氧化酶活性起抑制作用。锰被摄入机体后，可诱导机体产生大量的自由基，从而使线粒体损伤，并造成其能量代谢障碍；还可诱导溶酶体的损伤，以至于溶酶体内大量的酶释放到胞质中，从而引起细胞的死亡。此外过量的锰进入神经元细胞内，导致多巴胺-B羟化酶，单胺氧化酶及四氢蝶呤的活力下降，使多巴胺合成减少，破坏突触的传递功能，通过减弱多巴胺神经传导而引起慢性锥体外系症状。在锰中毒中发现，神经系统的变化与肝性脑病有惊人的相似之处。脑部疾病的主要特点表现为锥体外系的功能障碍，类似于帕金森氏症。在锰中毒和肝性脑病的患者的脑部有同样的发现，这种金属在肝性脑病中的病理生理中起了促进作用，锰的毒性作用可能参与肝性脑病的发病。血锰增加可能与门-体静脉分流和胆汁排泄减少有关。有学者提出锰造成的线粒体通透性改变和星形细胞的线粒体功能障碍可能是锰神经毒性的关键机制。锰可减少星形细胞对谷氨酸的摄取，影响谷氨酸递质系统和大脑能量代谢而致肝性脑病的发生。也有人认为在肝性脑病的发病中，锰与氨有协同作用。目前锰在大脑中的沉积是导致肝性脑病发生的机制之一还是仅仅作为肝性脑病的结果表现还有待研究。

（三）氨基丁酸/苯二氮卓（GABA/BZ）复合体学说

γ-氨基丁酸（GABA）是哺乳动物大脑的主要抑制性神经递质，由肠道细菌产生，在门-体分流和肝衰竭时，可绕过肝脏进入体循环。近年在暴发性肝衰竭和肝性脑病的动物模型中发现GABA血浓度增高，血脑屏障的通透性也增高，大脑突触后神经元的GABA受体显著增多。这种受体不仅能与GABA结合，在受体表面的不同部位也能与巴比妥类和弱安定类（BZs）药物结合，故称为GABA/BZ复合受体。研究发现：线粒体内的外周型苯二氮卓受体数量也随之升高，当血氨浓度升高时可增强苯二氮卓类物质与受体的亲和力，氨可促使GABA/BZ受体系统作用，当氨浓度 > 0.1 ~ 0.5 μmol/L，GABA的氯离子门控通道开放增多，随着氯离子门控通道的开放，中枢神经抑制作用增强。在肝衰竭和肝性脑病患者中，脑内内源性苯二氮卓水平升高，给予苯二氮卓类受体拮抗药氟马西尼可减少肝性脑病的发作。临床肝性脑病患者试用氟马西尼治疗有效，但有关文献报道，氟马西尼治疗肝性脑病并不理想，对其疗效无明确定论。

（四）胺、硫醇和短链脂肪酸的协同毒性作用

甲基硫醇是蛋氨酸在胃肠道内被细菌代谢的产物，甲基硫醇及其衍变的二甲基亚砜，二者均可在实验动物中引起意识模糊、定向力丧失、昏睡和昏迷。肝硬化患者进食蛋氨酸后发生肝性脑病的机理可能与这两种代谢产物有关。肝臭可能是甲基硫醇和二甲基二硫化物挥发的气味。在严重肝病患者中，甲基硫醇的血浓度增高，伴脑病者增高更明显。短链脂肪酸（主要是戊酸、己酸和辛酸）是长链脂肪酸被细菌分解后形成的，能诱发实验性肝性脑病，在肝性脑病患者的血浆和脑脊液中也明显增高。在肝功能衰竭的实验动物中，单独使用胺、硫醇和短链脂肪这3种毒性物质的任何一种，如用量较小，都不足以诱发肝性脑病，如果联合使用，即使剂量不变也能引起脑部症状，为此有学者提出胺、硫醇、短链脂肪酸对中枢神经系统的协同毒性作用，可能在肝性脑病的发病机理中有重要地位。

（五）假性神经递质学说

儿茶酚胺，如去甲肾上腺素和多巴胺是神经系统中正常的神经递质，通常血液中的儿茶酚胺不能通过血脑屏障，故脑内儿茶酚胺必须依靠神经组织自身合成。蛋白质饮食中带有苯环的氨基酸如苯丙氨酸和酪氨酸，它们在肠道中经肠菌脱羧酶的作用分别转变为酪胺和苯乙胺，此类生物胺被肠道吸收后由门静脉入肝。正常时这两种胺在肝内被单胺氧化酶分解清除，肝功能衰

竭时，清除发生障碍，此两种胺可进入脑组织，在脑内经β羟化酶的作用分别形成胺（伊羟酪胺）和苯乙醇胺，它们化学结构与正常神经递质去甲肾上腺素相似，但不能传递神经冲动或作用很弱，因此称为假性神经递质。当假性神经递质被脑细胞摄取并取代了突触中的正常递质，则神经传导发生障碍，兴奋冲动不能正常地传至大脑皮层而产生异常抑制，出现意识障碍与昏迷。

（六）氨基酸代谢不平衡学说

正常情况下，血浆中各种氨基酸的含量保持较适当的比例。芳香族氨基酸（AAA）大量进入细胞，使假性神经递质生成增多，并抑制正常神经递质的合成，最终导致肝性脑病的发生。血浆氨基酸失衡学说是假性神经递质学说的补充和发展。Fischer认为：在严重肝功能损伤或门腔吻合下引起体内氨基酸代谢异常最明显特征是血浆中支链氨基酸（缬氨酸、亮氨酸、异亮氨酸）水平下降而芳香族氨基酸（苯丙、酪、色）水平上升，从而引起了一系列严重后果。尤其是芳香族氨基酸与支链氨基酸竞争血脑屏障中性氨基酸载运体系，过量的芳香族氨基酸进入中枢神经系统后，导致脑内有关代谢紊乱及正常功能的障碍，出现一系列精神症状，引起脑病。

随着肝性脑病发病机制研究的深入，提出了许多其他因素，如神经甾体、氧化硝化应激、感染、锌缺乏等。并基于这些研究提出许多相关假说，其中包括：①氨及其他肠源性神经毒性物质，如硫醇、短链脂肪酸、酚类物质等；②神经递质的改变；③锰中毒假说；④血浆胰岛素-氨基酸失衡；⑤角质病假说；⑥阿片样物质；⑦褪黑素；⑧氨中毒假说与其他假说的联系。虽然观点不尽一致，但是随着研究的不断深入，各种假说趋向融合，高血氨是联合点，多种因素的协同作用也是关键。

第二节　急性肠梗阻

一、基本概念

肠梗阻是由于多种原因引起的肠内容物不能正常运行的临床综合征，分急性和慢性两种，这里主要介绍急性肠梗阻，其病情发展快，常伴发水和电解质的丢失，如不及时处理，患者会因水电解质紊乱、酸碱平衡失调、肠穿孔、肠坏死、腹膜炎、休克导致死亡。

二、常见病因

由于急性肠梗阻可由很多不同原因引起，处理方法也不尽相同，故诊断时不能笼统称为肠梗阻，必须弄清病因和分型，并给予针对性治疗。

1.根据发病的缓急

可分为急性和慢性肠梗阻。急性肠梗阻常合并较严重的水电解质紊乱、酸碱平衡失调等全身病理生理变化，慢性肠梗阻的全身变化则主要是营养不良。

2.根据梗阻部位

可分为小肠和结肠梗阻。小肠梗阻又可分为高位小肠梗阻和低位小肠梗阻。

3.根据梗阻肠管血供有无

肠管如无损害为单纯性肠梗阻，如肠系膜血管血供受阻则为绞窄性肠梗阻。单纯性和绞窄性的鉴别在临床上有重要意义，绞窄性肠梗阻若不及时解除，可很快导致肠壁坏死和穿孔，引起严重后果。

4.根据梗阻程度

可分为完全性和不完全性肠梗阻。

5.病因分类

肠梗阻可由不同的病因引起，按病因可分为以下3类：

（1）机械性肠梗阻：是临床上最常见的一类肠梗阻，是由于肠内、肠壁和肠外各种不同机械性因素引起肠腔变小、肠内容物通过受阻而产生的梗阻。

（2）动力性肠梗阻：肠道本身无器质性病变，无肠腔狭窄，但受全身或局部影响致肠壁肌肉运动功能失调，肠内容物通过受阻。动力性肠梗阻可分为麻痹性和痉挛性两种，前者是因交感神经反射性兴奋或毒素刺激肠管而失去蠕动能力，以致肠内容物不能运行，常见有低钾血症、腹膜炎或腹腔脓肿等；后者系肠管副交感神经过度兴奋，肠壁肌肉过度收缩所致，较少见，急性肠炎、肠道功能紊乱或铅中毒时可造成痉挛性肠梗阻。有时麻痹性和痉挛性可在同一患者不同肠段中并存，称为混合型动力性肠梗阻。

（3）血运性肠梗阻：当肠系膜动脉或静脉因栓塞或血栓形成而引起肠管血运障碍，可迅速地抑制肠管活动而导致肠内容物运行受阻，较少见，但病情凶险。

6.闭袢性肠梗阻

如一段肠管的两端均被阻塞，肠内容物既不能向远端运行，也不能向上反流减压，称为闭袢性肠梗阻。结肠梗阻时回盲瓣阻挡住逆流时可形成闭袢性肠梗阻。闭袢段肠管内压力可逐渐增高，当肠壁压力过度扩张时可坏死穿也，应及早手术治疗。

腹部手术后早期（1~2周内），由于肠壁水肿和渗出可导致一种机械性和动力性因素同时存在的粘连性肠梗阻，称之为术后早期炎症性肠梗阻。腹部手术的次数增加会导致术后粘连几率增加。粘连性肠梗阻已成为肠梗阻病因的第一位。

肠梗阻的分类是从不同角度来考虑的，并不是绝对孤立的。如肠扭转既可是机械性、完全性，也可是绞窄性、闭袢性。不同类型的肠梗阻在一定条件下可以转化，如单纯性肠梗阻治疗不及时，可发展为绞窄性肠梗阻。机械性肠梗阻近端肠管扩张，最后也可发展为麻痹性肠梗阻。不完全性肠梗阻时，由于炎症、水肿或治疗不及时，也可发展成完全性肠梗阻。

三、发病机制

肠梗阻发生后，肠管局部和全身会出现一系列复杂的病理生理变化。不同类型的肠梗阻的病理生理变化各不相同。一般来说，急性肠梗阻可引起以下局部和全身的病理生理变化。

（一）局部病理生理变化

1.肠动力紊乱

梗阻近端肠管为克服肠内容物的通过受阻，肠蠕动的频率和强度均有增加。但随着病程延长和病情进展，肠扩张逐渐加剧，最后导致肠平滑肌收缩力逐渐减弱到完全麻痹，而远端肠管仍保持正常的动力，所以在肠梗阻病程中排出少量气体或干粪便并不说明梗阻解除，只有当排出大量稀便并伴有临床症状的全面好转才是真正的梗阻缓解。

2.肠腔胀气、积液

肠梗阻时肠内气体中68%是从吞咽而来，32%乃从血液中弥散人肠及肠内容物分解所产生。持续胃肠减压，保持胃空虚，就可能使肠胀气不再加剧。正常情况下，肠腔内液体和体内液体不断交换，肠梗阻时梗阻近端肠管不再自肠腔内吸收液体，而仍有液体自血液流向肠腔，可造成大量液体积聚在近端肠管。

3.肠壁水肿、通透性增加

肠腔内压力增高导致肠壁静脉回流受阻，肠壁的毛细血管及小静脉瘀血，肠壁充血、水肿、增厚、呈暗红色。由于组织缺氧，毛细血管通透性增加，肠壁上有出血点，并有血性渗出液渗入肠腔和腹腔。

随着血运障碍的发展，继而出现动脉血运受阻，血栓形成，肠壁失去活力，肠管变成紫黑色。又由于肠壁变薄、缺血和通透性增加，腹腔内出现带有粪臭的渗出物。最终，肠管可缺血坏死而溃破穿孔。

（二）全身病理生理变化

1.水和电解质的丢失

体液丧失及因此引起的水、电解质紊乱与酸碱失衡，是肠梗阻非常重要的病理生理改变。胃肠道的分泌液每日约为8000mL，在正常情况下绝大部分被再吸收。急性肠梗阻患者由于不能进食及频繁呕吐，大量丢失胃肠道液，使水分及电解质大量丢失，尤以高位肠梗阻为甚。低位肠梗阻时，胃肠道液体不能被吸收而储留在肠腔内，等于丢失于体外。另外，肠管过度膨胀，影响肠壁静脉回流，使肠壁水肿和血浆向肠壁、肠腔和腹腔渗出。如有肠绞窄存在，更丢失大量血液。这些变化可以造成严重的缺水，导致血容量减少和血液浓缩，以及酸碱平衡失调。体液变化也因梗阻部位的不同而有差别，如十二指肠第一段梗阻，可因丢失大量氯离子和酸性胃液而产生碱中毒；小肠梗阻丧失的体液多为碱性或中性，钠、钾离子的丢失较氯离子为多，以及在低血容量和缺氧情况下酸性代谢物剧增，加之缺水、少尿可引起严重的代谢性酸中毒。严重的缺钾可加重肠膨胀，并可引起肌无力和心律失常。

2.感染和中毒

在梗阻以上的肠腔内细菌数量显著增加，细菌大量繁殖而产生多种强烈的毒素。由于肠壁血运障碍或失去活力，通透性增加，细菌和毒素可渗透入腹腔，引起严重的腹膜炎和中毒。当肠坏死、穿孔，发生腹膜炎时，全身中毒尤为严重。

3.休克

严重的缺水、血液浓缩、血容量减少、电解质紊乱、酸碱平衡失调、细菌感染、中毒等，可引起严重休克。

4.多器官功能障碍

肠腔膨胀使腹压增高，膈肌上升，腹式呼吸减弱，影响肺内气体交换，同时妨碍下腔静脉血液回流，导致呼吸、循环功能障碍。最后可因多器官功能障碍乃至衰竭而死亡。

四、临床特征

尽管由于肠梗阻的原因、部位、病变程度、发病急慢的不同，可有不同的临床表现，但肠内容物不能顺利通过肠腔则是一致具有的，其共同表现是腹痛、呕吐、腹胀及肛门停止排气排便。

（一）四大特征

1.腹痛

单纯性机械性肠梗阻呈阵发性绞痛，有腹痛缓解间歇期，其时间长短因梗阻部位而异，高位梗阻间歇3~5分钟，低位梗阻间歇10~20分钟。腹痛部位可弥漫至全腹，也可偏于梗阻所在的部位。腹痛发作时可伴有肠鸣，自觉有"气块"在腹中窜动，并受阻于某一部位。有时能见到肠型和肠蠕动波。如果腹痛的间歇期不断缩短，以至成为剧烈的持续性腹痛，应该警惕可能是绞窄性肠梗阻。麻痹性肠梗阻呈持续性全腹胀痛，少有阵发性绞痛。

2.呕吐

在肠梗阻早期，呕吐呈反射性，吐出物为食物或胃液。此后，呕吐随梗阻部位高低而有所不同，一般是梗阻部位愈高，呕吐出现愈早、愈频繁。高位肠梗阻时呕吐物主要为胃及十二指肠内容物；低位肠梗阻时，呕吐出现迟而少，吐出物可呈粪样；结肠梗阻时，呕吐到晚期才出现；呕吐物如呈棕褐色或血性，是肠管血运障碍的表现；麻痹性肠梗阻呕吐多呈溢出性。

3.腹胀

一般在梗阻发生一段时间后出现，其程度与梗阻部位有关。高位肠梗阻腹胀不明显，但有时可见胃型；低位肠梗阻及麻痹性肠梗阻腹胀显著，遍及全腹；结肠梗阻时，如果回盲瓣关闭良好，梗阻以上结肠可成闭袢，则腹部四周膨胀显著；腹部隆起不均匀对称，是肠扭转等闭袢性肠梗阻的特点。

4.停止排气排便

完全性肠梗阻发生后，患者多不再排气排便；但梗阻早期，尤其是高位肠梗阻，可因梗阻以下肠内尚残存的粪便和气体，仍可自行或在灌肠后排出，不能因此而否定肠梗阻的存在。某些绞窄性肠梗阻，如肠套叠、肠系膜血管栓塞或血栓形成，则可排出血性黏液样粪便。

（二）腹部体征

腹部视诊可见腹胀、肠型和肠蠕动波。肠扭转时腹胀多不对称；麻痹性肠梗阻则腹胀均匀。腹部触诊：单纯性肠梗阻因肠管膨胀，可有轻度压痛，但无腹膜刺激征；绞窄性肠梗阻可有固定压痛和腹膜刺激征；压痛的包块，常为受绞窄的肠袢；肿瘤或蛔虫引起的肠梗阻有时可在腹部触及包块或条索状团块；麻痹性肠梗阻腹部可无明显压痛。叩诊：绞窄性肠梗阻时，腹腔有渗液，当渗液大于1000mL，移动性浊音可呈阳性。听诊：肠鸣音亢进，有气过水声或金属音，为机械性肠梗阻表现；麻痹性肠梗阻时，则肠鸣音减弱或消失。直肠指检如触及肿块，可能为直肠肿瘤、极度发展的肠套叠的套头、或低位肠腔外肿瘤。

（三）全身表现

单纯性肠梗阻早期，患者全身情况多无明显改变。随着病情进展逐渐出现脱水，患者出现唇干舌燥、眼窝内陷、皮肤弹性消失、脉率增快、尿少或无尿等明显缺水征。绞窄性肠梗阻全身症状较严重，患者往往很快出现烦躁不安、发热、脉率加快、血压下降、休克等症状。

五、辅助检查

放射检查有助于肠梗阻的明确诊断及梗阻部位的确定。腹部卧位片上可显示肠管扩张的程度。扩张的小肠一般位于腹部中央，呈横向排列，空肠黏膜的皱襞呈鱼骨刺状，回肠影则无特征。扩张的结肠影多位于腹部四周或盆腔，具有袋影，可与小肠影相区别。立位片可见扩张的肠腔内多个液平。小肠梗阻时结肠在腹部平片上无或仅有少量气体。结肠梗阻时结肠内经常伴有大量气体使结肠明显扩张。如回盲瓣功能良好，小肠内气体极少，如回盲瓣功能不全，小肠亦有扩张、液平等小肠梗阻的表现。小肠梗阻时多个液平呈阶梯状排列，在立位或侧卧位上可表现为倒U形扩张肠曲影。有时小肠与结肠梗阻难以鉴别，可以作钡剂灌肠。

绞窄性肠梗阻的腹部平片表现有不因时间推移而改变的孤立胀大的肠祥，或肠间隙增宽，提示有腹腔积液，或有假性肿瘤影，或门静脉内有气体等，但这些征象仅见于少数患者。

如果肠梗阻的诊断仍无法明确，腹部CT检查有助于明确诊断及病因的判断。

六、诊断思路

在肠梗阻诊断过程中，必须辨明下列问题：

1.是否肠梗阻

根据腹痛、呕吐、腹胀、肛门停止排气排便4大症状和腹部可见肠型或蠕动波、肠鸣音亢进等，一般可作出诊断。X线检查对确定有否肠梗阻帮助较大。但需注意，有时可不完全具备这些典型表现，特别是某些绞窄性肠梗阻的早期，与输尿管结石、卵巢囊肿蒂扭转、急性坏死性胰腺炎等易混淆，甚至误诊为一般肠痉挛，尤应警惕。

2.是机械性还是动力性梗阻

机械性肠梗阻具有上述典型临床表现,早期腹胀可不显著;麻痹性肠梗阻无阵发性绞痛等肠蠕动亢进的表现,相反肠蠕动减弱或消失,而腹胀显著,X线检查可显示大、小肠全部充气扩张,而机械性肠梗阻胀气限于梗阻以上的部分肠管,即使晚期并发肠绞窄和麻痹,结肠也不会全部胀气。

3.是单纯性还是绞窄性梗阻

这点极为重要,因为绞窄性肠梗阻预后严重,必须及早进行手术治疗。有下列表现者,应考虑绞窄性肠梗阻的可能:①腹痛发作急骤,起始即为持续性剧烈疼痛,或在阵发性加重之间仍有持续性疼痛;肠鸣音可不亢进;有时出现腰背部痛,呕吐出现早、剧烈而频繁。②病情发展迅速,早期出现休克,抗休克治疗改善不显著。③有明显腹膜刺激征,体温上升、脉率增快、白细胞计数增高。④腹胀不对称,腹部有局部隆起或触及有压痛的肿块。⑤呕吐物、胃肠减压抽出液或肛门排出物为血性,或腹腔穿刺抽出血性液体。⑥经积极非手术治疗而症状体征无明显改善。⑦腹部X线检查见孤立、突出、胀大的肠袢,不因时间而改变位置;或有假肿瘤状阴影;或肠间隙增宽,提示有腹腔积液。

4.是高位还是低位梗阻

高位小肠梗阻的特点是呕吐发生早而频繁,腹胀不明显;低位小肠梗阻的特点是腹胀明显,呕吐出现晚而次数少,并可吐粪样物。结肠梗阻与低位小肠梗阻的临床表现很相似,鉴别较困难,X线检查有助于鉴别:低位小肠梗阻,扩张的肠袢在腹中部,呈"阶梯状"排列,结肠内无积气;结肠梗阻时扩大的肠袢分布在腹部周围,可见结肠袋,胀气的结肠阴影在梗阻部位突然中断,盲肠胀气最显著,小肠内胀气可不明显。

5.是完全性还是不完全性梗阻

完全性梗阻呕吐频繁,如为低位梗阻腹胀明显,完全停止排便排气。X线腹部检查见梗阻以上肠袢明显充气和扩张,梗阻以下结肠内无气体。不完全梗阻呕吐与腹胀都较轻或无呕吐，X线所见肠祥充气扩张都较不明显，而结肠内仍有气体存在。

6.是什么原因引起梗阻

应根据年龄、病史、体征、X线、CT等几方面分析。在临床上粘连性肠梗阻最为常见，多发生在以往有过腹部手术、损伤或炎症史的患者。嵌顿性或绞窄性腹外病是常见的肠梗阻原因，因此机械性肠梗阻的患者应仔细检查各可能发生外疝的部位，如腹股沟部、脐部等。结肠梗阻多系肿瘤所致，需特别提高警惕。新生婴儿以肠道先天性畸形为多见。2岁以内小儿，则肠套叠多见。蛔虫团所致的肠梗阻常发生于儿童。老年人则以肿瘤及粪块堵塞为常见。

七、救治方法

肠梗阻治疗方法的选择取决于肠梗阻的部位、原因、类型以及有无水、电解质紊乱、低血容量和重要脏器功能障碍等全身情况，主要有非手术治疗和手术治疗两大类。动力性肠梗阻以处理原发病为主；绞窄性肠梗阻则需要紧急手术；完全性肠梗阻应及时手术；部分性肠梗阻可先进行非手术治疗，48~72小时无效或恶化则改为手术治疗。

（一）非手术治疗

非手术治疗主要适用于麻痹性或痉挛性肠梗阻、早期单纯性粘连性肠梗阻、早期肠套叠以及炎性肠病引起的不完全性肠梗阻。同时，非手术治疗可纠正水、电解质紊乱和酸碱失衡，改善患者的全身情况，为手术创造条件。

1.禁食

是必需和重要的措施。

2.生长抑素联合胃肠减压

是治疗肠梗阻的重要方法之一。通过胃肠减压，吸出胃肠道内的气体和液体，可以减轻腹胀，降低肠腔内压力，减少肠腔内的细菌和毒素的产生，改善肠壁血循环，有利于改善局部病变和全身情况。有效的胃肠减压是肠梗阻保守治疗成功的重要保证。生长抑素可抑制各种胃肠、胰腺激素如胃泌素、血管活性肠肽、胰岛素、胰高血糖素的分泌，减少消化液的分泌。在全胃肠外营养基础上应用生长抑素，可使消化液分泌减少，从而减少梗阻以上肠管内液体积聚，有利于肠壁血液循环的恢复，加速炎症消退。近年来，生长抑素治疗术后早期炎性肠梗阻和恶性肿瘤引起的肠梗阻取得了较好的疗效。由于内镜技术的发展，内镜下置管技术日趋成熟，经鼻肠梗阻导管的临床应用有复苏和增加的趋势。对于粘连性肠梗阻，生长抑素联合肠梗阻导管应用应成为非手术治疗的重要方法。

3.纠正水、电解质紊乱和酸碱失衡

无论采用手术和非手术治疗，纠正水、电解质紊乱和酸碱失衡是极重要的。输液所需容量和种类须根据呕吐情况、缺水体征、血液浓缩程度、尿排出量和比重，并结合血清钾、钠、氯和血气分析监测结果而定。单纯性肠梗阻，特别是早期，上述生理紊乱较易纠正。单纯性肠梗阻晚期和绞窄性肠梗阻，尚须输给血浆、全血或血浆代用品，以补偿丧失至肠腔或腹腔内的血浆和血液。

4.抗感染

肠梗阻时肠壁水肿，组织缺氧，毛细血管通透性增加，细菌及毒素渗入腹腔，以及菌群失调，菌群移位，应予抗生素抗感染治疗。结合降钙素原（PCT）或超敏C反应蛋白（CRP），选用抗生素应包括对需氧菌和厌氧菌有效的药物。

5.营养支持治疗

由于炎性肠梗阻患者完全依赖肠外营养，同时还需使用生长抑素抑制消化液的分泌，容易出现胆汁淤积。一旦出现胆汁淤积，静脉营养无法实施，患者的营养状况和低蛋白血症得不到纠正，肠功能的恢复将被推迟，治疗陷于困境。应尽量避免淤胆的发生，包括避免过高的热卡摄入、制定合适的糖脂比、采用合理的氨基酸配方、采用"全合一"方式输注。

对非手术治疗的患者应严密观察病情变化，包括全身情况、腹部体征和临床症状等，每24小时可重复腹部X线检查。如有肠绞窄现象，应立即改用手术治疗。另外，如非手术疗法无效者亦应改作手术治疗。

（二）手术治疗

各种类型的绞窄性肠梗阻、肿瘤及先天性肠道畸形引起的肠梗阻，以及非手术治疗无效的患者，适用手术治疗。

对于绞窄性肠梗阻，应争取在肠坏死之前解除梗阻，恢复肠管血液循环，因此正确判断肠管的生机十分重要。如在解除梗阻原因后有下列表现，则说明肠管已无生机：①肠壁已呈黑色并塌陷；②肠壁已失去张力和蠕动能力，肠管麻痹、扩大、对刺激无收缩反应；③相应的肠系膜终末小动脉无搏动。如有可疑，可用等渗盐水浸纱布热敷，或用0.5%普鲁卡因溶液作肠系膜根部封闭等，倘若观察10～30min，仍无好转，说明肠管已坏死，应做肠切除术。若肠管生机一时难以肯定，特别当病变肠管过长，切除后会导致短肠综合征的危险，则可将其回纳入腹腔，缝合腹壁，于18～24小时后再次行剖腹探查术。但在此期间内必须严密观察，一旦病情恶化，即应随时行再次剖腹探查，加以处理。

由于急性肠梗阻患者的全身情况常较严重，因此手术的原则和目的是：在最短手术时间内，以最简单的方法解除梗阻或恢复肠腔的通畅。

第三节　胃、十二指肠溃疡急性穿孔

一、基本概念

胃、十二指肠溃疡急性穿孔是外科的常见急腹症。起病急、病情重、变化快，需要紧急处理，若诊治不当可危及生命。十二指肠溃疡穿孔男性病人较多，胃溃疡穿孔多见于老年女性。绝大多数十二指肠溃疡穿孔发生在球部前壁，胃溃疡穿孔60%发生在胃小弯。我国南方发病率高于北方，城市高于农村，可能与饮食、工作环境等因素有关。秋冬、冬春之交是高发季节。

二、常见病因

过度劳累、精神过分紧张；饮食过饱、剧烈呕吐或咳嗽致腹内压骤然增高；免疫抑制剂的应用，尤其在器官移植患者中应用激素治疗；吸烟与饮酒；其他因素包括患者年龄增加、慢性阻塞性肺疾病、创伤、大面积烧伤和多器官功能衰竭等。此外，洗胃、胃肠钡餐检查、胃镜检查和腹部撞击等情况下也可发生。

三、发病机制

胃、十二指肠溃疡的病程是一动态过程，是胃、十二指肠黏膜防御机制和损伤因子之间相互作用的结果。溃疡的反复发作与缓解破坏了胃、十二指肠壁的组织结构，并被纤维瘢痕、肉芽组织和坏死组织所代替，最终穿透肌层、浆膜层形成穿孔。穿孔分为游离性穿孔（前壁）和包裹性穿孔（后壁），后者亦称慢性穿透性溃疡。急性穿孔后，胃液、胆汁、胰液等消化液和食物溢入腹腔，引起化学性腹膜炎，导致激烈的腹痛和大量腹腔渗出液。由于细菌的繁殖，数小时后转变为化脓性腹膜炎。病原菌以大肠杆菌、链球菌为多见。化学刺激、细胞外液丢失和细菌毒素的吸收等因素可引起患者休克。

四、临床特征

既往有溃疡病史、穿孔前数日溃疡病症状加剧。有情绪波动、过度疲劳、刺激性饮食或服用皮质激素类药物等诱发因素。多在夜间空腹或饱食后突然发作，表现为骤起上腹部刀割样剧痛，疼痛难忍，伴有面色苍白、出冷汗、脉搏细速、血压下降，常伴恶心呕吐，疼痛快速波及全腹。当胃内容物沿右结肠旁沟向下流注时，可出现右下腹疼痛，疼痛也可向右肩部放射。当腹腔有大量渗出液而稀释漏出的消化液时，疼痛可略有减轻。由于继发细菌感染会出现化脓性腹膜炎，腹痛可再次加重。偶尔可见溃疡穿孔和溃疡出血同时发生。溃疡穿孔后病情的严重程度与病人的年龄、全身情况、穿孔部位、穿孔的大小和时间以及是否空腹穿孔密切相关。体检：患者表情痛苦，不愿意变换体位，腹式呼吸消失，全腹压痛、反跳痛等腹膜刺激征明显，腹肌紧张呈"板样腹"，肝浊音界缩小或消失，可有移动性浊音，肠鸣音消失或明显减弱。

五、辅助检查

1.实验室检查白细胞计数增加，血清淀粉酶轻度升高。

2.腹腔穿刺或灌洗抽出含胆汁或食物残渣的液体时，可做出诊断。

3.X线立位腹部平片检查多数患者膈下可见半月形的游离气体影。

4.B超检查可在肝前缘与腹壁间的肝前间隙显示气体强回声，其后方常伴有多重反射。坐位检查，通过肝可以在膈肌顶部与肝之间显示气体回声。

六、诊断思路

（一）诊断

既往有溃疡史，突发上腹部疼痛并迅速扩展为全腹疼痛，伴腹膜刺激征等上消化道穿孔的特征性临床表现；X线检查腹部发现膈下游离气体；诊断性腹腔穿刺抽出液含胆汁或食物残渣。

（二）鉴别诊断

既往无典型溃疡病史者，或溃疡穿孔在十二指肠或幽门后壁，或胃后壁溃疡向小网膜腔内的穿孔，或老年体弱反应差者的溃疡穿孔，或空腹时发生的小穿孔等情况，症状、体征可不典型，较难迅速做出诊断，需与下列疾病鉴别诊断。

1.急性胆囊炎

表现为右上腹绞痛或持续性疼痛伴阵发性加剧，疼痛向右肩部放射，伴畏冷发热。右上腹局部压痛、反跳痛，有时可触及肿大的胆囊，Murphy征阳性。胆囊穿孔时有弥漫性腹膜炎表现，但X线检查膈下无游离气体。B超示：胆囊炎或胆囊结石。

2.急性胰腺炎

其腹痛发作一般不如溃疡穿孔者急骤，腹痛多位于上腹部偏左并向背部放射。腹痛有一个由轻转重的过程，肌紧张程度相对较轻。血清、尿液和腹腔穿刺液淀粉酶明显升高。X线检查膈下无游离气体，CT、B超提示胰腺肿胀、胰腺周围液体渗出。

3.急性阑尾炎

溃疡穿孔后消化液沿右结肠旁沟流到右下腹，引起右下腹疼痛和腹膜炎体征，可与急性阑尾炎相混。但阑尾炎一般症状比较轻，体征局限于右下腹，无腹壁板样强直，X线检查无膈下游离气体。

七、救治方法

（一）非手术治疗

适用于一般情况良好，症状体征较轻的空腹小穿孔；穿孔超过24小时，腹膜炎已局限。不适用于：伴有出血、幽门梗阻、疑有癌变等情况的患者。

1.持续胃肠减压，减少胃内容物外漏，以利于穿孔的闭合和腹膜炎的消退。

2.输液以维持水、电解质平衡，并给予营养支持。

3.应用抗生素控制感染。

4.经静脉给予H2受体阻断剂或质子泵拮抗剂等制酸药物。

非手术治疗期间应密切观察病情变化，治疗后6～12小时腹痛减轻或缓解，腹膜炎体征范围缩小是非手术方法治疗有效的表现；若6～12小时腹部体征未见好转或加重，应立即给予手术治疗。

（二）手术治疗

目前仍为治疗胃、十二指肠溃疡急性穿孔的主要方法，根据患者情况结合手术条件选择单纯穿孔修补缝合术和彻底性溃疡手术。

1.单纯穿孔修补缝合术

单纯穿孔修补缝合术的适应证为：穿孔时间大于8小时，腹腔内感染及炎症水肿严重，有大量脓性渗出物；以往无溃疡史或有溃疡病未经正规内科治疗，无上消化道出血、幽门梗阻病史；十二指肠溃疡穿孔；不能耐受急诊彻底性溃疡手术。

穿孔修补通常采用经腹手术，穿孔以丝线间断横向缝合，再用大网膜覆盖；也可行腹腔镜手术治疗。对于胃溃疡穿孔患者，需做活检或术中快速病理检查，排除胃癌后方可进行修补。单纯穿孔修补缝合术术后溃疡病仍需内科治疗，部分患者因溃疡未愈仍需行彻底性溃疡手术。

2.彻底性溃疡手术

彻底性溃疡手术可以同时解决穿孔和溃疡两个问题，但由于操作复杂耗时，手术风险增大，对于有休克、严重的化脓性腹膜炎或合并其他严重疾病者不宜。如患者一般情况好，溃疡穿孔在8小时之内，或超过8小时但腹腔污染不严重；慢性溃疡特别是胃溃疡，曾行内科治疗，或治疗期间穿孔；十二指肠溃疡穿孔修补术后再穿孔；有幽门梗阻或出血史者可行彻底性溃疡手术。

除胃大部切除术外，对十二指肠溃疡穿孔可选用穿孔缝合术加高选择性迷走神经切断术，或选择性迷走神经切断术加胃窦切除术。

八、最新进展

胃、十二指肠溃疡穿孔的治疗方法较多，各有优劣，在选择方法上应根据患者全身情况、术者对手术方式的熟练程度和经验，从优选择，最终修补穿孔，治愈溃疡，减少复发和术后并发症。

1.非手术治疗的价值

近年来除传统的保护胃黏膜、抑制胃酸分泌外，抗幽门螺杆菌感染和质子泵抑制剂的应用使消化性溃疡治愈率在不断提高。有人认为外科治疗的效果不如现代内科治疗，理由是在消化性溃疡急性穿孔急诊手术中发现大部分病例穿孔病灶处已被网膜填塞，已没有消化液由穿孔病灶继续流入腹腔。因此，消化性溃疡急性穿孔非手术治疗方法日益受到重视，许多外科医师对此也持肯定态度，认为消化性溃疡再穿孔也可以采用非手术治疗。近年来对非手术治疗的适应证也取得较为一致的意见：即患者年轻、空腹穿孔、时间短、腹腔渗液少，未见膈下游离气体，腹穿液少于5mL。也有人提出了腹膜炎症状轻且局限、中毒症状不明显、身体状况良好的青壮年可以考虑非手术治疗。曾连山等非手术治疗20例，结果全部治愈，无改为手术病例。李瑞华等报道非手术治疗108例，治愈率为93.5%，死亡的7例全部为老年人，提示应严格掌握适应证，非手术治疗不适宜用于老年患者。

2.单纯修补缝合术

单纯修补缝合术方法简单，至今临床仍广泛应用，它仅治疗穿孔而未治愈溃疡，术后溃疡复发率高，需再次手术。John等报道复发率占60%，其中约40%需再次手术治疗。国内报道50%～60%的患者远期效果差，25%～35%患者需再手术。胃镜随访观察发现：修补术后的不规则形溃疡比例增高，球部、幽门变形增多。近年来H2受体阻滞剂治疗，虽然效果显著，但对穿孔的溃疡则效果差，约20%的患者需再次手术。单纯修补术是十二指肠溃疡穿孔的不确定性手术，仅把它作为确定性手术的前期治疗方法，所以单纯修补术只适用于年龄大、症状重、伴有休克等不能接受较长时间手术的患者。必须指出：术后要进行药物治疗，包括H2受体阻滞剂、质子泵抑制剂（奥美拉唑）等，如果治疗6个月复查溃疡仍未愈或出现幽门梗阻、溃疡再次穿孔等严重并发症，必须行确定性的手术治疗。

3.胃大部切除术

其手术适应证及手术方式已为临床所掌握，可作为急性十二指肠溃疡穿孔的确定性手术方式，它切除了穿孔的溃疡病灶，去掉了大部分的胃，既解决了穿孔，又消除了溃疡病灶，但存在着胃大部切除术的并发症，同时并不是每个穿孔的患者都适合行胃大部切除术，它受患者全身及局部情况的限制，如有无休克、有无并发严重疾病、穿孔时间是否太长、局部是否有巨大溃疡穿孔、是否为穿透性后壁溃疡穿孔等。20世纪80年代前曾把穿孔时间超过12小时定为胃大部切除术的绝对禁忌证，以后诸多作者报道了大量超过12小时行胃大部切除术成功的病例。因此穿孔时间的长短已非胃大部切除术的绝对禁忌证，而溃疡穿孔的局部条件是决定胃大部切除术能否成功的关键。

常见严重并发症为吻合口瘘及十二指肠残端瘘。胃大部切除术分BillothⅠ式
和Ⅱ式，Ⅰ式手术操作较简单，费时少，吻合后的胃肠道接近正常解剖生理
状态，术后胃肠道功能紊乱引起的并发症少，故被优先选用，但易复发或发
生吻合口瘘。Ⅱ式能够切除足够的胃组织而降低溃疡复发率，对十二指肠残
端的组织要求较Ⅰ式低，但Ⅱ式改变了正常的解剖生理结构，带来了诸多并
发症。总之，胃大部切除术并非十二指肠溃疡穿孔的最佳术式。

4.各种迷走神经切断术

迷走神经切断术既降低了神经相又降低了激素相胃酸分泌，促使溃疡愈
合。目前临床上效果明确的迷走神经切断术有：①选择性迷走神经切断术加
胃引流术；②高选择性迷走神经切断术；③胃浆肌层切开术；④高选择迷走
神经切断术加保留胃窦部浆肌层及胃窦黏膜切除。这些手术方法除④以外皆
被应用到十二指肠溃疡穿孔的治疗中，且取得较满意的效果，其中穿孔修补
加高选择性迷走神经切断术由于不受溃疡穿孔局部情况的限制，近期、远期
并发症远远低于胃大部切除术，因而更为适用，应用较广泛。

5.腹腔镜技术

已拓展到十二指肠溃疡穿孔的治疗，术中用大网膜覆盖穿孔，减少手术
创伤及痛苦，缩短患者恢复时间，这种方法是单纯修补缝合术的发展。国内
尚在探索阶段。

第四节　急性重症胰腺炎

一、基本概念

急性胰腺炎（AP）是指多种病因引起的胰酶激活，以胰腺局部炎症反应

为主要特征，伴或不伴有其他器官功能改变的疾病。临床上，大多数患者的病程呈自限性，20%~30%患者病情凶险。总体病死率为5%~10%。

重症急性胰腺炎（SAP）是指急性胰腺炎伴有脏器功能障碍，或出现坏死、脓肿或假性囊肿等局部并发症者，或两者兼有。腹部体征：上腹部明显的压痛、反跳痛、肌紧张、腹胀、肠鸣音减弱或消失等，腹部包块，偶见腰肋部皮下瘀斑征（Grey-Tumer征）和脐周皮下瘀斑征（Cullen征）。可以并发一个或多个脏器功能障碍，也可伴有严重的代谢功能紊乱，包括低钙血症（血钙 < 1.87mmoL/L）o增强CT为诊断胰腺坏死的最有效方法，B超及腹腔穿刺对诊断有一定帮助。APACHEH评分 > 8分。BalthazaCT分级系统 ≥ Ⅱ级。死亡率为20%，伴有严重并发症的患者死亡率可高达50%。

暴发性急性胰腺炎是重症急性胰腺炎的一个特殊类型，是指凡在起病72小时内经正规非手术治疗（包括充分液体复苏）仍出现脏器功能障碍，常继发腹腔间隔室综合征者。

二、常见病因

重症急性胰腺炎的病因较多，且存在地区差异。在确诊急性胰腺炎基础上，应尽可能明确其病因，并努力去除病因，以防复发。

1.胆道结石

近年来的研究表明，重症急性胰腺炎中有70%是由胆道微小结石引起的，这种微小结石的成分主要是胆红素颗粒，其形成与肝硬化、胆汁淤积、溶血、酗酒、老龄等因素有关。微小结石的特点是：①大小不超过3~4mm，不易被B超发现；②胆红素颗粒的表面很不规则，一旦进入胰管，容易损伤胰管而引起炎症和感染；③胆石的大小与急性胰腺炎的危险性呈反比，微小胆石引起的急性胰腺炎比大结石引起的急性胰腺炎更为严重。若临床上怀疑此病，可做急诊内镜逆行胰胆管造影（ERCP）或十二指肠引流，将收集到的胆总管内的胆汁进行显微镜检查，即可明确诊断。

2.高脂血症

近年来高脂血症引起胰腺炎明显增多，尤其是体型肥胖伴有高血脂、脂肪肝和家族性高血脂病史的患者。目前认为高脂血症胰腺炎的发生与血胆固醇无关，而与血三酰甘油（TG）密切相关。血三酰甘油在5.65～11.30mmol/L之间，且血清呈乳状的胰腺炎称为高三酰甘油血症性胰腺炎。脂蛋白酶（LPL）是内、外源性脂肪代谢的关键酶，可将乳糜微粒和极低密度脂蛋白中的三酰甘油水解成甘油和脂肪酸，对血三酰甘油的清除起着重要作用。家族性LPL缺乏或家族性脂蛋白CII（ApoCII）缺乏可导致机体脂代谢障碍，引起血三酰甘油水平的增高。

3.酗酒或暴饮暴食

患者以男性青壮年为主，暴饮暴食和酗酒后，可因大量食糜进入十二指肠、酒精刺激促胰液素和胆囊收缩素释放而使胰液分泌增加，进而引起乳头水肿和肝胰壶腹括约肌痉挛，最终导致重症急性胰腺炎发病。

4.其他病因

如壶腹乳头括约肌功能不良、药物和毒物、逆行性胰胆管造影（ERCP）后、十二指肠乳头旁憩室、外伤、高钙血症、腹部手术后、胰腺分裂、壶腹周围癌、胰腺癌、血管炎、感染（柯萨奇病毒、腮腺炎病毒、获得性免疫缺陷病毒、蛔虫症）、自身免疫（系统性红斑狼疮、干燥综合征）、皿-抗胰蛋白酶缺乏症等。

三、发病机制

1.胰腺的自身消化

重症急性胰腺炎的发病机制主要是胰液对胰腺及其周围组织自身消化的

结果。正常人胰液在体内不发生自身消化，是因为有几种防御机制：①胰管上皮有黏多糖保护层；②胰腺腺泡有特异的代谢功能，可阻止胰酶侵入细胞内；③进入胰腺的血流中有中和胰酶的物质等。此外，胰蛋白酶等大部分胰酶在分泌时以不激活的状态存在，即以酶原的形式存在，此时无自身消化作用。上述的正常防御功能遭到破坏，如胰管阻塞、刺激胰酶分泌的作用突然增加、感染的胆汁或十二指肠液侵入腺泡等因素，均可导致胰管内压增加、腺泡破裂，暴发性地释放出所有胰酶，包括蛋白酶、脂肪酶和淀粉酶等，从而造成了胰酶的自身消化。

此外，在急性胰腺炎时许多酶系统也被激活：①胶原酶可使炎症扩散；②弹性硬蛋白酶可损害血管壁，引起出血；③蛋白水解酶复合体可使组织坏死进一步蔓延、扩散；④脂肪酶可以使胰周脂肪组织（如肠系膜根部、小网膜囊、腹膜后间隙、肾床、主动脉两侧、盆腔等）形成脂肪坏死区，钙离子和坏死的脂肪结合形成皂化斑，这是血钙下降的原因之一。同时，胰腺本身的坏死组织分解溶化后可产生血管活性物质，如血管舒缓素、激肽及前列腺素等，使周围血管张力降低，加上胰周大量液体渗出、血容量锐减、血压下降均可进一步造成循环功能紊乱以及肾脏损害。此外，坏死毒素中尚有心肌抑制因子和休克肺因子，可以引起心、肺功能的损害。各器官功能障碍还可涉及肝脏和中枢神经系统等，所有这些病变统称为"酶性休克"。

2.细胞因子在致病中的作用

炎性细胞因子在急性胰腺炎导致的全身性炎症中起重要作用。在急性胰腺炎中炎性细胞因子互相关联和累积，可导致血管渗漏、低血容量、多系统器官衰竭等危象的发生。研究证明，急性胰腺炎受损的胰腺组织作为抗原或炎症刺激物，激活了巨噬细胞而释放出炎症介质，造成细胞因子网络和免疫功能紊乱，很可能就是急性胰腺炎易于从局部病变迅速发展为脓毒血症以及多系统器官衰竭的重要原因。2008年Perejaslov报道重症急性胰腺炎合并脓毒败血症的患者，其免疫功能及激素水平均发生变化，54.3%的患者因血中胰岛素和C肽减少而发生高血糖；47.3%的患者早期皮质醇含量增高，当合并脓毒败血症时，其中的67.3%患者出现皮质醇及T淋巴细胞活性下降，免疫应答细胞减少。脓毒败血症时补体系统的连锁反应可激活产生C3a、C4a、C5a等过敏毒素，这些毒素均使血管渗透性增加，促进细胞因子释放，TNF、IL-1、IL-6、IL-8和PAF等增多。因而认为检测血液中此类细胞因子的浓度，有助于判断胰腺病变的严重程度、病情的发展和预后等。与此同时，急性胰腺炎患者也存在一些保护性细胞因子和内生性细胞因子拮抗剂，主要有：IL-2、IL-10、可溶性TNF受体（STNFR）和ILT受体拮抗剂（ILTra），这些因子可用于治疗重症急性胰腺炎，减轻胰腺和其他脏器的损伤，缓解病情，改善预后，降低死亡率。

近年来人们注意到白细胞及其代谢产物，如细胞质、弹性蛋白酶等酶类物质和氮氧化合物等在加重胰腺的炎症反应中可能起一定作用，可导致多系统并发症的发生，同时还注意到微循环障碍可能是引起胰腺坏死的重要因素。

四、临床特征

1.腹痛

腹痛是重症急性胰腺炎的主要临床表现之一，持续时间较长，如有渗出液扩散入腹腔内可致全腹痛。少数患者，尤其是年老体弱者可无腹痛或仅有轻微腹痛，对于这种无痛性重症急性胰腺炎应特别警惕，很容易漏诊。

2.黄疸

如黄疸呈进行性加重，又不能以急性胆管炎等胆道疾病来解释时，应考虑有重症急性胰腺炎的可能。

3.休克

常有不同程度的低血压或休克，休克既可逐渐出现，也可突然发生，甚至在夜间发生胰源性猝死，或突然发生休克而死亡。部分患者可有心律不齐、心肌损害、心力衰竭等。

4.高热

在急性胰腺炎感染期，由于胰腺组织坏死，加之并发感染或形成胰腺脓肿，患者多有寒战、高热，进而演变为败血症或真菌感染。

5.呼吸异常

早期可有呼吸加快，但无明显痛苦，胸部体征不多，易被忽视。如治疗不及时，可发展为急性呼吸窘迫综合征。

6.神志改变

可并发胰性脑病，表现为反应迟钝、谵妄，甚至昏迷。

7.消化道出血

可并发呕血或便血。上消化道出血多由于急性胃黏膜病变或胃黏膜下多发性脓肿所致；下消化道出血多为胰腺坏死穿透横结肠所致。

8.腹水

合并腹水者几乎都为重症急性胰腺炎。腹水呈血性或脓性，腹水中的淀粉酶常升高。

9.皮肤黏膜出血

患者的血液可呈高凝状态，皮肤黏膜有出血倾向，常有血栓形成和局部循环障碍，严重者可出现弥散性血管内凝血（DIC）。

10.脐周及腰部皮肤表现

部分患者的脐周或腰部皮肤可出现蓝紫色斑，提示腹腔内有出血、坏死以及血性腹水。脐周出现蓝紫色斑者称为Cullen征，腰部皮肤出现蓝紫色斑者则称为Grey-Tumer征。

五、辅助检查

1.血、尿淀粉酶

一般急性胰腺炎患者的血、尿淀粉酶均呈3倍以上的升高，若在升高的基础上又突然明显降低，则提示预后不良。

2.血清正铁血红蛋白（MHA）、C反应蛋白（CRP）

当腹腔内有游离血液存在时，MHA可呈现阳性，有助于重症急性胰腺炎的诊断。坏死性出血性肠炎、肠系膜血管阻塞时也可以出现MHA阳性，应注意鉴别。发病72小时后CRP＞150mg/L，提示胰腺组织坏死。

3.血常规、血气分析、生化指标

血常规WBC＞12.0×109/L，血气pH＜7.3，BEV—3，伴发ARDS时氧分压＜60mmHg，生化指标乳酸＞2.0mmo/L，低钙血症（血钙＜1.87mmoL/L），伴发急性肾衰竭时Scr＞176.8μmol/L，伴发凝血功能障碍时PT、APTT时间均延长。

4.腹部X线平片

如有十二指肠或小肠节段性扩张或右侧横结肠段充气梗阻，常提示有腹膜炎及肠麻痹的存在。前者称为警哨肠曲征，后者称为结肠切割征，多与重症急性胰腺炎有关。

5.B超

可发现胰腺明显肿大、边缘模糊、不规则、回声增强、不均匀等异常，胰腺中还可有小片状低回声区或无回声区。

6.CT

是诊断重症急性胰腺炎的重要手段，准确率可达70%～80%。可显示胰腺和胰后的图像。重症急性胰腺炎可见肾周围区消失、网膜囊和网膜脂肪变性、密度增厚、胸腔积液、腹水等病变。根据炎症的严重程度分级为A～E级。A级：正常胰腺。B级：胰腺实质改变，包括局部或弥漫的腺体增大。C级：胰腺实质及周围炎症改变，胰周轻度渗出。D级：除C级外，胰周渗出显著，胰腺实质内或胰周单个液体积聚。E级：广泛的胰腺内、外积液，包括胰腺和脂肪坏死、胰腺脓肿。D～E级：临床上为重症急性胰腺炎。

六、诊断思路

（一）诊断

具备急性胰腺炎的临床表现和生化改变，且具下列之一者：局部并发症（胰腺坏死，假性囊肿，胰腺脓肿）；器官衰竭；Ranson > 3；APACHEII评分 > 8；CT分级为D、E。

有助于重症急性胰腺炎的诊断：①有暴饮、暴食、外伤、手术、肾衰竭等诱导因素；②原有胆道疾患，突然发生持续性上腹部剧痛，并且血象和尿素氮明显升高，血钙低于正常；③凡病情危重、有黄疸和休克的急腹症，或原因不明的急腹症患者，都应做血、尿淀粉酶检查；④对诊断不明的可疑病例，除常规进行B超检查外，尚须进一步做诊断性腹腔穿刺检查，如发现腹水为血性、无臭味，镜检主要成分为红细胞、正铁血红蛋白升高、多核细胞增多、涂片无细菌，腹水中的淀粉酶升高，则应考虑为重症急性胰腺炎；⑤病情复杂、诊断不能明确的急腹症患者，经内科治疗后病情仍无好转，甚至恶化，则应在12～24小时内行急诊手术，通过剖腹探查明确诊断。

（二）并发症

1.全身并发症

包括ARDS、急性肾衰竭、心肌损伤、凝血功能障碍、胰性脑病、肠梗阻、消化道出血等。

2.局部并发症

（1）急性液体积聚：发生于病程早期，胰腺内或胰周或胰腺远隔间隙液体积聚，并缺乏完整包膜。

（2）胰腺坏死：增强CT检查提示无生命力的胰腺组织或胰周脂肪组织。

（3）假性囊肿：有完整非上皮性包膜包裹的液体积聚，内含胰腺分泌物、肉芽组织、纤维组织等。多发生于急性胰腺炎起病4周以后。

（4）胰腺脓肿：胰腺内或胰周的脓液积聚，外周为纤维囊壁。

（三）鉴别诊断

1.急性胆囊炎、胆石症

急性胆囊炎、胆石症与重症急性胰腺炎有相似之处，但两者还是有明显的区别。急性胆囊炎、胆石症的疼痛多位于右上腹，并向右肩部放射，常有反复发作史，多伴有畏寒、发热、寒战及黄疸；而重症急性胰腺炎的疼痛多位于上腹部，疼痛较急性胆囊炎或胆石症更为剧烈，且向左侧腰部放射，疼痛一般不能被镇痛解痉剂所缓解。重症急性胰腺炎的血、尿淀粉酶常升高，而急性胆囊炎、胆石症患者的血、尿淀粉酶多正常，若为胆源性胰腺炎，临床上则更难鉴别，常在手术中方能明确诊断。

2.消化性溃疡急性穿孔

本病与急性胰腺炎的鉴别诊断比较困难，但典型的胃、十二指肠溃疡穿孔患者多有慢性溃疡病史，穿孔前有长短不一的消化性溃疡发作症状，并且有突然出现的全腹痛，体格检查可发现腹壁呈板状腹，肝浊音界缩小或消失，肠鸣音消失，X线检查可见膈下游离气体，血、尿淀粉酶正常，腹腔穿刺的抽出液内偶可见有食物残渣。

3.胆道蛔虫症

突然发病，多见于儿童及青壮年，上腹部剑突下的钻顶样疼痛，疼痛的发作与缓解无规律性。主要临床特点为症状严重，但体征轻微，血、尿淀粉酶正常，若合并有急性胰腺炎，则淀粉酶可升高。

4.肠系膜血管栓塞

腹痛多位于中腹部，疼痛不如急性胰腺炎严重，但腹胀较急性胰腺炎明显，肠管坏死后腹痛可缓解或消失，有时伴有休克。

5.急性肠梗阻

常有剧烈的腹痛，并伴有呕吐，淀粉酶可升高，特别是高位绞窄性肠梗阻。肠梗阻患者腹痛的阵发性加剧较重症急性胰腺炎更为明显，腹痛时伴有肠鸣音亢进，呕吐后腹痛即可缓解。腹部检查可见肠型，腹部X线检查可见肠腔有多个气液平面。

6.急性肾绞痛

急性胰腺炎有时需与左肾及左输尿管结石相鉴别，由泌尿系统结石引起的肾绞痛多为阵发性绞痛，向会阴部放射，并合有血尿、尿频、尿急、尿痛等尿路刺激症状。

7.心肌梗死

由于重症急性胰腺炎常有心血管系统的损害，心电图上也可出现心肌梗死样改变，故与冠状动脉粥样硬化性心脏病、心肌梗死的鉴别十分重要。心肌梗死多有冠心病史，胸前有压迫感和胸闷，心电图常有各种心肌梗死表现，肌酸磷酸激酶升高，多无急腹症表现。

七、救治方法

重症急性胰腺炎的诊治工作应尽可能在重症监护病房（ICU）中进行，并采取积极有效的措施，以阻止病情的进一步恶化，尽力挽救患者的生命。重症急性胰腺炎的治疗包括禁食，胃肠减压，止痛，补充水、电解质，纠正酸碱平衡失调，预防和控制感染，抑制胃液和胰液的分泌，器官功能维护等，必要时手术治疗。

1.液体复苏

液体复苏是急性胰腺炎早期重要治疗措施之一，研究表明，SAP早期液体复苏能显著降低过度炎症反应和器官功能衰竭的发生率，并能降低在院死亡率。因此，2013IAP/APA指南指出：急性胰腺炎患者行早期液体复苏（入院后首个24h内）与脓毒血症状态/器官功能衰竭发生率下降相关。当前指南的基本共识推荐:(1)积极液体复苏：除非有心血管、肾脏或其他相关疾病患者，均应用等张晶体液5-10ml/kg.h的速度快速输入12-24h，超出这个时间窗液体治疗需要另外评估。（2）液体丢失严重的患者：表现为低血压、心动过速，可能需要更加快速补液，并反复评估患者的液体需求。（3）判断患者对于首次液体复苏的反应指标：心率<120bpm,MAP：65-85mmHg及尿量>0.5-1ml/kg.h，SVV，血细胞比容35-44%。因患者有腹腔内压力升高，故以CVP来评估复苏效果，是不准确的，如有可能，可行PICCO或床旁超声评估。

2.解痉镇痛

重症急性胰腺炎时的腹痛可使胰腺分泌增加，加重壶腹括约肌痉挛，使业已存在的胰管或胆管内压力进一步升高。剧烈的腹痛还可引起或加重休克状态，甚至导致胰，心反射而发生猝死，因此迅速而有效地缓解腹痛有着十分重要的意义。止痛的方法：麻醉剂或患者控制麻醉法（PCA）、丁溴东莨菪碱、硫酸镁等。

3.胰酶抑制剂

加贝酯（FOY）为目前临床应用比较广泛的一种人工合成胰酶抑制剂，是从大豆中提取的小分子胰酶拮抗剂。对胰蛋白酶、缓激肽、纤维蛋白溶酶、磷脂酶C、凝血酶、磷脂酶A2均有抑制作用，还有松弛壶腹括约肌、增加肝血流量、降低肺动脉压的作用，临床应用能缓解症状，降低死亡率。

4.生长抑素

生长抑素已广泛用于重症急性胰腺炎的治疗，它能改善临床症状、减少并发症、降低死亡率，对胰瘘和肠瘘也有较好的疗效。

5.预防和治疗感染

重症急性胰腺炎发生后感染率迅速上升，病情进一步加重，为此可常规使用有效的抗菌药物。对抗菌药物的选择应注意以下几点：①要能保持抗菌药物在血液、胰液和胰组织中的浓度，该浓度足以抑制引起胰腺感染的致病菌，也可预防和控制胰腺周围、肺、肝等处的感染；②要具有透过血-胰屏障的性能，一般来说，脂溶性高、亲水性小的抗生素比较容易透过血-胰屏障，能在胰液及胰腺组织内达到有效的高浓度，如头孢拉定、头孢噻肟，喹诺酮类的环丙沙星、左氧氟沙星以及甲硝唑、泰能等均属此类药物；③抗生素与血清蛋白结合率越低，游离抗生素的浓度越高，胰腺中药物的浓度也就越高；④抗生素的pH值越高，其在胰腺组织中有效浓度就越高。

6.腹腔灌洗

属于非手术疗法，是抢救重症急性胰腺炎患者生命的重要措施，对缓解症状、控制感染和治疗多系统器官衰竭等严重并发症有良好的疗效。在施行灌洗治疗时有几点需要注意：①宜早不宜晚，应在确诊后48小时内进行，施行过晚炎性渗出物已在胰周、肠祥之间形成了蜂窝样分隔，影响灌洗效果；②要充分，每次灌洗时病人须平卧，以便灌洗液充分流入腹腔各个部位，特别是胰周、膈下和结肠旁沟，可尽早、尽快地将含酶、含毒素的腹水及胰腺坏死碎屑冲洗干净，这对阻止病变发展、缓解病情十分重要；③根据血生化检测指标增减加入灌洗液中的电解质、抗生素、葡萄糖等，一般不加抗凝剂以免加重出血。

7.持续血液净化治疗

适应证：①伴急性肾功能衰竭，或尿量 < 0.5mL/（kg·h）；②早期伴2个或2个以上器官功能障碍者；③早期高热（39℃以上），伴心动过速、呼吸急促，经一般处理效果不明显者；④伴严重水、电解质紊乱者；⑤伴胰性脑病者，或毒性症状明显者。

8.机械通气和氧疗

所有患者入院后，均应在血气检查后进行氧疗。呼吸次数 > 35次/分，并且氧分压 < 70mmHg或二氧化碳分压 > 60mmHg的患者可以考虑机械通气。

9.中药治疗

早期应用通里攻下中药，如大承气汤等对多系统器官衰竭有一定的预防作用。通里攻下的中药如大黄等有恢复肠蠕动、保护肠黏膜屏障功能，能减少肠源性感染及肠源性内毒素血症的发生；大黄还具有减轻胰腺出血与坏死的程度、抑酶、抑菌、导泻、解除壶腹括约肌痉挛等作用。清热解毒及活血化瘀类中药则具有改善腹腔脏器的供血、减少炎性渗出、促进炎症消散及减少脓肿形成等作用。

10.CT引导下经皮导管引流术

以往重症急性胰腺炎一旦发生感染，首选的治疗方法是手术治疗，但手术治疗的死亡率高，特别是在脓毒败血症合并多系统器官衰竭的情况下，手术的风险极大。因此，对此类患者行非手术治疗是一种重要的可供选择的方法，CT引导下经皮导管引流术即为其中之一。患者发病后24～48小时内做增强CT，以明确胰腺的坏死部位与面积；在CT引导下经腹腔放置10～28F的导管，导管放置后先抽尽腹腔内的液体，然后用生理盐水或甲硝唑冲洗，尽可能把坏死的碎屑和渗出物冲洗干净，以后每8小时冲洗1次，必要时更换不同型号的引流管。当24小时引流量＜10mL，CT证实坏死腔已消失且无瘘管存在时即可拔管。本法治疗感染性重症急性胰腺炎安全有效，需患者与经治医师的耐心与信心。目前也采用B超引导下进行经皮穿刺引流，这种方法可能更为实用。

11.营养支持

重症急性胰腺炎患者可出现严重的代谢功能障碍，同时处于高代谢状态，蛋白质和热量的需要明显增多。肠内营养能使肠黏膜维持正常细胞结构和细胞间连接以及绒毛高度，使肠黏膜的机械屏障不至受损，肠道固有菌群正常生长，维持了生物屏障作用；同时肠道菌丛正常生长，维持了肠道菌群的恒定，并有助于肠道细胞正常分泌S-IgA。近年来有学者主张行早期肠内营养支持，发现重症急性胰腺炎发病48～72小时内行肠内营养是安全、可行的，并能降低脓毒症的发生。因此在重症急性胰腺炎早期要努力恢复肠内功能，贯彻"如果肠内有功能，就应使用肠道"的原则。对于无法早期应用肠内营养的重症急性胰腺炎患者，早期行全胃肠外营养也是必要的。一般来说完全胃肠外营养可为患者提供全面的营养素，达到早期营养支持的目的，在患者的水、电解质紊乱和酸碱平衡失调得到纠正后即可使用。静脉输注脂肪乳剂是安全的，但高脂血症（特别是高三酰甘油血症）者忌用。待患者胃肠蠕动功能恢复、腹胀消失后即可进行完全胃肠内营养。

12.胰腺假性囊肿的处理

急性胰腺炎后合并胰腺假性囊肿的患者中，有25%~50%的囊肿可自行消失。但直径超过5cm、存在的时间在6周以上的假性囊肿可能会发生感染、出血、破裂等并发症，因此应进行减压治疗。可在B超、CT引导下进行穿刺引流，也可使用内镜进行囊肿–胃吻合术或囊肿–十二指肠吻合术，通过在假性囊肿和胃之间插入双面猪尾巴导管进行引流。3~4周后复查CT，如囊肿已闭合，即可拔除引流导管。如果ERCP中发现造影剂能进入假性囊肿内，说明囊肿与胰管是相通的，此时可通过主胰管把导丝插入囊肿内进行减压治疗，但此法有一定的难度和风险，可造成胰腺的继发感染与坏死等不良后果，须慎重使用。

13.手术治疗

早期采取以维护器官功能为目的的非手术治疗，无菌性坏死采用非手术治疗，胰腺和（或）胰周坏死合并感染宜行手术治疗。术中有限制地清除坏死组织，术后在胰周和腹膜后用双套管持续冲洗引流，尽量去除腹膜后坏死组织和渗出物。

八、最新进展

1.糖皮质激素

重症急性胰腺炎的发生与多种炎性介质有关，而核因子–κB（NF–κB）在调控炎性介质基因表达方面起着重要作用。NF–κB的活化可能是重症急性胰腺炎重要的细胞内早期事件，糖皮质激素（地塞米松）抑制NF–κB活化，增加抑制蛋白IκB表达，继而可抑制炎症细胞因子的转录、合成，限制炎症反应。临床上大剂量激素作为非特异性治疗方法，在减轻全身炎性反应方面起到良好的效果。

2.高渗盐水

7.5%高渗盐水（HS）能提高机体血容量，改善微循环，增强心脏功能，改善血流动力学，减轻血管内皮细胞肿胀及肺泡内皮细胞肿胀，减少组织器官淤血和水肿，减轻全身炎症反应。

3.细胞因子和血管活化因子拮抗剂-昔帕泛

可有效减轻症状，减少器官衰竭的发生，降低死亡率。

4.乌司他丁

对胰蛋白酶、α2-糜蛋白酶、透明质酸酶等有抑制作用；能抑制炎性介质、溶酶体酶的释放，具有稳定溶酶体膜、清除氧自由基等作用，对轻型和重型胰腺炎均有较好的疗效，不良反应少。

5.钙通道阻断剂

维拉帕米、心痛定等具有扩张血管、改善胰腺血供、防止胰腺腺泡细胞钙超载而起保护作用。可阻止胰腺炎由轻型向重型的发展，限制胰腺坏死，改善急性胰腺炎的预后。

6.肝素

研究表明，肝素可通过抑制胰腺炎症时血管内微血栓形成，改善胰腺微循环状态，并可以抑制炎症反应，降低甘油三脂，改善脂代谢紊乱。

第七章 泌尿系统危重病

第一节 急性肾功能衰竭

急性肾功能衰竭（ARF）是由于各种原因引起肾功能在短期内突然下降，包括肾小球滤过率明显下降所致的氮质血症，及肾小管重吸收和排泄功能障碍导致的水、电解质及酸碱平衡失调的一种临床综合征。

广义的ARF分为肾前性、肾性和肾后性三大类，狭义ARF特指急性肾小管坏死（ATN）。

因几乎所有ARF均存在不同程度的ATN，故急诊医学中的ARF，除特别说明者外，概指ATN而言。本节重点讨论ATN。

ATN是由各种原因引起的肾缺血和/或肾毒性损害，导致肾功能迅速减退而出现的临床综合征。大部分ATN属可逆性病变，如经及时处理，肾功能可在数周或数月内恢复正常。

一、病因

1.肾缺血性损害

为急性肾小管坏死最常见的原因，主要由于肾血流量急剧下降引起，如大量失血、严重创伤、休克等，还可由心肺复苏和肾移植手术后的治疗出现缺血再灌注损伤所致。

2.肾毒性损害

（1）外源性肾毒性物质：包括：①肾毒性药物，如氨基糖苷类抗生素（庆大霉素、卡那霉素、丁胺卡那霉素）、磺胺类药物、环孢素A及部分抗肿瘤化疗药（顺铂、卡铂）等；②重金属及化学毒素，如汞、砷、铀、铬、铅及氰化物、四氯化碳、甲苯和某些农药等；③生物毒素，如毒蕈、蛇毒、蜂毒等，还有杀虫剂、灭鼠药等。

（2）内源性肾毒性物质：各种原因导致横纹肌溶解（如挤压伤、剧烈运动、缺氧、中毒等），溶血、高钙血症、高尿酸血症及肿瘤坏死溶解综合征等。

3.感染或传染性疾病

常见于严重的细菌感染（如金黄色葡萄球菌败血症、革兰阴性菌败血症等）、霉菌感染及重症病毒感染（如流行性出血热等）、钩端螺旋体病等。

二、发病机制

急性肾小管坏死的发病机制仍未完全阐明。目前认为其发生可能是肾脏血流动力学改变、肾缺血–再灌注损伤、急性肾小管结构与功能损伤等多种因素综合作用的结果。

1.肾脏血流动力学改变

在缺血性损伤时，由于肾血流量明显减少，肾灌注压力降低，造成肾皮质及皮髓交界区缺血、缺氧，导致肾小管坏死。早期补充血容量或应用血管扩张剂以加大肾脏血流量并不能改善肾小球滤过率。因此，肾脏血流动力学改变的作用有限。

肾脏血流动力学改变与肾内血管收缩和髓质淤血两个因素有关。肾内血管收缩主要与内皮细胞功能紊乱、内皮源性缩血管物质（如内皮素）与舒血管物质（如一氧化氮）的产生及作用平衡失调有关。在急性肾衰时肾髓质淤血主要是由于肾脏外髓部对缺血、缺氧敏感，损伤较重，毛细血管内有红细胞、血小板和白细胞聚积，造成淤血和髓质持续低灌注。以上变化可引起缺血性肾损伤的持续血流动力学改变。

2.肾小管上皮细胞损伤

缺血、缺氧、肾毒性物质以及缺血再灌注损伤，均可引起肾小管上皮细胞的代谢和功能损害。其主要表现为细胞内三磷酸腺苷（ATP）耗竭，能量分解代谢大于合成代谢。缺氧早期随ATP消耗，无氧糖酵解增加，细胞内pH降低；同时，细胞膜上多种依赖ATP的酶类或转运蛋白活性下降，使得细胞内游离钙离子（Ca2）超载。细胞内Ca2增加可引发多种细胞生物学改变，如损伤线粒体能量代谢，促进氧自由基产生，造成脂质过氧化，加重细胞质膜的损伤；破坏细胞骨架，使细胞相互之间、细胞与基底膜之间的黏附性降低；使细胞质膜上的钙依赖性蛋白酶和磷脂酶被激活，加重细胞质膜损伤和破坏等等。由于质膜的通透性增加，使细胞质内正常的Na、K浓度不能维持，细胞内Na增加，水进入细胞内，引起细胞肿胀。病变若持续则造成细胞变性坏死。

3.肾小管结构破坏与功能紊乱

严重挤压伤和急性毒物中毒等引起ATN病理变化以肾小管细胞脱落、坏死等急性损害及肾间质水肿等为主要改变，说明ATN主要发病机制是由于肾小管原发性损害引起GFR降低或停止，不少学者提出肾小管上皮细胞黏附分子和多肽生长因子在ATN发生、发展和肾小管修复中有重要作用。

4.弥散性血管内凝血（DIC）

败血症、严重感染、流行性出血热、休克、产后出血、烧伤等原因引起ATN，常有播散性血管内损害。血小板和纤维蛋白沉积在损伤的肾血管内膜，引起血管阻塞和血流不畅，红细胞流经受损的血管时易发生变形、破碎、溶解，导致微血管内溶血，血小板凝聚性增加和血管痉挛收缩，尚可能与肾缺血时前列腺环素减少有关。上述各种病因常易激活凝血途径并抑制纤维蛋白溶解，造成微血管内血栓形成。

三、临床表现

根据临床表现及病程，通常可分为少尿（或无尿）期、多尿期和恢复期三个阶段。

1.少尿型（无尿型）ATN

（1）少尿期：发病急，多在原发病发作数小时至48h突然发生少尿（每日尿量少于400mL）或无尿（每日尿量少于100mL）。病程一般7～14d，亦有始终未能恢复者。完全少尿者少见。此期因尿少及肾功能损害，导致代谢产物潴留和水、电解质失衡。临床可出现以下症状：①尿毒症症状，包括恶心、呕吐、厌食等消化系统症状；高血容量及心力衰竭等心血管症状，少数病人可出现心包积液和心律失常；呼吸困难、低氧血症等；嗜睡、意识紊乱、强直性肌疼挛等神经症状。部分病人早期大多有贫血，晚期常发生凝血机制障碍，甚至发生DIC。②水电解质酸碱失衡，可出现水潴留及低钠血症、高钾血症、高磷血症、低钙血症及代谢性酸中毒等。

（2）多尿期：当每日尿量超过400mL时，表明进入多尿期，当每日尿量超过2500mL时即为多尿。多尿期时限长短与少尿期大致相等，平均10～14d。若尿量忽多忽少，或始终不超过800mL/d，且无明显少尿，提示原发病因未能彻底去除，或又发生了新问题，预后差。此期肾小管及肾小球功能均未完全恢复，尿毒症威胁仍然存在，因尿量急增进一步影响水电解质平衡，应加强监护治疗。

（3）恢复期：多尿期后肾小管上皮细胞再生修复明显，尿量、血尿素氮、肌酐水平等逐渐恢复至正常范围，临床症状消失。肾小球滤过功能尚需数月至一年始能完全恢复正常，少数病人遗留永久性损害。

2.非少尿型ATN

通常由肾毒性物质引起，是肾损害程度较轻的一个类型。尿量维持在400mL/d以上，甚至无明显变化，但因肾小管损害，故尿渗透浓度<350mOsm/L。因病人尚保有一定程度的肾功能及尿量，故临床无明显的多尿期，尿毒症及水电解质酸碱平衡改变均较少尿型轻，预后较好。实验室检查若血肌酐、尿素氮水平不再升高，提示疾病开始恢复；恢复正常水平，表明疾病已接近痊愈。

3.初发期ATN

又称ARF中间型，是肾前性氮质血症向ATN发展的中间过程，肾小管上皮细胞尚未发生凝固性坏死。若病因未除，一般24h后即可发展成肾小管上皮细胞凝固性坏死，出现典型的ATN症状和体征。

四、诊断及鉴别诊断

1.初发期ATN的诊断

除有明确的致病因素及少尿等ATN症状外，实验室检查有以下特点：尿/血渗透压为1.1∶1.4；尿钠在20～40mmol/L，尿常规检验有轻度蛋白尿及少量管型。

2.ATN诊断

有明确的致病因素，突然少尿或无尿，血肌酐每日升高88.4～176.8mmol/L、尿素氮升高3.6～10.7mmol/L。下述实验室检验具有诊断及鉴别诊断价值：

（1）必备条件：①钠（滤过）排泄分数（FENa）＞2。②肾衰指数（RFI）＞2。

FENa=（尿钠÷血钠）÷（尿Cr÷血Cr）×100

RFI=尿Na÷（尿Cr÷血Cr）

（2）选择条件：以下四项中至少两项异常：①尿/血肌酐＜20∶1；②尿/血渗透压＜1.1∶1；③尿钠浓度＜40mmol/L；④尿氯浓度＞40mmol/L。

应注意各项检查必须在开始治疗前收集标本，否则影响可靠性。对诊断困难的病例，可进行肾影像学检查如X线腹部平片、肾血管造影、CT、核磁共振、肾超声检查、核素检查等。

五、救治措施

1.积极去除病因

2.积极治疗并发症，纠正水电解质平衡

3.有前景的新药

①心钠素（ANP）：该药具有强大的排钠、利尿、扩张血管及抑制肾素–血管紧张素系统（RAS）等作用。其排钠、利尿作用为呋塞米的500～1000倍，同时还增加钙、镁及磷经尿排出，增加尿肌酐及自由水清除率。对ARF和CRF（慢性肾衰）均有良好效果。②生长因子：表皮生长因子（EGF）具有强大的促上皮细胞分裂作用，有利于ATN时小管上皮细胞再生；胰岛素样生长因子（IGF）主要存在于集合管、髓祥薄段，近端小管及肾小球亦有少量，近来发现系膜细胞及巨噬细胞中亦存在少量IGF。缺血性肾损害应用IFG治疗，可加速上皮细胞生长及增加肾小球滤过率；成纤维细胞生长因子（FGF）的主要作用为促进小管上皮细胞分裂、解除血管痉挛、维持细胞正常钙平衡及促进纤溶酶原活化物生成及分泌。

4.ATP–MgCl2

有助于肾ATP水平恢复及结构修复。但单用ATP或单用MgCL均无效。

5.清除氧自由基

包括SOD、维生素C、维生素E和别嘌呤醇等。中药黄芪、当归、女贞子、灯盏花、穿心莲及黄连素等亦有清除自由基的作用。

6.钙拮抗剂

有助于防治因钙内流导致的病理及病理生理损害。

7.针对细胞因子和介质的治疗

包括应用激素、单克隆抗体、受体阻断剂等。己酮可可碱和白藜芦醇等具有抑制炎症细胞产生细胞因子和介质的作用。血浆置换和血液滤过也可清除细胞因子和炎性介质，有一定疗效。

8.透析治疗

透析治疗是治疗急性肾衰的有效措施，可使病人度过少尿期、降低并发症和病死率。对纠正氮质血症、高钾血症、水中毒所致的肺水肿、脑水肿及高血压，纠正酸中毒和改善症状均有明显效果。透析指证：急性肺水肿高钾血症血钾>6.5mmol/L，高分解状态少尿或无尿2d以上、CO2–CPV13mmol/L或实际重碳酸盐V15mmol/L、血尿素氮上升达17.8mmol/L，或血肌酐升达442μmol/L以上，非少尿型病人出现体液过多、眼结膜水肿、心脏奔马律，血钾>5.5mmo/L或心电图疑有高血钾时。

透析方式常选用血液透析或腹膜透析。对不适合做血液透析或腹膜透析者，可选作连续性动静脉血液滤过（CAVHD）或连续性静脉静脉血液滤过（CVVHD）；对高钾血症明显或尿素氮升高速度快者，可选作加连续性动、静脉血液滤过透析疗法（CAVHD或CVVHD）。

第二节　急性尿潴留

急性尿潴留是泌尿系统常见急症，起病原因很多，需详细询问病史，认真检查，全面分析，正确诊断，及时处理。

一、病因

1.机械性梗阻

是最常见的病因，膀胱颈部和尿道的任何梗阻性病变都可引起急性尿潴留。

（1）膀胱内疾病（膀胱肿瘤出血大量血凝块、异物、结石等）；

（2）膀胱颈梗阻（前列腺增生、前列腺肿瘤、膀胱颈挛缩等）；

（3）尿道病变（损伤、狭窄、肿瘤、结石、异物等）；

（4）尿道膀胱外病变（盆腔肿瘤、妊娠子宫等）。

2.动力性梗阻

常见的原因有手术后尿潴留、中枢和周围神经损伤、炎症和肿瘤等。阿托品、普鲁苯辛、山莨菪碱（654-2）等药物应用亦可导致尿潴留。急性尿潴留也常见于高热、昏迷的病人，在小儿、老年尤为多见。

二、诊断

急性尿潴留诊断不难，根据排尿不出，耻骨上有涨满感，检查耻骨上区隆起，叩诊呈浊音，触诊有表面光滑的球状肿物，压之有尿意感即可诊断，但要注意急性尿潴留的病因，根据病史、体检、化验及特殊检查进行综合、全面的分析。

1.病史

详细询问与泌尿系症状有关的病史，如过去有无类似发作史，有无外伤史、手术史，有无血尿、排石史，有无经尿道器械检查史等。还要询问其他系统有关症状，特别是神经系统和盆腔手术史。病人年龄和性别对诊断也有一定的启示。如婴幼儿常以包皮口或尿道外口狭窄、膀胱尿道结石、先天性后尿道瓣膜多见，成年人以尿道狭窄、前列腺炎、神经性膀胱功能障碍为多见，老年人多见前列腺增生症、前列腺癌。女性病人应注意膀胱外病变的压迫或神经功能障碍的可能。

2.体格检查

除一般查体外，应注意泌尿系和神经系统的检查。

（1）泌尿系检查

①外生殖器检查：注意包皮口及尿道外口有无狭窄，尿道有无结石，前尿道有无狭窄，女性注意尿道口及阴道口有无血性、脓性分泌物，有无脱出的肿物。②直肠指诊：有无前列腺增生、后尿道结石、直肠肿瘤等。③尿道探诊：用尿道扩张器行尿道探查，可了解有无尿道狭窄、狭窄部位和程度，但要严格注意无菌操作，手法要轻柔，避免造成尿道损伤。

（2）神经系统检查

①肛门外括约肌张力检查：以手指插入肛门，若感到肛门括约肌松弛，提示下运动神经元病变；若括约肌张力增高，提示上运动神经元病变。②肛门反射试验：以针尖轻刺肛门周围皮肤，肛门括约肌收缩说明脊髓反射存在；若无肛门括约肌收缩反射，提示下运动神经元病变。③球海绵体肌反射试验：病人平卧位，检查手指插入病人肛门，用另一只手轻柔挤压阴茎头或阴蒂，若感到肛门收缩，说明脊髓反射活动存在。

三、救治措施

急性尿潴留的治疗原则是解除病因，恢复排尿。可先做尿液引流，同时探求引起尿潴留的原因。

1.尽快排空病人膀胱

（1）导尿术：是解除急性尿潴留的最常用的方法。

（2）耻骨上膀胱穿刺术：导尿失败可采用此方法。耻骨上2cm正中局部麻醉后，用穿刺针垂直刺入膀胱，即可引出尿液。用特制的膀胱穿刺针可放置引流管作较长时间的引流。

（3）耻骨上膀胱造瘘术：少数病人需长期引流膀胱，可在局部麻醉下行耻骨上膀胱切开造瘘术。

2.急性尿潴留的病因治疗

根据检查的情况和病因不同，作相应病因治疗。

第三节　泌尿系结石

泌尿系结石是肾、输尿管和膀胱等结石的总称。其中肾和输尿管结石称为上尿路结石；膀胱和尿路结石称为下尿路结石。泌尿系结石多见于青壮年。上尿路结石左右侧的发生率无明显差别，双侧结石占10%～20%，同一器官内有多个结石者约占20%。

一、病因

1.环境因素

（1）自然条件：热带地区天气炎热，出汗较多，增加尿浓缩程度；日照时间长，人体维生素D形成旺盛也是结石形成的促进因素。

（2）营养因素：经济落后营养水平低的地区下尿路结石发生率高。随着营养水平提高，下尿路结石减少，上尿路结石却明显增多。

2.个体因素

一般认为黑色人种结石病发生率低；某些与结石有关的疾病，如胱氨酸尿症、肾小管性酸中毒等与染色体显性或隐性遗传所致的肾小管功能障碍有关；原发性高草酸尿症、高嘌呤尿症和某些高尿酸血症也与先天性的酶缺陷有关。饮水少，尿液易浓缩；进食肉类过多，因嘌呤含量大，尿尿酸增高，pH值降低，易于形成尿酸结石，蔬菜（尤其是菠菜）含草酸多，过食增加尿中草酸排泄，易于形成草酸盐结石等。

甲状旁腺功能亢进、痛风、制动综合征（截瘫或外伤等引起的长期卧床）等均可因高尿钙、高尿酸症、继发感染等促使结石形成。

3.尿路因素

尿路梗阻致尿流不畅是结石形成最重要的局部因素。感染和尿中异物都是促使结石形成的重要因素。

二、病理生理

按照结石的主要成因，将结石概括地分为代谢性（原发性）和感染性（继发性）结石两大类。代谢性结石多为尿酸盐、草酸盐、胱氨酸和黄嘌呤结石。感染性结石多为磷酸盐结石。不论结石成因和部位，均可引起下述三方面的病理及病理生理变化。

1.局部机械性损伤

结石可引起尿路黏膜充血、水肿、形成溃疡及出血。黏膜长期受刺激偶可引起鳞状细胞癌。周围组织可发生炎症及纤维化，造成炎症性狭窄及继发性憩室。

2.尿路梗阻

无论任何部位的结石均可造成梗阻及梗阻以上部位积水。肾和输尿管结石可造成肾及输尿管积水，膀胱及尿道结石可致排尿困难或尿潴留。长时间梗阻最终均将合并感染及梗阻性肾病。

3.感染

结石使尿液淤滞易并发感染，以大肠杆菌最多见，重者可导致积脓和肾周围炎。

三、临床表现

1.肾和输尿管结石

肾结石位于肾盏和肾盂中，较小者常位于肾下盏。输尿管结石绝大多数来自肾脏，常停留于肾盂输尿管交界处、输尿管越过髂血管处和输尿管的膀胱壁段等三个解剖狭窄处。主要症状为疼痛和血尿，极少数病人可长期无症状。

（1）疼痛：肾结石疼痛多位于肾区或小腹部。疼痛性质多为隐痛或钝痛，系较大结石在肾盂或肾盏内压迫、摩擦或引起肾积水所致。较小结石在肾盏或输尿管中移动，引起平滑肌痉挛，可致突发绞痛，绞痛沿输尿管向下腹部、外阴部和大腿内侧放射，有时可导致血压下降。输尿管末端结石可引起尿频、尿急、排尿终末疼痛和里急后重等症状。

（2）血尿：多发生于绞痛之后。出血程度与损伤严重度有关，可为肉眼血尿，亦可为镜下血尿。

（3）脓尿：继发感染时，尿中可出现大量脓细胞。

（4）肾积水及梗阻性肾病：如肾积水时除有肾区疼痛症状外，可扪及肿大肾脏。梗阻性肾病严重时肾功能减退。

2.膀胱结石

多见于10岁以下男孩和患前列腺增生的老人。主要症状为膀胱刺激症状（尿频、尿急、排尿终末疼痛等），活动时更明显，睡眠时减轻。典型症状是排尿时突然尿流中断，并发生剧烈疼痛，向会阴及阴茎头部放射，改变体位后疼痛缓解，且可继续排尿。结石损伤黏膜时，可致终末血尿；合并感染时，出现脓尿。

3.尿道结石

结石绝大多数来自膀胱和肾脏，极少数在尿道憩室内或尿道狭窄的近端形成。主要症状为尿痛、尿线变细，血尿等，也可引起急性尿潴留。合并感染时，出现脓尿。

四、诊断

1.根据临床表现

凡血尿伴疼痛都应考虑本病。偶有尿中排石者可确诊。

2.X线平片

90%以上结石可在X线平片上显影，其显影程度与结石含钙多少有关。胱氨酸和尿酸结石常常不显影，可行尿路造影确诊。

3.静脉尿路造影

对了解肾盏肾盂形态及肾功能状态有较大帮助，阴性结石在显影的肾盂内表现为透明区，类似占位性病变。

4.膀胱镜检查及逆行造影

此检查有一定的痛苦，并有继发感染可能，故不作常规检查，但对静脉尿路造影仍难以诊断的病例，可行此检查协助诊断。

5.B型超声波检查

可发现X线不显影的结石，并有助于发现肾盂积水。

6.寻我引起结石的原因

除常规的血、尿生化检查外，应积极查找引起结石的原因，如甲状旁腺激素（PTH）测定、钙负荷试验等。

五、救治措施

泌尿系结石的治疗原则不仅是解除病痛，保护肾功能，而且尽可能消除病因，防止结石复发。

1.去除病因

积极寻找及确定病因，给予积极特效治疗，如摘除甲状旁腺瘤等。

2.去除已有结石

包括排石、溶石、碎石及手术取石等。

（1）排石：主要用于输尿管结石，结石横径在0.6cm以下，且无严重积水者。方法为清晨服排石汤（主要成分为金钱草、石苇、车前子、滑石），然后服双氢克尿噻25～50mg，饮水1500mL。1h后再饮水1500mL，皮下注射吗啡10mg；再过2h，针刺三阴交、肾俞、关元等穴位，并皮下注射新斯的明0.5mg。半小时后皮下注射阿托品0.5mg，然后排尿。禁忌用于老年、体弱、心功能不良、青光眼、肾功能减退及结石过大和肾积水明显者。

（2）溶石：纯尿酸结石可采用碱化尿液法，尿pH值达5～6时，尿尿酸溶解度增加6倍，pH值达7时，增加达36倍。口服法首选枸橼酸钾，静脉法可用5%碳酸氢钠或1/6M乳酸钠溶液（含钠167mmol/L）。

（3）碎石：体外冲击波碎石术（ESWL）是主要的非手术碎石法，绝大多数可获满意结果。

（4）手术治疗：①经皮肾镜取石术、输尿管镜取石术，可立即将结石钳出；也可用超声波粉碎然后冲出结石。膀胱结石还可经尿道插入各种碎石器械将结石钳碎、击碎、爆碎后冲洗出来。②开放手术取石，如肾盂切开取石、输尿管切开取石、耻骨上膀胱切开取石等。

3.一般治疗及对症处理

包括镇痛、解痉药物的应用、治疗感染及多饮水增加尿量等。有尿潴留等并发症时，应及时治疗。

4.防石治疗

除多饮水及合理营养外，对饮食不能控制的代谢异常，可采用以下药物辅助治疗。

（1）针对结石成分的药物：含钙结石用药包括：①枸橼酸钾，每日用量60mmol/L；②磷酸纤维素钠，口服后在肠道内与钙离子结合成不溶性的复合物，从而减少钙的吸收及降低尿钙。③噻嗪类利尿剂，能增加远曲小管对钙的重吸收，从而降低尿钙。④枸橼酸钙可在肠道内与草酸结合，降低草酸盐吸收，从而降低草酸钙结石发生。⑤正磷酸盐可提高血磷、间接降低尿钙。尿酸结石可应用别嘌呤醇；胱氨酸结石可用α-青霉胺、乙酰半胱氨酸和维生素C等。

（2）增加尿中抑制结石形成物质：包括镁、枸橼酸钾等。近年研究证实中药中的五苓散、加味入正散等都有抑制草酸钙成石的作用。

第八章　内分泌系统危重病

第一节　高渗性高血糖状态

一、基本概念

高渗性高血糖状态（HHS）与DKA一样同属糖尿病高血糖危象。HHS是因严重高血糖导致的血浆高渗透压、严重脱水和进行性意识障碍为特点的临床综合征。该综合征于1957年由Sment和Schwartz首先报道。虽然大多数患者有不同程度的神经精神症状，但并不是所有患者都会发生昏迷，而且有部分患者可以出现酮症以及酸中毒，所以HHS已代替以往所称的"高渗性非酮症糖尿病昏迷"/或"糖尿病非酮症高渗性综合征"（NHDS）。HHS与DKA，糖尿病乳酸性酸中毒，糖尿病低血糖昏迷通称为糖尿病的四大严重并发症。HHS和DKA是糖尿病以高血糖为特征的最严重的急性代谢并发症，HHS发病率低于DKA，国内外文献报道HHS与DKA之比为1：6～10，多发生于那些已有数周多尿、体重减轻和饮食减少的大于60岁的老年2型糖尿病患者，但各年龄组和1型糖尿病均可发病，男女发病率大致相同，约2/3患者有糖尿病病史，随着2型糖尿病发生年轻化和对本病的认识提高，HHS在肥胖的青少年2型糖尿病患者中发病的报道亦增高。中国缺乏全国性的有关高血糖危象的流行病学数据，华西医院1996—2005年间内分泌科住院糖尿病患者急性并发症

10年间的平均发生率为16.8%，总体上呈逐年上升趋势。在因急性并发症入院的具体原因中，DKA最常见，占70.4%，低血糖和HHS所占构成比分别为15.2%和12.2%，乳酸性酸中毒仅占2.2%。临床上常有严重高血糖基本无酮症酸中毒、高血浆渗透压、严重脱水和进行性意识障碍等神经系统表现。HHS虽然是较少见的急性并发症，但病死率高。临床医生要提高对本病的认识，予以及时诊断和有效的治疗。

二、常见病因

1.应激状态

包括各种感染（如呼吸道感染，泌尿道感染，消化道感染，皮肤感染等）、急性心脑血管病、手术、外伤、妊娠、分娩。

2.药物

①降糖药物应用不规范：糖尿病患者突然中断胰岛素治疗或胰岛素剂量不足。②某些影响糖代谢药物的应用：因疾病需用糖皮质激素而无相应胰岛素保护，因疾病需用较大剂量脱水剂、利尿剂如噻嗪类和呋塞米、免疫抑制剂，还有近期报道精神分裂症药物奥氮平可诱发HHS等。

3.高糖输入与摄入

包括大量输入葡萄糖、长期静脉内营养支持，或大量摄入含糖饮料，尤其在不知有糖耐量异常时突然增加较大的糖负荷。

4.原发失水过量和脱水

如严重呕吐，腹泻，大面积烧伤，血液或腹膜透析过度等。

5.其他

①血糖清除能力下降：如急慢性肾衰竭，糖尿病肾病等对血糖清除能力下降，可成为诱因。②饮水减少：因胃肠疾病或口渴、中枢异常而不能摄入足量所需液体，可诱发本病。

三、发病机制

HHS的基本病因为胰岛素相对缺乏和液体摄入减少。HHS时胰岛素只是相对缺乏，但足以抑制脂肪分解和酮体生成，故主要为血糖的明显升高，高血糖的渗透性利尿作用致血容量不足，如补液不充分或由于患者主动饮水能力障碍和其他因素造成机体的严重脱水，血浆渗透压将逐渐升高，最终导致HHS。脑细胞是最容易受累的细胞，在高血糖、高血钠、失水造成的高渗状态下及由此造成的血循环不良、组织缺氧时，脑细胞脱水、缺氧，导致一系列中枢神经系统的临床表现。

1.胰岛素缺乏伴高血糖

HHS时，由于胰岛素缺乏，肝脏生成葡萄糖迅速增加（糖原分解和糖异生）并且周围组织对葡萄糖的利用减少（糖酵解、脂肪酸和糖原合成），是高血糖的主要原因。血浆葡萄糖浓度超过肾糖阈（10mmol/L），尿中出现葡萄糖。尿中葡萄糖含量越多，尿量亦越多。高血糖的渗透性利尿作用，使血容量减少，血糖浓度更显升高，如补液不充分患者高血糖更加重。

2.升血糖激素水平升高致高血糖、高血钠症伴严重脱水

HHS时渗透性利尿或主动饮水能力障碍并在感染等病因作用下，胰岛素分泌进一步减少，对抗胰岛素的激素如皮质醇、儿茶酚胺、胰高血糖素等升血糖激素的分泌增加，更使血糖升高；高血糖造成细胞外液高渗状态，持续性渗透性利尿加重脱水和血容量减少，形成细胞内外严重脱水。一般脱水量为10%~15%，严重者可达25%。严重脱水状态可出现高血钠，加之血容量的减少可有继发性醛固酮和皮质醇升高，引起钠潴留。高血钠使原有葡萄糖高渗状态进一步加重；细胞外液高渗状态使得血浆渗透压高达330~460mOsm/（kg·H2O）。

3.HHS与DKA发病机理差别

HHS与DKA均为胰岛素缺乏而引起的糖尿病急性并发症，DKA主要表现为高血糖、酮症、酸中毒等；HHS以严重高血糖，高渗透压，精神神经症状

为特征。这些代谢紊乱导致临床表现的差异可能在于：HHS时胰岛素只是相对缺乏，机体分泌的胰岛素足以抑制脂肪分解、酮体生成，但不能抑制糖异生，所以主要为血糖的明显升高；而DKA是机体分泌胰岛素严重缺乏，既不能抑制糖异生也不能抑制酮体生成，所以，除了高血糖外还会出现酮症、酸中毒等。

四、临床特征

HHS的临床表现可以从轻度高渗伴轻微的中枢神经系统症状至严重高渗伴昏迷不等。较常见的症状有：

1.发病年龄

多见于60岁以上的老年人，1/3患者过去无糖尿病病史，或虽有糖尿病而不需要用胰岛素治疗，对于肥胖的青少年2型糖尿病患者，出现脱水和精神症状，也应警惕此病，Pinhas-Hamiel报道1例16岁西班牙裔男孩，急诊就医时诊断为新发2型糖尿病合并HHS。

2.严重的脱水症

HHS起病隐匿，从发病到出现典型临床表现一般为1~2周，偶有急性起病。患者在起病前数天至数周可逐渐出现烦渴、多饮、多尿、乏力、食欲减退、呕吐等症状，早期常因为症状不明显而被忽视，出现严重的糖代谢紊乱症状才就诊，极度口渴，明显多尿，以致出现严重的脱水症，如皮肤干燥及弹性减退、眼球凹陷、舌干裂、体重减轻、心率加快、血压低、休克等。

3.神经系统症状

患者常有不同程度的神经、精神症状，患者意识水平主要取决于血浆渗透压的程度，通常患者血浆有效渗透压大于320mOsm/（kg·H2O）时，即可出现神经系统症状如淡漠、嗜睡等，当血浆有效渗透压大于350mOsm/（kg·H2O）时，有定向力障碍、癫痫样抽搐，还可出现局部神经症状，如偏盲和偏瘫及昏迷。这些表现提示患者出现代谢性脑病，经治疗大多可恢复正常，但少数患者可能会在HHS纠正后一段时间内存在中枢神经系统损害的表现。Tiamka。报道，21例HHS伴单纯部分癫痫发作，HHS确诊时间1~14d，平均5d，提示HHS诊断易被延误。所以当患者有单纯癫痫样发作或神经精神样症状时，要提高对HHS的警惕以及时做渗透压测定以明确之。

4.伴发疾病的临床表现

患者可有原基础疾病（如高血压、心脏病、肾脏疾病等）以及并发症（如急性心肌梗死、脑卒中、血管栓塞、败血症、肺炎等感染）的相应症状和体征。若同时存在DKA或乳酸性酸中毒可出现相应表现。

5.较少见的症状

横纹肌溶解症，其主要临床特征为血中肌酸激酶水平明显升高并有血、尿中肌红蛋白水平升高，患者可有肌痛、全身乏力、发热、恶心、呕吐、酱油色尿等临床表现。Kilbane报道2例青少年新发的2型糖尿病，起病后出现HHS以及以横纹肌溶解为特点的恶性高热样综合征（MHLS），死亡率达50%。

6.体格检查

体检可有脱水症，严重者出现休克，但因脱水严重，体表可以无冷汗；呼吸快而浅，无酮味，常有神经系统体征如眼球震颤，失语，幻视，轻偏瘫，Babinski（＋）等，可能因脱水继发大脑皮层或皮层下损害所致，经有效治疗后均可恢复：半数患者有意识模糊，有10%的患者发生昏迷。

五、辅助检查

1.尿常规

尿常规检查对于急诊就医的HHS的初筛能够提供重要的信息；尿糖通常呈强阳性，有的患者可因肾功能受损导致肾糖阈升高，尿糖可不太高，但尿糖阴性者罕见，尿比重增高和尿渗透压升高（尿糖约占尿渗透压的50%）。HHS患者尿酮体呈阴性或弱阳性。尿中如有蛋白及管型，则提示肾小管功能可能受损。

2.血液检查

最显著的特征是高血糖、高血渗透压和肾前性氮质血症。血酮体正常或略高，一般不大于4.8mmol/L（50mg/dL）。

（1）血糖：常在33.3mmol/L（600mg/dL）以上。

（2）血电解质：①血钠可正常、增高或降低，因血糖每升高5.6mmo/L，血钠下降1.6mmo/L左右，HHS时存在严重高血糖，可造成体内血钠水平假性降低。血钠的下降通常是由于高血糖造成高渗透压，使细胞内的水转移至细胞外稀释所致。如果高血糖患者血钠浓度增加则提示严重水丢失。②血钾多正常。由于细胞内钾移向细胞外，但体内总血钾是缺乏的。③血磷和镁可正常。

（3）血BUN、Scr：血BUN和Scr均升高，以BUN增高更明显。若血Scr显著升高则提示有肾实质病变。

（4）酸碱平衡紊乱：半数患者有轻度的代谢性酸中毒，表现为血清HCO3–轻度下降（>15mmol/L）、阴离子间隙正常或轻度增大（增多的阴离子主要为乳酸、酮酸等有机酸根，也包括少量的硫酸及磷酸根），pH值下降（多大于7.3）。

（5）渗透压：溶质均以mmol/L为单位，则计算公式为血浆总体渗透压[mOsm/（kg·H2O）]–2（[Na+]+[K+]）+血糖+BUN。因BUN能自由通过细胞膜，不构成细胞外液的有效渗透压，略去BUN即为有效血浆渗透压，即血浆有效渗透压为2（[Na+]+[K+]）+血糖。

（6）血常规：可有白细胞增高，无感染时也可达15～30×107L，尤以中性粒细胞增高较显著，血红蛋白、红细胞容积可增高。

六、诊断思路

对于来急诊就诊的每一位意识障碍或精神症状者，不论有无糖尿病史，均要排除本病，立即测手指血糖并同步测静脉血糖、电解质、尿素氮等以计算血浆渗透压，同时作有关检查如血气、血酮体、EKG、脑CT等，以除外HHS和糖尿病其他急性并发症。

1.病史

有上述相关病因及诱因，尤其是无糖尿病史者要仔细讯问病史。

2.临床表现

见上述临床特征。

3.辅助检查

①血糖检查大于33.3mmol/L（600mg/dL）；②有效血浆渗透压＞320mOsm/（kg·H2O）；③尿酮体阴性或弱阳性。

根据以上3项检查本病诊断基本成立。还要检查血气分析、电解质测定、血乳酸和酮体、尿常规、血常规，必要时行心电图、脑CT等。

七、救治方法

血容量不足和高血糖是HHS和DKA的共同主要特征。因此在补液和胰岛素应用这两方面有相似之处。

由于HHS患者的病程长，液体丢失和脱水的状况较DKA更加显著，而高渗状态引起的脑细胞脱水是威胁患者生命的主要原因，单纯补液即可使血糖每小时下降1.1mmol/L（20mg/d），可使血浆渗透压下降，减轻脑细胞水肿，因此补液是救治HHS最为重要的措施；而HHS基本无酸中毒或仅轻微酸中毒，故对胰岛素的需要量较DKA为少。

1.补液是抢救HHS的最为重要的措施。

（1）补液量：视病人实际脱水量计算，即以实际体重的10%～12%估算，相应的补液量为6～10L/C或15～20mL/（kg·h）计算。

（2）补液种类：①临床常使用生理盐水（NS），虽然NS为等渗液，其渗透压为308mOsm/（kg·H2O），对于HHS患者血浆高渗状态而言为低渗，故一般不用低渗液体。②有报道：口服补充的纯水实质为低渗液，可减少静脉补液量，减轻心脏负担，尤其适合老年有心脑血管并发症者，昏迷患者可置胃管，鼻饲温开水200～250mL/次，鼻饲总量可达全日总补液量的1/3～2/5。③补充胶体液：当患者处于休克，在补充NS的同时也可补充胶体液。④补5%葡萄糖液：当血糖降至16.7mmol/L时，可改用5%葡萄糖液并加对抗量胰岛素。5%葡萄糖的细胞渗透压为278mmol/L，而5%葡萄糖盐水的渗透压为586mmol/L，因此在早期不应用5%葡萄糖盐水以免加剧高血糖、高渗状态。

（3）补液速度：若无心脏疾患，应遵循先快后慢原则，也可参考脱水程度与尿量。通常开始2小时内补液1000～2000mL，头12h补液量为输液总量的1/2，再加当日尿量，其余在后12小时给予。

（4）补液注意事项：①补液总量要个体化；②补液期间密切监测血流动力学和心、肾功能，心率，血压，尿量，中心静脉压等。③在第1个24小时内应纠正体液不足，但每小时血浆渗透压变化应＜3mOsm/（kg·H2O）。有心脏病、肾功能不全的病人，尤其要密切监测血浆渗透压以及时评价心功能、肾功能、精神状态，注意水负荷过量。④感染和各种应激因素是诱发HHS最常见的诱因，应及时对该类患者实施有效的治疗措施，并密切监测血浆渗透压，防止并发HHS。如糖尿病患者同时合并急性脑血管意外需用脱水剂时，最好在高渗纠正后再使用，也可同时置胃管，边补足水分边用脱水剂。

2.胰岛素应用

目前多采用小剂量胰岛素持续静脉滴注治疗方法：可先静脉推注胰岛素5～10U，继续用小剂量胰岛素疗法，由于HHS患者一般对胰岛素比DKA患者敏感，通常所需的胰岛素剂量比DKA时少。

（1）血糖＞16.7mmol/L时，静脉或皮下给予胰岛素，先给予5～10U的胰岛素静脉注射，随后成人通常用3-7U/H的速度持续静脉滴注，血糖每小时下降以3.9～6.1mmol/L（70～110mg/dL）为佳。若最初2小时内血糖下降＜2.2mmol/L（40mg/dL），而脱水基本纠正，提示有胰岛素抵抗，则胰岛素剂量需加倍。

（2）当血糖下降达16.7mmol/L（300mg/dL），血浆渗透压＜330mOms/（kg·H2O）时，改用5%葡萄糖或糖盐水（血钠低于正常者）以防低血糖：胰岛素（U）：葡萄糖（g）=1：2～1：4给药；小剂量胰岛素下调至0.05U/（kg·h）持续静脉点滴，使血糖维持在11.1mmo/L左右，当正常饮食时，可过渡到平日原有治疗量。但在停止静脉滴注胰岛素前1小时，应该皮下应用8U左右短效胰岛素，以防血糖反跳。

3.纠正电解质、酸碱紊乱

（1）补钾。HHS时，患者丢钾严重，通常达5～10mmol/kg，因为高血糖引起渗透性利尿，胰岛素的使用和部分酸中毒纠正后血pH值升高，K+进入细胞内，血容量补充后尿排钾也增加。因此，只要患者血钾不高，有尿，治疗开始即可补钾，治疗过程中监测血钾水平、尿量及心电图，并及时调整用量，防止高血钾。

（2）对于合并DKA的患者，应按DKA治疗原则纠正酸中毒。

4.去除和防治诱因

HHS最常见的是各种感染和各种应激因素，应积极寻找病源以及时祛除诱因。

5.防止并发症

HHS最常见并发症有低血糖、脑水肿、低钾血症、转换皮下注射胰岛素时高血糖反复。

第二节　低血糖昏迷

一、基本概念

低血糖症是一组由各种病因引起的血中葡萄糖浓度过低，通常 < 2.8mmol/L，临床以交感神经兴奋和/或神经系统异常为主要表现的综合征。低血糖症时的临床表现与血糖水平并不相关，严重时可出现低血糖昏迷，甚至导致死亡。近有报道：在急诊182例急性昏迷患者中，低血糖昏迷占13.2%，医生接诊时由于患者处于昏迷状态，无法从患者处获得病情的信息，有时陪伴家属也不能提供准确信息，给诊断带来困难；且低血糖昏迷是临床最常见的内分泌急症，故临床医师应引起特别重视。

二、常见病因

低血糖症病因复杂，分类方法也很多。如按进展速度可分为急性、慢性低血糖症；按其病因可分为器质性、功能性及外源性低血糖症；按其发生与进食关系可分空腹或餐后低血糖症等。

临床上最常见的低血糖症病因是糖尿病低血糖（是指糖尿病患者在药物治疗过程中发生血糖过低的现象），其他均属少见。根据临床诊断思路将病因归纳如下：

1.药物性

（1）降糖药：用胰岛素和口服降糖药（主要指促胰岛素分泌剂）。

（2）非降糖药：①影响胰岛素降解：水杨酸钠、抗精神病药物、酚妥拉明、抗组胺类；②影响肝糖原生成及糖异生：伊受体阻滞剂，酒精性（饮酒后）；③破坏胰岛B细胞：杀鼠药等；④机理尚不明：某些抗生素如喹诺酮类等。

2.胰岛素分泌增多

（1）早期糖尿病（胰岛B功能失调）特征：①可有糖尿病家族史；②常有超重或肥胖；③OGTT符合糖尿病标准或IGT阳性；④游离胰岛素可升高。

（2）胰岛B细胞功能亢进：胰岛素瘤：Graham于1927年首先描述胰岛素瘤，文献报道年发生率为1/25000，大多属良性腺瘤（占90%以上），极少为多发性内分泌腺瘤1型（MEN1）。国外文献报道，MEN1型中胰岛细胞瘤常为多发且易复发，提示即使手术后同样应当进行密切随访，警惕手术可能遗漏的微小胰岛细胞瘤以及术后新发生胰岛细胞瘤导致低血糖再次发生。胰岛B细胞增生症及胰腺癌极少。

（3）胰外肿瘤：根据肿瘤起源可以分为二大类。①间质组织肿瘤：包括间皮瘤、平滑肌肉瘤、横纹肌肉瘤、纤维肉瘤、神经纤维肉瘤等；②上皮组织肿瘤：肝癌、胰胆管肿瘤、胃肠肿瘤、肺支气管癌、卵巢癌、肾上腺皮质肿瘤等。

3.对抗胰岛素的激素分泌减少

垂体前叶功能减退（TSH、ACTH、GH等）；甲状腺机能减退（甲状腺激素可促进葡萄糖吸收）；肾上腺皮质功能减退（Addison病时糖皮质激素、肾上腺素分泌减少，肝糖分解减少，糖异生减少）；胰岛α功能减退（胰升糖素下降）。

4.全身性疾病

严重肝、肾、心功能不全和严重感染可致机体缺氧、胰岛素降解减慢、胰岛素半衰期延长。

5.其他

胃大部切除术后低血糖；特发性或功能性低血糖；进食少；自身免疫性低血糖；糖代谢酶遗传病等。

三、发病机制

正常人血糖波动于3.9～8.3mmol/L之间，并保持平衡，是受内分泌激素、神经、肝脏的自身调节。肝脏是葡萄糖代谢的主要场所和参与血糖调节各种激素作用的靶器官，也是对低血糖生理反应进行综合处理的器官。肠道中的葡萄糖吸收在餐后5～6小时停止，储存在肝脏内的糖原有限，仅为80～100g，仅能维持血糖正常水平数小时，生成的葡萄糖主要供脑组织使用，以后体内葡萄糖主要来源于肝脏、肾脏中的糖异生（包括来自于肌肉和脂肪组织的糖异生的前体）来维持血糖水平。

正常人体下丘脑、胰岛、肝脏中均有血糖感受器，血糖降至4.5mmol/L左右时，胰岛停止分泌胰岛素；血糖降至3.6～3.9mmol/L时，腺垂体促肾上腺皮质激素释放，升糖激素分泌增加；血糖在2.8～3.0mmo/L时，出现交感神经兴奋症状而感知低血糖，从而进食而防御低血糖；如血糖进一步降低，中枢神经系统缺乏葡萄糖作为能量供应，即出现中枢神经系统异常表现。

根据低血糖不同的原因，也有特殊的致病机制，如胰外肿瘤性低血糖，除葡萄糖利用增加外，尚有肿瘤分泌类胰岛素样物质。

四、临床特征

低血糖症的临床表现与低血糖的病因、低血糖时血糖水平、血糖的下降速度有关。血糖快速下降，患者血糖在正常范围甚至较高水平时即可出现明显的临床表现，长期慢性低血糖者，因对低血糖有一定的适应能力，临床表现可不明显，夜间低血糖常常难以发现，有些病人频发低血糖后，可表现为无先兆症状的低血糖昏迷.低血糖时所有临床表现均缺乏特异性。常见表现如下：

1.交感神经症状

交感神经兴奋，如心悸、乏力、震颤、焦虑、苍白、出汗、饥饿感、感觉异常等。

2.中枢神经症状

如精神行为异常、认知障碍、意识改变、抽搐和昏迷等，若低血糖严重可导致死亡。

3.不同病因低血糖的特点

详见下述的诊断思路。

五、辅助检查

1.血糖

血糖测定是诊断低血糖症最基本的检查，临床出现疑似低血糖症的症状和/或体征时是测定血糖的最佳时机，用动态血糖监测有助于发现无症状性低血糖症。

低血糖症诊断标准：①非糖尿病患者：＜2.8mmol/L，②糖尿病患者（用降糖药者）：≤3.9mmol/L。

2.血清胰岛素

低血糖症发作时存在胰岛素分泌过多的证据，是低血糖症鉴别病因的关键。所以低血糖症发作时测定血清胰岛素对低血糖症的鉴别诊断非常重要。

（1）血糖＜2.8mmo/L时，胰岛素浓度＞6μU/mL（放射免疫法）或＞3μU/mL［免疫化学发光法（ICMA）］提示为胰岛素分泌过多的低血糖。

（2）血糖＜2.8mmol/L时，相应胰岛素浓度＜5μU/mL，提示为非胰岛素分泌过多的低血糖。

3.血清C肽

低血糖时，C肽＞200pmol/L（ICMA），提示内源性胰岛素分泌过多。

4.72小时饥饿试验

72小时饥饿试验为低血糖症的经典诊断试验。

（1）适应证：有明确的低血糖发作病史，但就诊时无发作，且随访数次血糖皆正常者。

（2）方法：停用所有不必要的药物；记录开始禁食的时间；试验期间可进食不含热卡和咖啡因的饮料并在室内适当的活动；禁食后每6小时取外周血样测定血浆葡萄糖、血清胰岛素、C肽，血糖＜3.3mmol/L后，每1～2小时测1次，血糖＜2.8mmol/L且患者出现低血糖临床表现时即结束试验；禁食结束时，再取外周血血糖、胰岛素、C肽，必要时可测皮质醇、生长激素、胰高血糖素；禁食后72小时未出现低血糖也结束该试验。

（3）胰岛素分泌过多的标准：应根据同一时间测定的血糖和胰岛素或C肽水平来判断。见上述。

5.其他

电解质，肝、肾功能监测；必要时测腺垂体功能、肾上腺皮质功能、甲状腺功能等。血糖＜2.8mmo/L时，血皮质醇＜18μg/dL提示肾上腺皮质功能低下；生长激素（GH）＜5/g/L提示GH缺乏可能。

6.肿瘤定位检查

怀疑胰岛素瘤时可选用。

（1）B超检查：方便、非创伤性、检查费用低，为临床首选。术前经腹超声检查敏感性低，阳性率约30%；近年用内窥镜超声，国外文献报道敏感性可达95%，国内报道约70%；术中超声检测成功率可进一步提高。

（2）CT检查：方便、非创伤性，为常规术前定位方法，阳性率仅60%～70%，目前用螺旋超薄CT及动态灌注CT使阳性率明显提高。北京协和医院报告近两年CT检查阳性率可达95%。

（3）动脉造影：曾认为是胰岛素瘤定位的金标准，敏感性为50%～62%。但为创伤性，且费用高，临床不常用。

（4）奥曲肽扫描：CT检查阴性者奥曲肽扫描阳性率约为50%。北京协和医院、上海华山医院开展该项检查。

六、诊断思路

低血糖症的病因诊断是关键，所以低血糖症诊断分两个方面。

（一）诊断要点

仔细简要的病史采集是发现低血糖症的关键，血糖检查不但是昏迷病人的常规检查，对有精神症状、交感神经兴奋症状者也应列为常规检查。

1.无糖尿病史

应根据whipple三联症确定低血糖症诊断，即：①低血糖症的临床表现；②血糖＜2.8mmol/L；③补充葡萄糖后血糖升高，同时临床表现改善。

2.有糖尿病史（接受降糖治疗者）

血糖＜3.9mmol/L即可明确。糖尿病低血糖的可能病因：

（1）与药物无关：①过量运动包括时间过长；②情绪不稳或精神紧张；③过多饮酒，尤其是空腹饮酒；④妊娠期妇女在分娩结束后或在哺乳时。

（2）与药物有关：①用胰岛素或口服降糖药（主要指促胰岛素分泌剂）使用不当或过多；②食物摄入不足，但没有及时减少降糖药；③合用与降糖药有协同作用的药物，如阿司匹林、伊受体阻滞剂、抗凝血药双香豆素、复方新诺明、雌激素、黄体酮、口服避孕药；④肾功能减退，导致胰岛素或降糖药物在体内积蓄。

（二）明确低血糖病因

临床上最常见的低血糖症病因是糖尿病低血糖，其他均属少见。常见的不同病因低血糖诊断思路：

1.糖尿病低血糖特点

糖尿病低血糖是指糖尿病药物治疗过程中发生血糖过低的现象，糖尿病低血糖也是糖尿病患者血糖控制达标的主要障碍。

（1）血糖≤3.9mmol/L就属低血糖范畴。

（2）有糖尿病史以及降糖药物应用不当，或进食少、运动量增加、饮酒后、合并肾功能不全等。可引起低血糖的降糖药物有胰岛素、磺脲类和非磺脲类胰岛素促泌剂、GLP-1激动剂，其他种类的降糖药物单独使用时一般不会导致低血糖，但其他降糖药物和上述药物合用也可增加低血糖发生的风险。

（3）糖尿病患者常伴有自主神经功能障碍，影响机体对低血糖的反馈调节能力，增加了严重低血糖发生的风险。同时，低血糖也可能诱发或加重患者自主神经功能障碍，形成恶性循环。

2.肝源性低血糖特点

①有严重肝脏疾病史，如重症肝炎、肝硬化后期、重症脂肪肝、肝癌等；②有肝病的临床表现，随肝脏疾病进展低血糖发作的程度和频率增加，随着肝脏疾病的好转而减轻；③有明确低血糖而无胰岛素分泌过多的依据，但有肝功能异常的依据。

3.胰外肿瘤性低血糖特点

①引起低血糖的胰外肿瘤可分两大类：间质组织和上皮细胞肿瘤。间质组织肿瘤来源于中胚层，包括纤维肉瘤、间皮瘤、平滑肌肉瘤；上皮组织肿瘤常见于肝癌、胰腺肿瘤、肺癌、卵巢癌、消化道类癌等。②有低血糖的临床表现，多为空腹低血糖。③有明确低血糖而无胰岛素分泌过多的依据，如血中胰岛素样生长因子Ⅱ（IGF-Ⅱ）增加有助于诊断。

4.酒精性低血糖特点

①有大量饮酒史，有两种情况，一为餐后酒精性低血糖症，见于饮酒后3～4小时，为刺激胰岛素分泌所致；另一为空腹大量饮酒后不吃食物，在储存的肝糖源耗竭之后出现低血糖症，多在饮酒后空腹8～12小时，常有慢性肝病史。②低血糖症临床表现容易被醉酒状态掩盖。③有明确低血糖而无胰岛

素分泌过多的证据；低血糖症发作时，血中酒精浓度可达450mg/L；可伴代谢性酸中毒、酮尿或酮血症。

5.内分泌疾病致升糖激素分泌不足性低血糖症特点

①有垂体功能减退或肾上腺皮质功能减退或甲状腺功能减退等病史；②有低血糖及上述疾病的临床表现，随着激素替代治疗低血糖可治愈；③有明确低血糖而无胰岛素分泌过多的证据；低血糖发作时同时测定升糖激素如皮质醇、生长激素、胰高血糖素、甲状腺激素均低于正常。

6.胃部手术后低血糖特点（又称迟发倾倒综合征）

①有胃切除术史；②低血糖症常于餐后2～3小时发生；③有明确低血糖而无胰岛素分泌过多的证据。

7.胰岛素瘤特点

①病史：反复发作低血糖史，初发时血糖＞2.8mmol/L即可出现典型症状。久病者血糖＜1.1mmol/L也可能无症状，即出现无症状性低血糖症。②低血糖特点为：起病缓慢，反复发作，进行性加重；常伴有复视或视物模糊，久病后常影响智力、记忆力、定向力等。③关键是低血糖发作时存在胰岛素分泌过多的证据。血糖的测定：症状发作时血糖明显低于正常；胰岛素、C肽测定：同步测定血糖和胰岛素、C肽水平，提示存在内源性胰岛素分泌过多；72小时饥饿试验：35%胰岛素瘤患者在12小时内出现低血糖症、75%在24小时内出现低血糖、92%在48小时内出现低血糖而结束测试；胰岛素自身抗体阴性；肿瘤定位：可有助于诊断。

七、救治方法

1.低血糖发作时紧急处理

（1）葡萄糖应用：最为快速有效。①病情轻者，口服葡萄糖水或进食含糖食物即可；②病情重即意识改变者，用50%葡萄糖50mL静脉注射，并静脉滴注5%～10%葡萄糖，维持血糖正常较高水平（11.1mmol/L）。保证每小时进10%葡萄糖100mL，直到能正常进食再停止静脉补充葡萄糖。

（2）其他药物：①糖皮质激素：临床一般不需用；②胰高血糖素：可

快速有效升高血糖，但维持时间较短，常用剂量为1mg，皮下、肌肉或静脉注射均可，用于严重低血糖患者，但临床不易获取。

（3）注意事项：①血糖已正常或较高水平时，若患者仍然有意识障碍应注意是否存在并发症，如并发脑血管意外等；②对糖尿病患者，要预防低血糖症昏迷的发生。

2.病因治疗

及时寻找和确定病因，并针对病因进行治疗。在病因去除前可通过多次进食预防低血糖症的发作。

八、最新进展

（一）低血糖症的病因分类

现介绍美国内分泌协会2009年公布的关于《成人低血糖症评估和处理的临床诊治指南》中推荐的低血糖症分类法：

1.一般状况差需要药物治疗者

①药物性。胰岛素、促胰岛素分泌剂如磺酰脲类、酒精等；②严重的系统性疾病：严重肝、肾、心功能不全，败血症，食物缺乏等；③内分泌疾患导致升糖激素缺乏：皮质醇、胰高血糖素和肾上腺素缺乏；④胰外肿瘤。

2.一般状况良好需要药物治疗者

（1）内源性胰岛素分泌过多：①胰岛素瘤；②功能性胰岛B细胞病（胰岛细胞增生症）：非胰岛素瘤性胰源性低血糖（NIPH）、胃旁路术后低血糖；③自身免疫性低血糖：胰岛素抗体或胰岛素受体抗体；④胰岛素促泌剂；⑤其他。

（2）偶发人为或蓄意的低血糖

（二）预防低血糖的最新策略

2013年4月，美国糖尿病学会（ADA）和美国内分泌学会共同发布关于低血糖和糖尿病的相关报告。工作组再次确认了既往对糖尿病患者中低血糖的定义，回顾了低血糖对糖尿病患者短期和长期预后的影响，探讨了低血糖对治疗目标的启示意义，提供了预防低血糖的策略。该报告指出，低血糖定义为：血糖水平≤70mg/dL（3.9mmol/L）；假性低血糖定义为：糖尿病患者报告有低血糖某一典型症状，但血糖水平＞3.9mmol/L。

专家们认为，预防低血糖的措施包括：①宣传教育；②饮食干预：确保摄入足够的能量、建议餐间和睡前吃零食、随时能获取容易吸收的碳水化合物、如能耐受可摄入中等量的黄嘌呤饮料；③运动干预：鼓励在运动前、运动过程中和运动后自测血糖，若运动前血糖＜140mg/dL建议摄入食物，运动后若血糖＞140mg/dL应补充能量；④药物治疗：调整胰岛素方案以维持目标血糖水平、应用速效胰岛素类似物降低餐间低血糖风险、应用基础胰岛素类似物降低夜间低血糖风险，若有需要可适当应用动态皮下胰岛素泵，也可考虑动态血糖监测；⑤血糖监测和设定血糖目标：鼓励餐前、睡前和出现症状时自测血糖、鼓励14～17时监测血糖且每周至少3次、餐前血糖目标水平定为100～150mg/dL。

（三）美国住院患者血糖控制最新指南

低血糖一直是糖尿病治疗中困扰医患的难题，可能导致严重心脑血管意外乃至危及生命。Cryer等指出：一次严重的医源性低血糖或由此诱发的心血管事件可能会抵消一生维持血糖在正常范围所带来的益处。2008年的ACCORD研究也显示，严重低血糖与死亡发生风险相关。

2013年5月23日，美国内科医师学院（ACP）发布了住院患者血糖控制指南，将住院患者的目标血糖水平适度宽松化，即血糖水平目标值应为7.8～11.1mmol/L（140～200mg/dL），而非＜7.8mmol/L（140mg/dL），重症监护室患者更应注意，不要给予强化胰岛素治疗。ACP临床政策主管Amir

Qaseem指出，在内科或外科住院患者中，不论患者是否合并糖尿病，血糖水平升高的现象都很常见。高血糖症可导致并发症发生率和死亡率升高，并降低机体的免疫应答，延迟愈合及诱发心血管事件。但如果给予这些患者强化血糖治疗，严重低血糖发作比高血糖症更危险。因此，ACP回顾了相关文献，认为目前无证据支持将住院患者血糖水平目标值定为80~110mg/dL；此外，即便将目标值定为＜140mg/dL，其危害也大于获益。因此，ACP最终将住院患者的目标血糖水平定为140~200mg/dL。

参考文献

[1]孟齐.重症监护病房（ICU）护理风险管理对急性呼吸窘迫综合征（ARDS）患者呼吸机相关性肺炎（VAP）的影响[J].中国医药南,2019,17（33）:340-341.

[2]荆楠,王山梅,闫文娟,等.2013—2018年某院不同ICU耐碳青霉烯肠杆菌的变迁[J].中国抗生素杂志,2020,45（08）:804-809.

[3]袁美玲.ICU方向护理硕士专业学位研究生培养方案的初步构建[D].青岛大学,2020.

[4]奚晓波,甄玲.分析重症监护病房（ICU）人工气道集束化护理管理对呼吸机相关性肺炎（VAP）的影响[J].名医,2019（10）:291.

[5]高乃坤.提高重症监护室（ICU）患者实施营养支持护理的实践分析——评《急危重症护理学（案例版）》[J].中国实验方剂学杂志,2022,28（02）:111.

[6]钱晓青,阴英.护理干预在重症监护室（ICU）脑出血患者预防肺部感染中的应用效果分析[J].医学食疗与健康,2022,20（01）:141-143.

[7]张连芳,吴海艺,林小明.重症监护室患者的感染菌谱分布特点分析[J].深圳中西医结合杂志,2021,31（23）:15-18.

[8]尉纳.以患者家庭为中心的ICU探视方案的构建[D].湖州师范学院,2021.

[9]杨继娟.术后患者在重症监护室期间谵妄危险因素的系统评价及Meta分析[D].昆明医科大学,2021.